# PT・OTのための画像のみかた

## ［第2版］

監修　**山下 敏彦**　**下濱　俊**
　　　札幌医科大学 医学部　札幌医科大学 医学部
　　　整形外科学講座 教授　神経内科学講座 教授

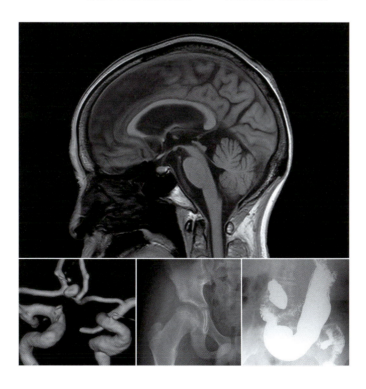

金原出版株式会社

# 第2版の序

　本書の初版が刊行された2015年から約4年が経過しました。本書は，整形外科医および放射線診断医による疾患と画像の解説に加え，理学療法士・作業療法士が「リハ介入のポイント」を簡潔に説明するという構成で，実臨床における有用性を高めることを特徴としました。また理学療法士・作業療法士国家試験への対策にも役立つよう配慮しました。幸いなことに，これまでに全国の多くのメディカルスタッフ養成大学・専門学校で教科書として採用していただきました。

　一方，昨今，理学療法士・作業療法士に対する画像に関する知識の要求度はさらに高まっており，国家試験においても問題の多様化・高度化の傾向がみられています。なかでも，中枢神経疾患に関するMRI, MRAなどの問題や，消化器造影など内部障害に関する問題の増加が特徴的です。このような状況に鑑み，この改訂第2版では中枢神経疾患，内部障害の画像診断に関する内容を大幅に増大させ，その執筆は札幌医科大学神経内科学講座ならびに救急医学講座のスタッフが中心となって担当しました。

　初版から継続して掲載した運動器疾患等の項目についても，全て執筆者による内容の更新や新知見の追加などバージョンアップを行いました。また最近の国家試験の出題傾向を分析し，疾患の取捨選択を行いました。第1章では，従来のMRIに加え，X線写真，CT，SPECT・PETに関しても撮像法と読影の基礎知識を解説しました。

　新たな息吹が吹き込まれた本書第2版は，国家試験対策のみならず，卒後臨床の様々な場面で役立つ充実した内容になっています。本書をさらに多くの方々の手に取っていただき，日常診療や学習のパートナーとして活用していただければ幸いです。

2019年12月

札幌医科大学医学部整形外科学講座 教授

山下　敏彦

札幌医科大学医学部神経内科学講座 教授

下濱　俊

# 初版の序

　現代の医療において，リハビリテーションの重要性が増していることは論を俟たない。そして，その中核を担うのが理学療法士(PT)と作業療法士(OT)だといえる。

　かつて，医師とPT，OT間の情報伝達は，伝票1枚を介したものであった。しかし，今日においては，医師とPT，OTが，症例カンファランスで，あるいは外来や病棟で共にディスカッションし，情報・問題点を共有することが常識となっている。その場合，種々の画像検査所見が患者の病態把握のための資料として用いられる。したがって，PT，OTも，画像読影に関する基本や，疾患の典型的な画像所見に関する知識を身に着けておく必要が出てくる。このような状況を背景に，近年では，PT，OTの国家試験にも，画像所見を問う問題が増えてきている。

　本書では，PT，OTが診療を担当する頻度の高い，中枢性疾患，運動器疾患，神経筋疾患，そして内部障害(呼吸器・循環器・消化器・泌尿器疾患)について，X線写真，CT，MRIの所見を病態と併せて解説している。画像はなるべく大きく，鮮明に提示し，簡潔な解説を心がけた。画像と病態の解説は，札幌医科大学放射線診断学ならびに整形外科のスタッフが中心となり担当した。これに加え，各疾患について，「リハ介入のポイント」を札幌医科大学保健医療学部理学療法学科のスタッフが執筆している。単に画像読影の解説にとどまらず，日常のリハビリテーション業務にも役立つものとなるよう配慮した。

　さらに，PT，OTの国家試験対策の参考書としても活用できるよう，掲載疾患・画像については過去の国家試験出題実績を十分考慮して選定している。また，本書は，PT，OT，それを目指す学生のみならず，その他のメディカルスタッフや研修医，医学部学生にとっても有用な参考書として活用できるものと思われる。

　本書を多くのPT，OTの方々，そしてPT，OTを志す学生の皆さんに活用していただき，ひいてはリハビリテーション医療のさらなる活性化・発展に貢献できれば幸いである。

2015年12月

札幌医科大学医学部整形外科学講座 教授

山下　敏彦

# 編者・執筆者一覧

| 監修者 | | |
|---|---|---|
| | 山下　敏彦 | 札幌医科大学医学部整形外科学講座 教授 |
| | 下濱　　俊 | 札幌医科大学医学部神経内科学講座 教授 |

| 編　者 | | |
|---|---|---|
| | 射場　浩介 | 札幌医科大学医学部整形外科学講座 准教授 |
| | 山　　直也 | 札幌医科大学医学部放射線診断学 講師 |
| | 谷口　圭吾 | 札幌医科大学保健医療学部理学療法学第二講座 准教授 |

| 執筆者 (執筆順) | | |
|---|---|---|
| | 山　　直也 | 札幌医科大学医学部放射線診断学 講師 |
| | 齊藤　正樹 | 札幌医科大学医学部神経内科学講座 講師 |
| | 中村　祐貴 | 砂川市立病院脳神経内科 副医長 |
| | 野中　隆行 | 札幌厚生病院脳神経内科 医長 |
| | 倉内　麗徳 | 函館新都市病院脳神経内科 |
| | 外山祐一郎 | 王子総合病院神経内科 科長 |
| | 久原　　真 | 札幌医科大学医学部神経内科学講座 准教授 |
| | 松下　隆司 | 札幌医科大学医学部神経内科学講座 講師 |
| | 鈴木秀一郎 | 札幌医科大学医学部神経内科学講座 講師 |
| | 松村　晃寛 | 札幌医科大学医学部神経内科学講座 講師 |
| | 川又　　純 | 北里大学医学部脳神経内科 准教授 |
| | 津田　玲子 | 札幌医科大学医学部神経内科学講座 助教 |
| | 岩原　直敏 | ボストン大学医学部薬理学教室 博士研究員 |
| | 佐々木健史 | 札幌医科大学保健医療学部理学療法学第一講座 講師 |
| | 菅原　和広 | 札幌医科大学保健医療学部理学療法学第一講座 講師 |
| | 竹林　庸雄 | 札幌円山整形外科病院 院長 |
| | 吉本　三徳 | 札幌医科大学医学部整形外科学講座 准教授 |
| | 井田　和功 | 麻生整形外科病院 診療部長 |
| | 谷本　勝正 | 札幌清田整形外科病院 整形外科部長 |
| | 寺島　嘉紀 | 札幌医科大学医学部細胞生理学・整形外科学講座 講師 |
| | 堀籠　圭子 | 旭川厚生病院整形外科 主任部長 |
| | 道家　孝幸 | Do-Clinic 整形・運動器リハビリテーション 院長 |
| | 廣瀬　聰明 | 麻生整形外科病院 診療部長 |
| | 和田　卓郎 | 済生会小樽病院 病院長 |
| | 射場　浩介 | 札幌医科大学医学部整形外科学講座 准教授 |
| | 金谷　耕平 | JR札幌病院整形外科 科長 |
| | 織田　　崇 | 済生会小樽病院 診療部長 |
| | 高橋　信行 | 札幌医科大学医学部救急医学講座 助教 |
| | 名越　　智 | 札幌医科大学生体工学・運動器治療開発講座 教授 |
| | 佐々木幹人 | JR札幌病院整形外科 主任医長 |

| | | |
|---|---|---|
| 入船　秀仁 | 北海道大野記念病院整形外科 主任医長 |
| 寺本　篤史 | 札幌医科大学医学部整形外科学講座 講師 |
| 渡邉　耕太 | 札幌医科大学保健医療学部理学療法学第二講座 教授 |
| 鈴木　智之 | 札幌円山整形外科病院 診療部長 |
| 大坪　英則 | 札幌スポーツクリニック整形外科 |
| 武田真太郎 | 釧路孝仁会記念病院整形外科 部長 |
| 押切　勉 | 札幌医科大学医学部整形外科学講座 助教 |
| 大木　豪介 | 五輪橋整形外科病院 診療部長 |
| 加谷　光規 | 足立外科 整形外科クリニック 副院長 |
| 河合　誠 | 札幌医科大学附属病院リハビリテーション部 理療専門員 |
| 戸田　創 | 札幌医科大学保健医療学部理学療法学第二講座 助教 |
| 谷口　圭吾 | 札幌医科大学保健医療学部理学療法学第二講座 准教授 |
| 山本　大輔 | 札幌医科大学医学部神経内科学講座 助教 |
| 今井　富裕 | 札幌医科大学保健医療学部作業療法学第一講座 教授 |
| 根木　亨 | 札幌医科大学保健医療学部理学療法学第二講座 助教 |
| 岩本えりか | 札幌医科大学保健医療学部理学療法学第二講座 助教 |
| 文屋　尚史 | 札幌医科大学医学部救急医学講座 助教 |
| 巽　博臣 | 札幌医科大学医学部集中治療医学 講師 |

# 目　次

## 第1章　撮像法と読影の基礎知識
- X線の基礎知識 …………………………………… 山　直也 ………… 2
- MRIの基礎知識 …………………………………… 山　直也 ………… 6
- CTの基礎知識 ……………………………………… 山　直也 ………… 12
- SPECT・PETの基礎知識 ………………………… 山　直也 ………… 15

## 第2章　中枢神経疾患
- 脳血管の基本解剖 ………………………………… 齊藤正樹 ………… 20
- ■頭部の正常像 …………………………………… 齊藤正樹 ………… 23

### Ⅰ．脳卒中
- 脳卒中総論 ………………………………………… 中村祐貴 ………… 38
- 一過性脳虚血発作・脳梗塞 ……………………… 中村祐貴 ………… 41

#### 頭蓋内出血
- 脳内出血 …………………………………………… 野中隆行 ………… 46
- くも膜下出血 ……………………………………… 野中隆行 ………… 51

### Ⅱ．脳血管異常
- 未破裂脳動脈瘤 …………………………………… 倉内麗徳 ………… 53
- もやもや病 ………………………………………… 倉内麗徳 ………… 56
- 静脈血栓症 ………………………………………… 倉内麗徳 ………… 58

#### 脳血管奇形
- 動静脈奇形 ………………………………………… 倉内麗徳 ………… 60
- 海綿状奇形 ………………………………………… 倉内麗徳 ………… 63

### Ⅲ．脊髄血管疾患
- 脊髄梗塞 …………………………………………… 倉内麗徳 ………… 65
- 脊髄動静脈シャント ……………………………… 倉内麗徳 ………… 67

### Ⅳ．頭部外傷
- 頭部外傷総論 ……………………………………… 外山祐一郎 …… 69
- 脳挫傷・軸索損傷 ………………………………… 外山祐一郎 …… 70
- 急性硬膜外血腫 …………………………………… 外山祐一郎 …… 73
- 急性硬膜下血腫 …………………………………… 外山祐一郎 …… 75
- 慢性硬膜下血腫 …………………………………… 外山祐一郎 …… 77

## V. 脱髄・変性疾患

### 脱髄性疾患

多発性硬化症 ............................................. 久原　真 ......... 79
視神経脊髄炎 ............................................. 久原　真 ......... 82
急性散在性脳脊髄炎 ..................................... 松下隆司 ......... 84

### 変性疾患

脊髄小脳変性症 ........................................... 鈴木秀一郎 ...... 86
パーキンソン病 ........................................... 鈴木秀一郎 ...... 88
レビー小体型認知症 ..................................... 鈴木秀一郎 ...... 90
パーキンソンプラス症候群 .............................. 鈴木秀一郎 ...... 92
認知症 ..................................................... 松村晃寛 ......... 95
特発性正常圧水頭症 ..................................... 松村晃寛 ......... 100
脊髄空洞症 ............................................... 川又　純 ......... 103

## VI. 脳腫瘍

聴神経鞘腫 ............................................... 津田玲子 ......... 105
下垂体腺腫 ............................................... 岩原直敏 ......... 106
膠芽腫 ..................................................... 津田玲子 ......... 108
転移性脳腫瘍 ............................................. 岩原直敏 ......... 110

**リハ介入のポイント** ................................... 佐々木健史・菅原和広

# 第3章　運動器疾患

## I. 脊椎疾患

■ 脊椎の正常像−頸椎・腰椎・仙骨 ..................... 山　直也 ......... 112

### 頸椎

頸椎椎間板ヘルニア ..................................... 竹林庸雄 ......... 119
頸部脊椎症 ............................................... 竹林庸雄 ......... 122
頸椎後縦靱帯骨化症 ..................................... 竹林庸雄 ......... 124
環軸椎亜脱臼 ............................................ 竹林庸雄 ......... 126

### 腰椎

腰椎椎間板ヘルニア ..................................... 吉本三徳 ......... 128
腰部脊柱管狭窄症 ....................................... 吉本三徳 ......... 130
腰椎分離症 ............................................... 吉本三徳 ......... 132
化膿性脊椎炎 ............................................ 吉本三徳 ......... 135
骨粗鬆症性椎体骨折 ..................................... 吉本三徳 ......... 138

### 頸椎〜腰椎

| 脊柱側弯症 | 井田和功 | 141 |
| 脊椎・脊髄損傷 | 谷本勝正 | 143 |
| 脊椎腫瘍 | 寺島嘉紀 | 146 |
| 脊髄腫瘍 | 寺島嘉紀 | 149 |

## II. 上肢疾患

### 肩・上腕

■ 肩関節の正常像 ················· 山　直也 ······ 151
　肩関節周囲炎 ···················· 堀籠圭子 ······ 153
　肩腱板断裂 ······················ 堀籠圭子 ······ 155
　肩関節脱臼 ·············· 道家孝幸・廣瀬聰明 ······ 158
　肩鎖関節脱臼 ············ 道家孝幸・廣瀬聰明 ······ 161
　上腕骨近位端骨折 ········ 道家孝幸・廣瀬聰明 ······ 163

### 肘・前腕

■ 肘関節の正常像 ················· 山　直也 ······ 166
　変形性肘関節症 ·················· 和田卓郎 ······ 168
　野球肘 ·························· 和田卓郎 ······ 170
　上腕骨顆上骨折 ·················· 射場浩介 ······ 173
　上腕骨外顆骨折 ·················· 金谷耕平 ······ 175
　肘頭骨折 ························ 金谷耕平 ······ 177
　Monteggia骨折 ··················· 金谷耕平 ······ 179

### 手関節・手

■ 手関節の正常像 ················· 山　直也 ······ 181
　TFCC損傷 ······················· 織田　崇 ······ 183
　Kienböck病 ····················· 射場浩介 ······ 186
　橈骨遠位端骨折 ·················· 織田　崇 ······ 189
　舟状骨骨折 ······················ 高橋信行 ······ 192
　中手骨・指節骨骨折 ·············· 高橋信行 ······ 195

## III. 下肢疾患

### 股関節・大腿

■ 股関節の正常像 ················· 山　直也 ······ 202
　変形性股関節症 ·················· 名越　智 ······ 204
　大腿骨頭壊死(特発性大腿骨頭壊死) ··· 佐々木幹人 ··· 206
　Perthes病 ······················ 名越　智 ······ 208
　大腿骨頭すべり症 ················ 名越　智 ······ 211

大腿骨近位部骨折（頸部／転子部／転子下骨折）............ 佐々木幹人 .... 213
骨盤骨折 .................................................. 入船秀仁 ...... 217

膝・下腿

■ 膝関節の正常像 ........................................ 山　直也 ...... 222
変形性膝関節症 .......................................... 寺本篤史 ...... 225
前十字靱帯損傷 .......................................... 渡邉耕太 ...... 227
半月損傷 ................................................ 鈴木智之 ...... 230
離断性骨軟骨炎 .......................................... 大坪英則 ...... 233
Osgood-Schlatter病 ..................................... 鈴木智之 ...... 235
膝蓋骨骨折 .............................................. 大坪英則 ...... 237
脛骨近位部骨折 .......................................... 寺本篤史 ...... 239

足関節・足

■ 足関節の正常像 ........................................ 山　直也 ...... 241
扁平足 .................................................. 渡邉耕太 ...... 244
外反母趾 ................................................ 渡邉耕太 ...... 248
足関節靱帯損傷 .......................................... 寺本篤史 ...... 251
足関節骨折 .................................... 武田真太郎・押切　勉 ...... 253
アキレス腱断裂 ................................ 押切　勉・武田真太郎 ...... 256
骨端症（Köhler病・Sever病・Freiberg病）................ 寺本篤史 ...... 258

## Ⅳ．関節リウマチ

関節リウマチ

関節リウマチと類似疾患（上肢・下肢）.... 渡邉耕太・大木豪介 ....... 260

## Ⅴ．骨腫瘍

骨腫瘍

骨腫瘍総論 .............................................. 加谷光規 ...... 268
骨肉腫 .................................................. 加谷光規 ...... 272
転移性骨腫瘍 ............................................ 加谷光規 ...... 274

リハ介入のポイント ........................ 河合　誠・戸田　創・谷口圭吾

## 第4章　神経筋疾患

■ 下肢筋・下肢の正常像 ........................ 山本大輔・今井富裕 ....... 278
筋ジストロフィー ........................................ 山本大輔 ...... 280
筋萎縮性側索硬化症 ...................................... 山本大輔 ...... 282
多発性筋炎・皮膚筋炎 .................................... 山本大輔 ...... 284

| リハ介入のポイント | ………………………………………………………… 根木　亨・岩本えりか |

## 第5章　呼吸器・循環器疾患

■呼吸器・循環器の正常像 ……………………………… 文屋尚史 …… 288
　肺炎 ………………………………………………………… 文屋尚史 …… 290
　慢性閉塞性肺疾患 ………………………………………… 文屋尚史 …… 292
　肺癌 ………………………………………………………… 文屋尚史 …… 294
　心不全・肺水腫 …………………………………………… 文屋尚史 …… 297
　気胸 ………………………………………………………… 文屋尚史 …… 299
　胸水 ………………………………………………………… 文屋尚史 …… 301

| リハ介入のポイント | ………………………………………………………… 根木　亨・岩本えりか |

## 第6章　消化器・泌尿器造影画像のみかた

　消化管造影　■消化器の正常像 ………………………… 巽　博臣 …… 304
　泌尿器造影　■泌尿器の正常像 ………………………… 巽　博臣 …… 315

| リハ介入のポイント | ………………………………………………………… 根木　亨・岩本えりか |

文献　318

索引　321

SECTION・1

# 第1章

# 撮像法と読影の基礎知識

# X線像の基礎知識

## 1. 放射線の基本原理

　X線は可視光線や赤外線や紫外線と同じく電磁波の性質をもっているが，同時に粒子としての性質ももっており，X線像やCTでは，X線管球から放出された放射線の粒子のうちどのくらいが検出器に到達するのかを画像化していると考えるとよい。

　X線はX線管球から電気的につくりだすものであり，粒子のエネルギーを任意に設定することができる。一方，核医学検査や原子力災害などで問題となる放射線同位元素から放出されるガンマ線もX線と理学的には同質な粒子であるが，そのエネルギーはX線に比べて高い場合が多い。このため，X線検査室やCT検査室などでは0.5 mm厚の薄い鉛を配した鉛エプロン(図1)を用いて，介助者や検査者の被曝を十分に低減することができるのに対して，鉛エプロンでは遮蔽することができず，より厚い鉛板(図2)などが必要になる。原子力災害の場合には，厚い壁の建物に避難するなどして放射線被曝を防ぐ工夫ができるが，核医学検査では，鉛エプロンを着用してもほとんど意味がない。さらに，PETやSPECTなどの核医学検査でも鉛エプロンで被曝を防ぐことはできないので，放射線医薬品やそれを投与された患者にかかわる時間をなるべく短くすることや，患者との距離をなるべく置くこと，患者との間に鉛入りガラスのついたてを置くなどで被曝低減に努めることになる。

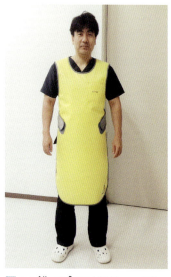

図1：鉛エプロン(0.5 mm厚)

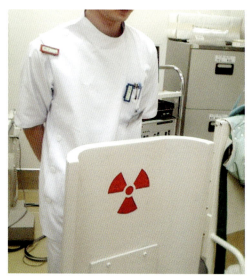

図2：ガンマ線用の遮蔽板

## 2. 撮像方法

　X線撮影は簡便に解剖学的な異常を視覚的に評価できる検査法であり，超音波検査とならんで広く普及している。X線検査室で行う場合(図3)と，移動式の撮像装置を病室などに運んでベッドサイドで行うポータブル撮影(図4)がある。

### a）X線検査室での撮影

　X線検査室ではX線の方向と検出器の角度(多くの場合は直角)や距離(約2m)を正確に設定することができるので，アーチファクト(人工的に生じた偽の陰影)の少ない画像が得られる。

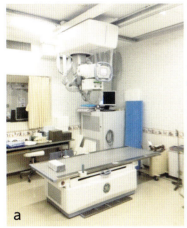
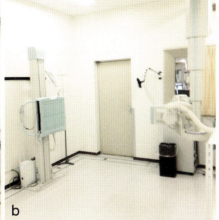
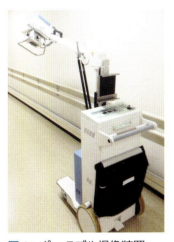

図3：X線検査室の撮像装置
a：寝台型
b：立位型(胸部)

図4：ポータブル撮像装置
X線管球の角度の自由度が高い。

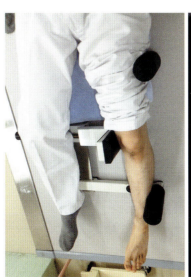
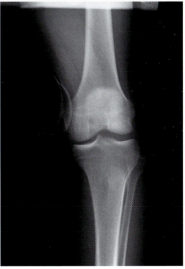

図5：膝関節の内反負荷とX線像(それぞれの症例は異なる)

X線検査方法の一つである負荷撮影は、靭帯損傷の診断などに欠かせない撮影法である。用手的な方法や専用の装置(図5)を用いる方法などで負荷をかけることで、非負荷時には描出されない異常所見が描出される。専用の装置を用いて負荷をかけた場合は、負荷の大きさを数値化することができ、当院では、負荷を漸増し疼痛や違和感などを感じた場合はそこで撮像を行い、それらが生じない場合は15kgの負荷をかけて撮像を行っている。

### b) ポータブル撮影

　移動式の撮像装置を病室やICUや手術室に運んで撮影するため、重篤な症例などX線検査室に移動できない場合での撮影が可能である。X線管球と検出器の距離は1m程度と短く、X線管球の方向も任意に設定できるため、人工呼吸器の設置など制限の多い条件でも撮像できる利点がある。一方で、X線管球と検出器との位置や角度の自由度が高いためずれが生じ、アーチファクトの原因になる場合があることや、同一の条件で撮影を行うことが難しいため、画像の再現性に乏しいことなどが欠点として挙げられる。図6はX線管球が患者の左側に位置してしまい、X線管球からより離れた右側のX線線量(粒子の数)不足により右半身が白くなっている。右肩や左側胸壁の軟部組織も左側に比べて白いことに気づくことで、この異常所見が真の病変ではなくアーチファクトと気づくことができるが、ともすれば右肺に病変ありと判断を誤るかもしれない。問題になっている病変の部位のみではなく、画像の全体像を通し判断する習慣ももつことが重要である。

　また、胸部X線撮影は検査室では立位で行い、放射線を背側から腹側に向け照射し、2m程度の距離を空けて撮像する場合が多いのに対して、ポータブル撮影では仰臥位で1m程度の距離を空けて撮影することが多く、検査室での画像とは異なった画像が得られる。この条件の違いによ

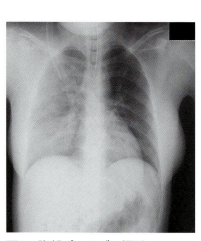

図6:胸部ポータブル撮影
線量不足のため右肺が白く描出されている。

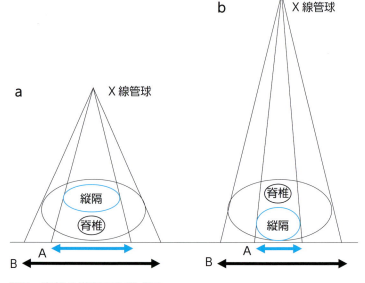

図7:胸部の横断面の模式図
a:ポータブル撮影
b:検査室での撮影

る画像の差異について図7を用いて説明する。図7は胸部の横断面の模式図である。Aの距離は縦隔の陰影の横幅，Bの距離は胸郭の横幅として理解されたい。図7aのポータブル撮影では，①X線管球と検出器の距離が短いため縦隔影が大きく描出される。縦隔影が大きく描出される原因はそれのみではなく，②仰臥位にすることでの縦隔の変形，③縦隔は体の中心よりも前にあるため，仰臥位にして検出器から遠ざけると画像では拡大されて描出されることにもよっている。

　実際の症例のX線像を図8に示す。ポータブル撮影によるX線像では縦隔陰影が横方向に広がっているが，この所見を心不全などによる心拡大と誤って診断しないためには，撮像方法の違いによるこれらの特性を理解して判断する必要がある。

## 3. 画像診断の手順

　チューブやカテーテルなどの走行および位置の異常の有無や，骨や軟部組織の異常の有無に加えて，胸部X線像では肺野の異常の有無，腹部X線像では腸管ガスなどにも注意して判断する。図9に両肺の急性肺炎の画像を示す。両肺の浸潤影の評価に加えて，気管挿管や胃管のチューブや中心静脈カテーテルの位置に異常がないかどうかも確認を行う。

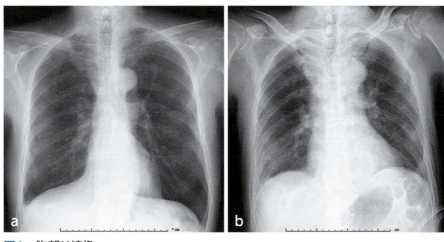

図8：胸部X線像
　a：立位でのX線検査室撮影　b：仰臥位でのポータブル撮影

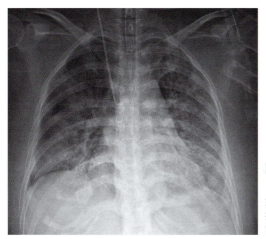

図9：ポータブル撮影による胸部X線像
急性肺炎による肺野の陰影以外に，気管挿管のチューブや中心静脈カテーテル，胃管の位置の異常の有無も確認する。

# MRIの基礎知識

## 1. MRIの基本原理

　MRIの基本原理は，**静磁場内で歳差運動をしている水や脂肪を構成する水素原子核に，高周波パルスを照射することで共鳴を起こし励起した状態から元の状態に戻る過程を画像化することである**。難解とも思えるこの過程を厳密に説明するには，物理学におけるトルクや角運動量といった概念のベクトルを用いた理解が必要であり，さらに古典的量子力学の知識も必要になってくる。本書でその対象とする読者にそういった理解を求めているのものではないため，厳密で正確な説明は成書を参照していただくこととして，ここでは，高周波パルスの一つである90°パルスの例を用いて撮影の仕組みを簡略化して説明する。

### ■「静磁場内で歳差運動をしている水や脂肪を構成する水素原子核」とは？

1) 各々の水素原子核は個々に小さな磁気をもっているが，ランダムな方向を向いているため，それらのベクトル和としての巨視的な磁気は検出されない状態にある（図1）。
2) しかし，静磁場内（MRI装置内）に置かれた各々の水素原子核の磁気は上向きあるいは下向きで，同一の角度を持ち，同じ回転速度だが，各々の位相が違った状態で回転運動（歳差運動）を生じるようになる（図2）。
3) ここで，各々の水素原子核の磁気の総和としての巨視的な磁気（磁気ベクトルの和）を考える。MRI装置の静磁場の方向（Z軸方向）に対しての上向きと下向きの数の比は1：1ではなく（図2

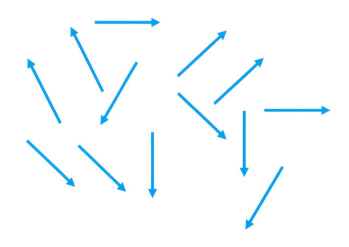

図1：水素原子核の各々の磁気

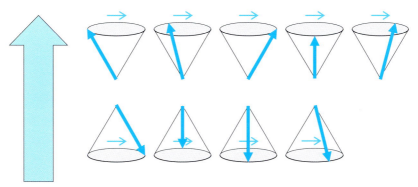

図2：静磁場内での水素原子核の磁気

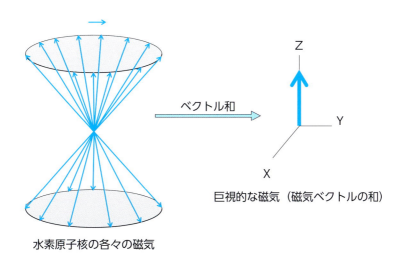

図3：水素原子核の磁気の和（磁気ベクトルの和）

の上向きと下向きの磁気の数が異なることに注目されたい），脂肪や腫瘍や筋肉や脳脊髄液などの組織により固有の比率をもって存在している。そのため，組織ごとに大きさの違う巨視的な磁気がZ軸方向に生じる。一方で，各々の磁気の位相は異なっているために，磁気ベクトルのXY平面上に投影される成分は相殺されるので，XY平面上には巨視的な磁化はみられない（図3）。

4）この組織ごとに異なるZ軸方向の巨視的磁気の大きさを主に反映した画像が，**プロトン強調像**であり，磁気が大きいものは白く，磁気の小さいものは黒く表示する方法を用いる場合が多い。

■「高周波パルスを照射することで共鳴を起こし励起した状態から元の状態に戻る過程」とは？

図3以降の過程として，静磁場内の水素原子核の回転速度と同じ周波数の高周波パルス（ラジオ

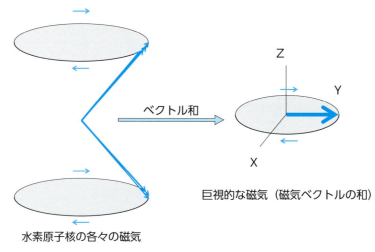

図4：90°パルス照射直後の巨視的な磁気(磁気ベクトルの和)の状態

波の一種)を照射して生じる共鳴現象について，さまざまな高周波パルスのうち90°パルスの例を用いて説明する。

1) 撮像する部位に照射した90°パルスの働きは，上向きと下向きの磁気の数を等しくし，位相を揃えることであり，水素原子の磁気の分布が図3の状態から図4の状態へ変化が生じる。つまり，90°パルス照射により各々の磁気の総和である巨視的な磁気としてのZ軸方向の磁気は消失し，XY平面上には水素原子核の磁気の回転速度と同じ速度で回転する巨視的な磁気が新たに観察される。

2) 90°パルス照射後は巨視的な磁気はXY平面上を回転しているが，わずかな回転数の乱れが蓄積し位相が乱れた状態に戻っていき，Z軸方向の磁気も無(上下の比が1：1)から組織が持つ固有の比率に戻っていく(図5)(Z軸方向の磁気が回復しXY平面上の回転する成分は消失していくので図4から図3の状態へ回復)。この回復過程において，その回復の速さ(緩和現象)は組織ごとに異なっており，回転する横磁化(XY平面上)の消失(T2緩和現象：各々の水素原子核の磁気の位相が乱れていくためXY平面上の巨視的な磁気が消失していく過程)の速度の違いを主に反映したのが**T2強調像**である。一般的には消失の遅いものは白く，早いものは黒く表示している。図6は頭部のT2強調像であり，T2緩和現象の遅い(消失しにくい)脳脊髄液が白く(高信号)描出されている。また，縦方向(Z軸方向)の巨視的な磁気の回復(T1緩和現象：各々の組織の固有の上向きと下向きの磁気の比率への回復)の速度の違うものを主に画像化したものが，**T1強調像**であり，回復が早いほど白く，遅いものは黒く表示するのが一般的である。図7は頭部のT1強調像であり，T1緩和現象の遅い(回復が遅い)脳脊髄液が黒く(低信号)描出されている。T1緩和現象とT2緩和現象は独立した現象なのでそれぞれの画像が別個に成立する。また，通常のT2強調像では人工的な金属や血液に由来する鉄(ヘモジデリン)などにより生じた磁気の不均一による横緩和現象の乱れを補正しているのに対して，**T2*強調像**ではこの補正を行っ

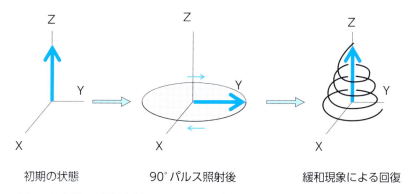

初期の状態　　　　　90°パルス照射後　　　　緩和現象による回復

図5：巨視的な磁気（磁気ベクトルの和）の推移

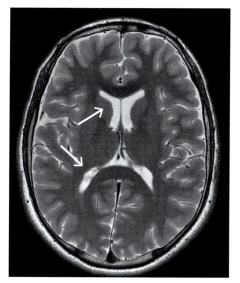

図6：T2強調像
脳室内の脳脊髄液（矢印）

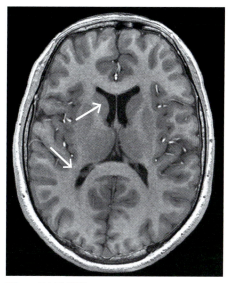

図7：T1強調像
脳室内の脳脊髄液（矢印）

ていない。このため，T2*強調像では横磁気の消失が早い部位が無信号となることでむしろ鉄の沈着などの判定がしやすくなるなどの利点がある。

以上，MRIの仕組みについて概説したが，各々の画像の名称がプロトン密度像，T1像，T2像とはいわず，プロトン密度強調像，T1強調像，T2強調像と強調の語句が置かれていることから推測されるとおり，どの画像もプロトン密度，T1緩和現象，T2緩和現象などの影響がある程度加わった画像であり，主にどの要素を主体として画像が構成されているかという意味で強調の語句が用いられている。

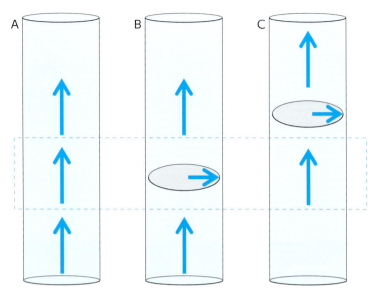

図8：パルス照射時の血管内の経時的変化

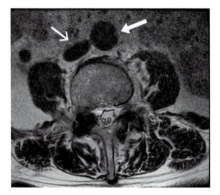

図9：T2強調像
下大静脈(矢印), 大動脈(太矢印)

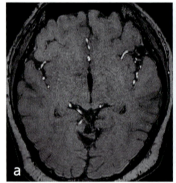

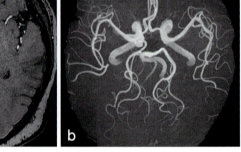

図10：頭部MRA
a：元画像
b：MRA

## 2. 血流や脳脊髄液の拍動などの動きの影響

　撮像する部位（スライス）にそれ以外の部位から血液が流入すると，パルスの照射により消失させたはずのZ軸に沿った縦磁化があたかも急速に回復したように画像が処理されてしまう現象（flow related enhancement）や，XY平面上の横磁化があたかも急速に消失したようにみえる現象（flow void）が生じる場合がある．以下にその仕組みについて図8を用いて説明する．

　図8では同一の血管内の磁化の経時的変化をA→B→Cで表しており，下方から上方に向かう血流があると仮定し，破線部分がパルスを照射する部位（画像として描出される領域）である．Aはパルス照射前の静磁場での血管内の水素原子核の巨視的な磁気の状態，Bはその後に90°パル

スを照射した状態である。Bの直後であるCの状態では，パルスが照射された血液は血流のため撮像部位の上方に押し出されており，代わりに90°パルスが照射されていないので，縦方向の磁気が十分に大きく，XY平面上の磁気は生じていない血液が下方から流入している。Cの状態で画像を撮像すると，血管内は90°パルス照射の直後にXY平面の磁気があたかも急速に消失し，縦方向の磁化が急速に回復したかのように描出されてしまう現象が生じる。そのため，T1強調像では血管内が高信号に描出され，T2強調像では低信号に描出されることになる。図9は腰椎のAxial像（横断像）のT2強調像であり，大動脈や下大静脈がflow voidにより黒く（低信号）描出されている。また，血液が高信号に描出されるflow related enhancementの現象を利用し，MRIの情報から高信号の部分を抽出し三次元的に再構築して血管造影に類似した画像（**MR angiography；MRA**）を作成することも可能であり，図10に脳動脈のMRAとその元画像を示す。元画像ではflow related enhancementにより動脈が白く（高信号）なっており，頭尾方向に連続した多数の元画像を撮像し，その白い部分（高信号）を抽出して立体的なMRAの画像を作成している。

## 3. 造影MRI

ガドリニウム造影剤を用いた造影MRIでは，あたかも造影剤自体が白く描出されているようにみえるがそうではない。造影剤投与後に通常のT1強調像を撮像するのが**ガドリニウム造影MRI**である。その原理は，ガドリニウム造影剤の近傍に存在する水素原子核の磁気は他の水素原子核の磁気に比べてT1緩和現象が早まることを利用しており，ガドリニウム造影剤自体の描出ではなく，ガドリニウム造影剤の影響により，通常よりも早く回復した水素原子核の磁気が白く表示されているのである。

## 4. 金属アーチファクトやヘモジデリン（陳旧性血腫）などの影響

MRIは磁場に勾配をかけることで画像内の位置情報を取得しているが，金属が存在する場合はその周囲の磁場勾配にゆがみが生じるので，位置情報のずれが生じる。そのため，あたかも空間が歪んだように描出される場合がある。また，出血などに伴うヘモジデリン沈着や人工的に留置された金属の周囲が黒く描出されるのは，金属原子の影響により水素原子核にパルスが十分に照射されないことや，T2緩和現象が促進されるため横方向の磁気の消失が早いことなどが原因である。また，血腫に関しては，その構造がオキシヘモグロビン，デオキシヘモグロビン，メトヘモグロビン，ヘモジデリンと経時的に変化し，それぞれの状態において，T1緩和効果およびT2緩和効果が異なるので，さまざまな信号が生じる。

# CTの基礎知識

## 1. CTの基本原理

　CTは，X線管球から放出されたX線の粒子が体内を通過する際にどのくらい吸収されたかの情報をもとに，人体内部の単位体積内のX線の吸収の程度（CT値）を計算して画像として表示する。人体の各組織のCT値は，空気を－1000，水を0，骨皮質（緻密骨）を1000として単位体積ごとの値が計算される。

　図1にて人体を大幅に簡略化しA〜Dの4個の単位体積より成る場合のCTの画像作成について説明を行う。それぞれ4方向（実際のCTでは回転しながら360°の方向からデータを取得）から100個の放射線の粒子を放射し，それぞれの場合に通過した粒子数を矢印の先に示した。この測定結果から，図左下に示すように4つの多元一次方程式がデータとして得られることになる。このデータを数学的に解くことでそれぞれの単位体積の吸収の程度が算出でき，それをそれぞれの位置に割り当て画像化したのがCTである。通常はCT値が低い場合（放射線が吸収されないで通過しやすい）に黒く，高い場合（放射線が吸収されやすく通過しにくい）に白く表示しており，この関係はX線写真の白黒と同様である。実際のCTでは画像1枚当たり512×512個など大量の単位体積の処理を行っている。

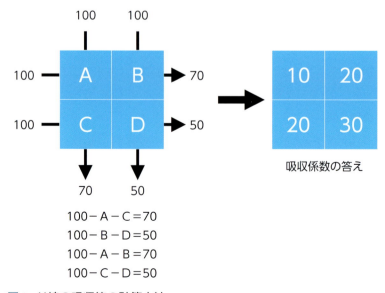

図1：X線の吸収値の計算方法

## 2. 金属アーチファクトと除去技術

　金属はX線が非常に通過しにくいので，金属などの想定を超えてX線の吸収が生じる物質があるとその周囲を含めた領域の画像にアーチファクトが生じる。図1から理解できるように，**X線を照射して得られたデータは，金属以外の部分も通過したものが計算処理されることになるので，金属の部分のみではなくその周囲にも広く計算の間違いが生じる**。このアーチファクトを除去するために，いったん得られた画像データから，金属の存在を検出してその影響を除く計算処理を行い再度画像を作成するなど，アーチファクトの少ない画像を作成する方法が開発され，最近の装置ではこの技術が搭載された機種が普及してきている。整形外科領域では，脊椎固定術や人工関節置換術を行った症例の人工物周囲の状態が問題になる際に，画像による評価が重要な役割を果たす場合が多く，金属アーチファクト除去技術が大きな役割を果たしている。図2に従来のCTと金属除去技術を用い処理を行ったCTを示す。金属自体のみではなく周囲の状態も含めてアーチファクトの少ない画像になっており，金属周囲の脊柱管や背筋群の状態がよくわかる画像になっている。

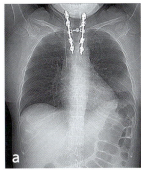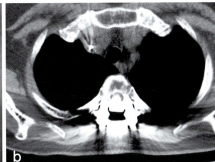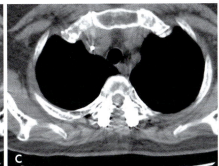

図2：脊椎後方固定術後の症例
a：X線正面像
b：CT（金属アーチファクト除去技術なし）
c：CT（金属アーチファクト除去技術あり）
金属除去技術を用いることでアーチファクトが少ない画像が得られ，金属の周囲の状態がよくわかる。

## 3. 多断面再構成像と3D-CT

　CTで直接に得られる断層像は，基本的には頭尾方向のAxial像（横断像）のみである。Coronal像（冠状断像）やSagittal像（矢状断像）など多断面再構成像や3D-CTは，多数の連続した横断像のデータを元に作成される（図3）。これらの画像により病態の理解が容易になる場合があり，臨床的にも活用されている。

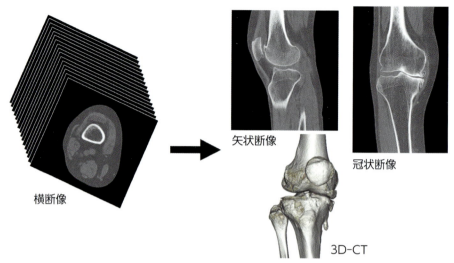

**図3：元データ（横断像）と処理画像**
多数のAxial像（横断像）のデータからCoronal像（冠状断像），Sagittal像（矢状断像），3D-CTなどが作成される。

## 4. 造影CT

　造影剤を投与しないCTを単純CT，造影剤を投与したCTを造影CTと呼んで区別し，放射線の吸収値が高いヨードの性質を利用した造影剤を使う場合が多い。経静脈的に造影剤を投与してその体内分布を画像化して評価することで病態の理解がより容易になり，膿瘍や腫瘍の評価などさまざまな場合に活用されている。図4は右大腰筋膿瘍の症例である。単純CTに比べて造影CTでは右大腰筋の膿瘍（矢印）が明瞭に描出されており，手術適応の決定などに有用な情報になる。

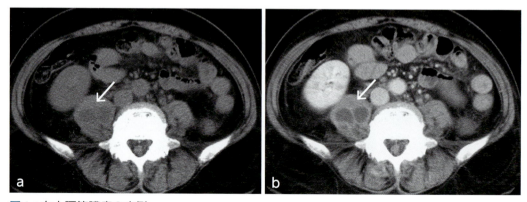

**図4：右大腰筋膿瘍の症例**
a：単純CT
b：造影CT
単純CTに比べて造影CTでは膿瘍（矢印）が明瞭に描出されている。

# SPECT・PETの基礎知識

## 1. SPECT・PETの基本原理

　SPECT・PETの説明の前に，いわゆるCTについて説明する。一般的にCTの名称はよく用いられるが，これは略称であり正確にはX線CTである。体外にあるX線管球から放出された放射線の粒子が体内を通過する際に，どの程度が吸収されたかの情報を元に作成された，コンピュータで作成した断層像（CT：computed tomography）の略である。多くのCT装置はX線管球の照射方向と検出器は人体に対して直線状に配置されており，X線管球と検出器が回転して撮像がなされる（図1）。一方，SPECTやPETは体外にあるX線管球ではなく，人体に投与された放射性医薬品から放出される放射線を検出して作成された画像として理解することができる。SPECTはsingle photon emission CTの略であり直訳すると単一光子放出のCTのことで，放射線を放出している部位がどこであるかを画像化（図1）するものである。同様にPETもpositron emission tomographyの略であり直訳すると陽電子放出の断層像のことで，SPECTと同様に放射線を放出している部位を画像化するものである。

　SPECTとPETで検出する放射線の物理的性質は同等だが，放射線放出のしくみが異なっている（図2）。SPECTではsingle photon（単一光子，ガンマ線と同義）を検出するのに対して，PETではpositron（陽電子）がまず放出され，それが数mmの距離を飛んだのちに世界から消滅する際に，180°方向に放出される2つの放射線（消滅放射線）を検出する。

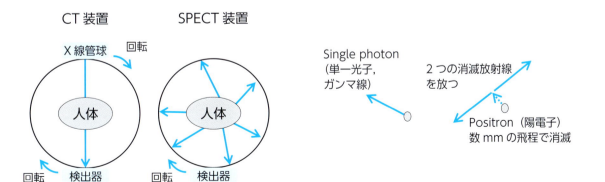

図1：CT装置とSPECT装置のしくみ

図2：Single photonとPositronの概要

## 2. 画像の評価方法

　SPECTやPETの画像から得られる位置情報は装置の座標についての情報であり，解剖学的な部位を同定することが難しい場合がある。これを解決するため，現在はCT装置も搭載したハイブリッド装置（SPECT/CT装置やPET/CT装置）が普及してきており，この装置では，SPECTやPETをカラー化してCTに重ね合わせることで解剖学的な位置情報の理解が容易になる。

　図3に腰椎椎間関節の変性の症例を示す。骨シンチグラフィの背面像では腰椎の集積があると判断できるが，解剖学的に詳細な部位の判断は難しい。SPECTの横断像でも詳細な部位の判断は難しいが，SPECTをカラー表示にしてCTに重ねることで椎間関節の集積であることが容易にわかる。

　また，PETについても図4に示した。この症例では左肩の異常集積がみられるが，PETをカラー表示してCTに重ねることで，肩甲骨に腫瘍の主座があり骨外にも腫瘍が広がっていることが容易に判断できる。

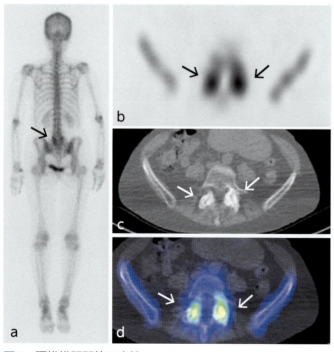

図3：腰椎椎間関節の変性
a：骨シンチグラフィ（背面像）
b：SPECT
c：CT
d：bの画像をカラー表示にしてcのCTに重ねることで，集積亢進（矢印）の部位が椎間関節であることが容易にわかる。

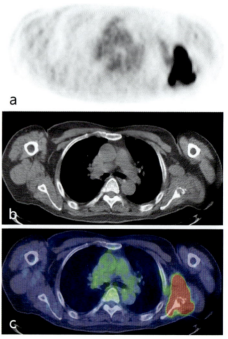

図4：左肩甲骨腫瘍の18-FDG PET検査
a：PET
b：CT
c：aの画像をカラー表示にしてbのCTに重ねることで，肩甲骨の腫瘍が骨外に広がっていることがよくわかる。

## 3. SPECT・PETの特徴と薬剤

　これらの検査に用いる薬剤は，生理的機能を反映していることに最大の特徴があり，例えば，骨シンチグラフィでは，ハイドロキシアパタイトに類似した放射性医薬品を用いているので骨代謝を反映した画像が得られ，PET検査で用いられる18-FDG（2-deoxy-2-[$^{18}$F] fluoroglucose）では，糖に類似した薬剤を用いているので糖代謝を反映した画像が得られる。SPECTに関してはすでにさまざまな薬剤が市販されており，それぞれの薬理学的機序や生理学的な挙動を反映した画像が得られ臨床に広く応用されている。

　PETに関してもさまざまな薬剤が開発されているが，研究段階や開発段階のものが多く，広く普及しているのは糖代謝を反映した画像の得られる18-FDGのみである。しかし，2010年からは早期の胃癌を除くすべての悪性腫瘍に18-FDGの保険適用が拡大しており，悪性腫瘍の検査における役割は大きい。

SECTION • 2

# 第2章

# 中枢神経疾患

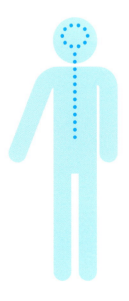

# 脳血管の基本解剖

　脳を灌流する動脈は左右の内頚動脈と椎骨動脈である(図1)。左右の椎骨動脈は通常後下小脳動脈を出したのちに合流し1本の脳底動脈となる。脳底動脈は最終的に左右の後大脳動脈に流入する。左右の前大脳動脈は前交通動脈でつながり、中大脳動脈は後交通動脈で後大脳動脈と合流する。これらは頭蓋内でWillis動脈輪を形成する。中には後交通動脈が左右とも未発達で、脳底動脈が「Y」の字のように左右に分岐して後大脳動脈になるfetal typeと呼ばれる形状をもつ正常人も多く、このようにWillis動脈輪が完全に環状になっていない場合はほかにもある。また、左右の椎骨動脈の径は通常左右差を認め、後下小脳動脈も左右どちらかが対側に比べて発達していることが多い。

　リハビリテーションを必要とする患者の場合、未破裂脳動脈瘤で経過観察中であれば脳動脈瘤の好発部位を、くも膜下出血でリハビリテーション中であればどこの脳動脈瘤が破裂したか、水頭症などがあったのかどうかなどを理解していると、治療計画を立てる際に役に立つ(「くも膜下出血」(p.51)を参照)。

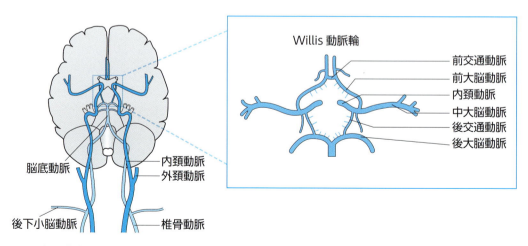

図1：脳を灌流する動脈

穿通枝梗塞での責任血管は，中大脳動脈からの穿通枝と橋底部の穿通枝の梗塞が多く経験される。主幹動脈狭窄がある/ないと表現される場合，1.5～3Tの標準的な設定でのMRAにて目で追える太さの内頸動脈や中大脳動脈，脳底動脈の狭窄のある/なしを指していることが多い。主幹動脈の狭窄がある場合，背景にある全身の動脈硬化病変の存在を考慮した生活指導や服薬指導，リハビリテーションが必要である。高血圧管理，腎機能への配慮はもとより，糖尿病，脂質異常症，冠動脈疾患，閉塞性動脈硬化症の存在に注意する必要がある。

　ラクナ梗塞とは呼ばずアテローム硬化性脳血栓症と呼ぶ場合，脳梗塞巣の直径が1.5 cmを超えていて，主幹動脈の狭窄があることを根拠に判断することが多い。この場合血管がおおよそ半分以下に狭小化していると「臨床的に意味のある狭窄」として扱われることが多い。

## 脳血管関連の検査は解剖学的にどのあたりを検査しているのか

　患者情報を得る際に画像レポートや生理検査のレポートと遭遇する。それぞれの検査が解剖学的にどのあたりの血管を狙って検査したものか理解することは急性期～回復期リハビリテーション中の脳卒中患者を理解するために重要である。頭蓋内血管の情報はMRIおよびMRA，口腔内超音波像，経頭蓋超音波像から得られる。頭蓋外の血管（椎骨動脈，頸部内頸動脈とその分岐部よりも心臓側である総頸動脈）の情報は頸部血管MRAや頸部血管超音波像で，大動脈起始部周辺は大動脈（起始部から頸部にかけての）MRAから情報を得る。造影CT（CTA：シーティーエー，CTアンギオ，あるいはCTアンジオと呼ぶ），血管造影angiography（アンギオあるいはアンジオと呼ぶ）では心臓から頭蓋内外の血管まで幅広い血管の観察が可能である。

　カンファレンスでは聞きなれないスラング（ここでは医師のみが使用する口語表現を指すこととする）がよく出てくる。正確な解剖用語に併記したので（表1），理解の一助にしてほしい。カンファレンスに積極的に参加し，正しい解剖学用語を用いてカルテ・サマリーの記載をしてほしい。

表1

| 日本語表記 | 英語表記 | 略字 | 口頭での表現の例 |
|---|---|---|---|
| 大動脈 | Aorta | | アオルタ |
| 腕頭動脈 | Brachiocephalic artery (trunk) | | ブラキオセファリック |
| 鎖骨下動脈 | Subclavian artery | | サブクラビアン |
| 上腕動脈 | Brachial artery | | ブラキアル |
| 橈骨動脈 | Radial artery | | ラディアール |
| 総頚動脈 | Common carotid artery | CCA | シー・シー・エイ |
| 外頚動脈 | External carotid artery | ECA | イー・シー・エイ |
| 浅側頭動脈 | Superficial temporal artery | STA | エス・ティー・エイ |
| 内頚動脈 | Internal carotid artery | ICA | アイ・シー・エイ |
| 眼動脈 | Ophthalmic artery | | オフタルミック |
| 前脈絡叢動脈 | Anterior choroidal artery | AChA | アンコロ |
| 中大脳動脈 | Middle cerebral artery | MCA | エム・シー・エイ |
| 前大脳動脈 | Anterior cerebral artery | ACA | エイ・シー・エイ |
| 後大脳動脈 | Posterior cerebral artery | PCA | ピー・シー・エイ |
| 前交通動脈 | Anterior communicating artery | Acom | エイコム |
| 後交通動脈 | Posterior communicating artery | Pcom | ピーコム |
| 椎骨動脈 | Vertebral artery | VA | ブイ・エイ，バーテブラ |
| 後下小脳動脈 | Posterior inferior cerebellar artery | PICA | パイカ |
| 後脊髄動脈 | Posterior spinal artery | | |
| 前脊髄動脈 | Anterior spinal artery | ASA | エイ・エス・エイ |
| 脳底動脈 | Basilar artery | BA | バジラー |
| 前下小脳動脈 | Anterior inferior cerebellar artery | AICA | アイカ |
| 上小脳動脈 | Superior cerebellar artery | SCA | エス・シー・エイ |
| ヒラメ筋静脈 | Soleal vein | SoV | エス・オー・ブイ |
| 狭窄 | stenosis | | ステノーシス |
| 閉塞 | occlusion | | オクルージョン |
| ①切離，②解剖，③切開，④解離 | dissection | | ディセクション |
| 動脈瘤 | aneurysm | AN | アニュリズム |

CT/CTA, MRI/MRA, SPECT, MIBGシンチグラフィ

# 頭部の正常像

### 画像検査が大切な理由

　近年，脳神経・運動器疾患およびリハビリテーションの臨床現場でCT，MRIに加え核医学検査も汎用されるようになった。これら画像検査の結果は，神経障害のマーカー（病気の進行具合や広がりの具合を示す），あるいは疾患特異的マーカー（診断基準に収載されたり，鑑別診断に必要な検査）とも呼ばれ，採血結果や遺伝子検査と同等あるいはそれ以上の重要性を持つに至っている。

### 数多くの検査がなされている場合

　複数回の画像検査が行われている場合は，たくさんの画像をみる前に，撮像の日付をみて画像がどういった理由で撮られたのか考えてほしい。そしてそこから，どの画像検査の結果が，現在の自分にとって最も重要なkey画像であるのか考えることが重要である。どの画像からみてよいかわからないときには，①初診・外傷発症当日の画像，②治療後，術後の画像，③本日に最も近い日の画像，をみる。画像検査を実施する理由として，診断確定のため，手術・治療前後の評価である場合，進行性の経過で継続的な画像追跡が必要な場合，何らかのイベント・増悪があった場合，転院・転医など治療の場や担当が変わる時，新たな治療を行う≒治療方針の変更，などが挙げられる。これらを考えてからCTやMRIの情報・レポートを手に入れるとよい。

### 画像と症状は1：1では対応していない

　われわれはこのような画像があるとこの病名，ここが障害されるとこういった症状が出る，だから患者さんの画像検査結果を知りたい，と，ついつい考えがちであるが，必ずしも一致しないことに読者は気づいているはずである。重要なのは，画像から得られた情報の解釈は外来・ベッドサイドの所見や問診などとあわせて考えなければならないということである。セラピストには評価，治療中に感じたことから画像を類推してほしい。

　ここでは，最近のリハビリテーションの必要な患者のカンファレンスやサマリーに頻出し，診断や今後の治療方針決定に重要な画像検査を選び，要点を解説する。基本的にはCTやMRIで脳梗塞や脳出血，くも膜下出血を見つけ出し，CTAやMRAでその原因となる血管病変（血管閉塞や高度狭窄）がどこにどの程度あるかを検出すると考えるとよい。

## ■ CT/CTA

　CT（computed tomography）はX線を投射して得られたデータをコンピュータにて画像化したものである。X線像で肋骨や心臓，四肢の骨が白く写るようにCTでは頭蓋骨が白く写る。初学者はこのことをたよりに頭部MRIと頭部CTを区別することから勉強を始めてほしい（CTの基本原理の詳細は「CTの基礎知識」（p.12）参照）。

　頭部CTでは後頭蓋（小脳，脳幹）の構造が不明瞭になることが問題であるが，頭蓋骨骨折や血腫，出血病変の検出に威力を発揮する。骨の描出に優れることから救急外来で骨折を疑った際にCTを一緒に撮像する施設が多い。このほかCTの代表的な利点は撮像時間が短く済むこと，最小0.5～1mmのスライス幅で撮像ができるなど，小さい病変の検出（空間分解能という）に優れていることである。CTA（CT angiography）は造影剤を使用したCTであり，造影剤に含まれるヨードに対する過敏症に注意が必要である。

## ■ MRI/MRA

　MRIは水素原子核の核磁気共鳴を利用して身体を画像化するものである（MRIの基本原理については「MRIの基礎知識」（p.6）参照）。超～早期の脳梗塞の検出に拡散強調像（DWI）が汎用される。DWIでの高信号は細胞外浮腫（脳梗塞など）と細胞内浮腫を示唆する所見である。近年T2*（T2スターと呼ぶ）によるmicro bleedsの検出も可能になった。MRIではガドリニウムによるエンハンス像も腫瘍性病変の描出に汎用される。対してMRAでは造影剤を使用することなく血管の描出が可能である。ほかにもMRIでは，組織の生化学的情報（MRS）や機能情報（fMRIなど）も得ることが可能である。MRIでは体内金属（MRI不耐のペースメーカーなど）がある場合，撮像が困難であるほか，検査時間がやや長く，MRI撮像装置はやや閉鎖的な空間内に数十分間患者が入る必要があることから，閉所恐怖症の患者がMRI検査を拒否することや，じっとしていられない患者のMRI検査を断念することをしばしば経験する。後述するVSRAD®のようなソフトによる微小な脳萎縮を検出する技術も日常的に行われている。

## 頭部の正常像

### CT① 横断像

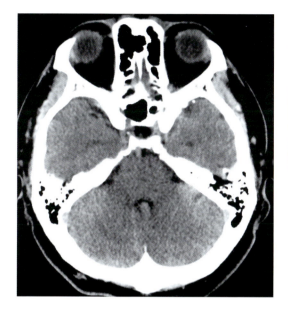
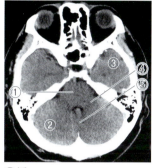
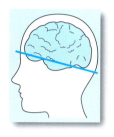

①橋
②小脳半球
③側頭葉
④小脳脚
⑤小脳虫部

### CT② 横断像

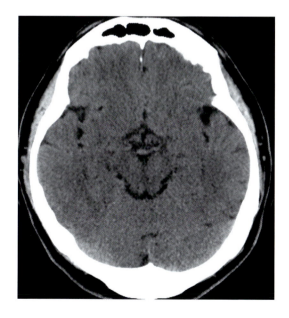
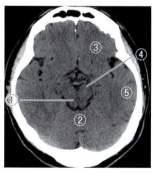
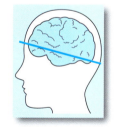

①中脳
②小脳
③前頭葉
④大脳脚
⑤側頭葉

### CT③ 横断像

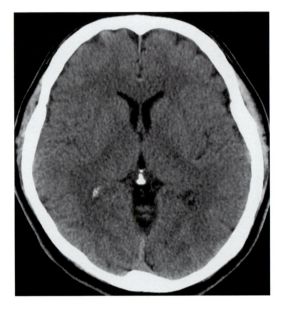
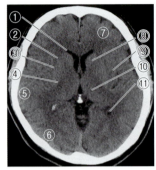
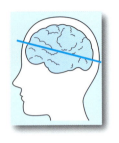

①側脳室（前角）　⑧尾状核（頭部）
②内包（前脚）　　⑨島
③レンズ核　　　　⑩視床
④内包（後脚）　　⑪側脳室（後角）
⑤側頭葉
⑥後頭葉
⑦前頭葉

### CT④ 横断像

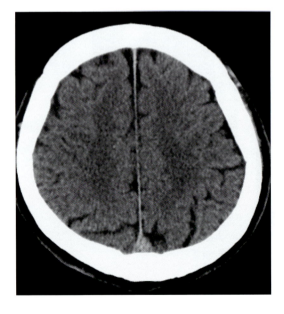
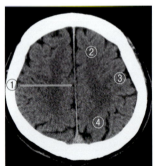
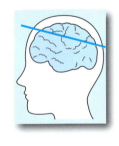

①大脳鎌
②前頭葉
③中心溝
④頭頂葉

## CT⑤ 冠状断像

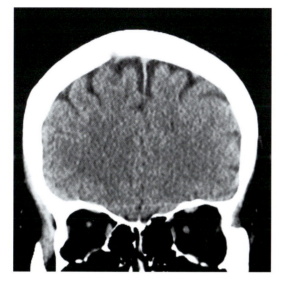
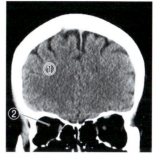
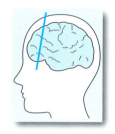

①前頭葉
②視神経

## CT⑥ 冠状断像

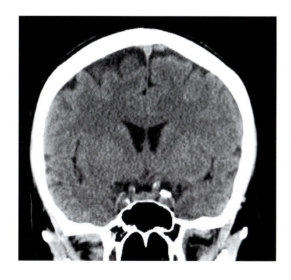
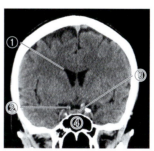
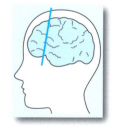

①側脳室前角
②内頸動脈
③視索
④蝶形骨洞

### CT⑦　冠状断像

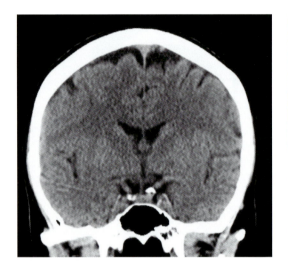
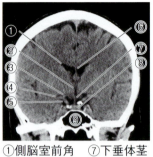
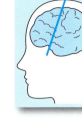

①側脳室前角　⑦下垂体茎
②第三脳室　　⑧下垂体
③前大脳動脈　⑨蝶形骨洞
④中大脳動脈
⑤内頸動脈
⑥透明中隔

### CT⑧　冠状断像

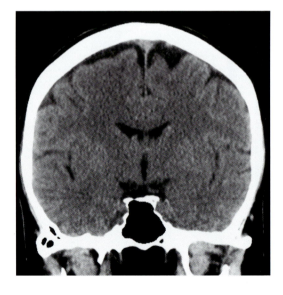
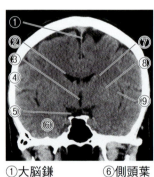
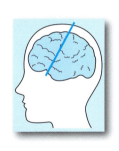

①大脳鎌　　　⑥側頭葉
②側脳室前角　⑦尾状核
③第三脳室　　⑧被殻
④外側溝　　　⑨島
　（シルビウス裂）
⑤鞍上槽

## CT⑨ 冠状断像

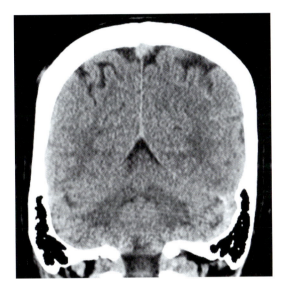

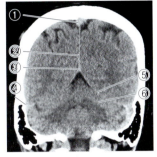

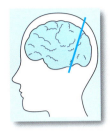

①上矢状静脈洞
②大脳鎌
③直静脈洞
④横静脈洞
⑤小脳テント
⑥小脳

## MRI① 横断像

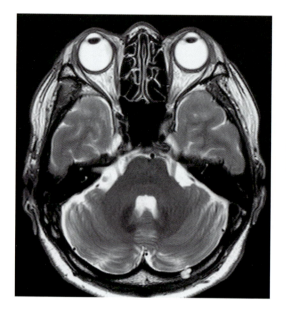
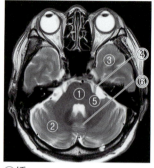
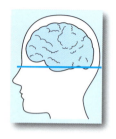

①橋
②小脳半球
③側頭葉
④三叉神経
⑤小脳脚
⑥小脳虫部

## MRI② 横断像

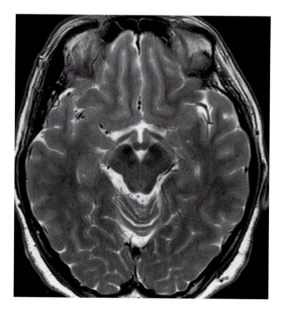
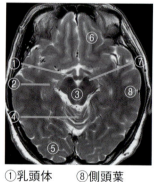
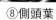
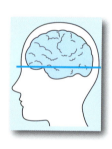

①乳頭体　⑧側頭葉
②海馬
③中脳
④小脳
⑤後頭葉
⑥前頭葉
⑦大脳脚

## 頭部の正常像

### MRI③ 横断像

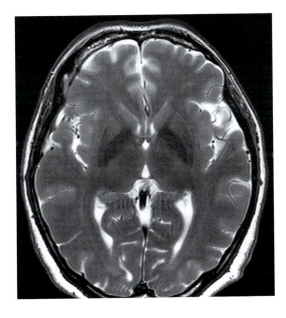
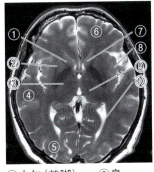
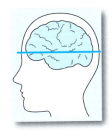

① 内包（前脚）　⑧ 島
② レンズ核　　　⑨ 視床
③ 内包（後脚）　⑩ 側脳室
④ 側頭葉
⑤ 後頭葉
⑥ 前頭葉
⑦ 尾状核（頭部）

### MRI④ 横断像

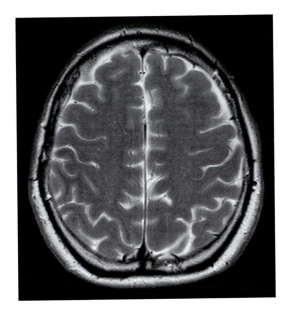
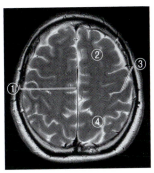
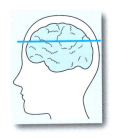

① 大脳鎌
② 前頭葉
③ 中心溝
④ 頭頂葉

# MRA

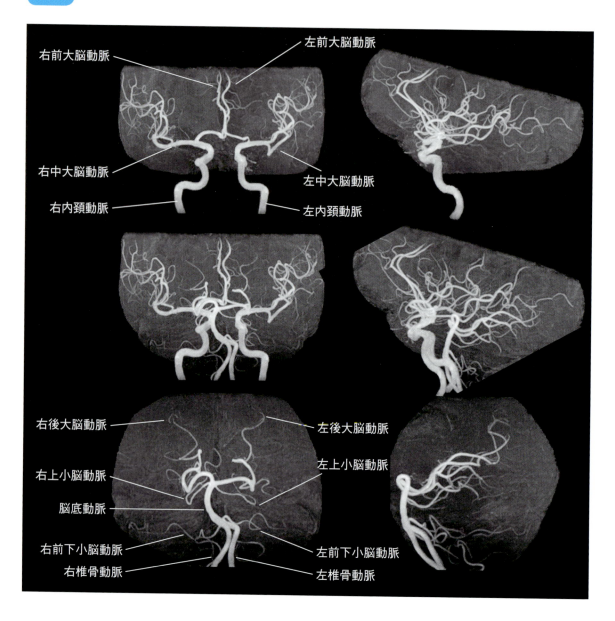

## ■VSRAD®(voxel-based specific regional analysis system for Alzheimer's disease)

認知症診療など，MRIで脳萎縮の有無を検索する際に頻用されるソフトウェアである。

読影者間でMRIの脳萎縮の程度の表現が異なること，微小な変化の読影が困難であることなどの問題がある。VSRAD®を利用することにより，客観的，定量的に内側側頭部(海馬・扁桃・嗅内野の大部分)の萎縮を検出することができる。関心領域の萎縮の程度をZスコアを用いて客観的に数値化することができる。VSRAD® advance 2では，背側脳幹/内側頭部の萎縮比が，アルツハイマー型認知症とレビー型認知症の鑑別診断を支援する指標として加わった。微細な萎縮をとらえることができるため比較的早期から中期にかけての認知症診療の場で汎用される。また，内側側頭部の萎縮は嗜銀顆粒性認知症，前頭側頭型認知症などアルツハイマー型認知症以外でも認める。脳萎縮が全体的に進行した場合，通常表示では，Zスコアは相対的に小さく表示されるのでMRIで読影者が感じる萎縮の程度の割にはZスコアが進行していないかのようにみえるので注意する。

## ■脳血流SPECT(脳血管障害領域における利用)

中大脳動脈閉塞(あるいは高度狭窄)や内頚動脈閉塞(あるいは高度狭窄)，脳底動脈高度狭窄，もやもや病においては，浅側頭動脈などによるバイパス術が行われてきた。浅側頭動脈-中大脳動脈バイパス術はその代表で，術前に中大脳動脈あるいは内頚動脈よりも同側半球遠位の大脳の血流を評価して手術する・しないの判断の一助とする。脳血流SPECTはこのような血流評価時や手術の決定，効果判定時に撮像される。$^{99m}$Tc-HMPAO，$^{99m}$Tc-ECD，$^{123}$I-IMPいずれかを静注し，**正常像：IMP SPECT（安静時）**に示すように安静時およびアセタゾラミドナトリウム(ダイアモックス®)負荷時(これを予備能とも呼ぶ)の2つの画像を撮像する。大脳半球を左右合計16部位に分けて計測する。正常では左右差がほとんどない。左右差を認め，安静時で80%未満かつ負荷時10%未満の場合はバイパス術の適応となる(近年，内頚動脈病変では頚動脈内膜剥離術[CEA]あるいは内頚動脈のステント術を行うケースが増えている)。

## ■脳血流SPECT(神経変性疾患，認知症領域における利用)

認知症疾患，疑い例における脳血流低下部位を検出し，次に種々の認知症疾患に特徴的な血流低下部位に一致するかどうか調べる。認知症疾患の確定診断の一助として頻用される。

患者それぞれ異なる脳に解剖学的標準化を行い，Talairachの標準脳の形状に整えた後に，統計解析的手法を加え，Zスコアを用いて脳のどの部分で相対的に脳血流が少ないかを視覚化するものである。IMPを用いた場合は3D-SSP解析(日本メジフィジックス社)，ECDを用いた際にはeZIS®(富士フイルムRIファーマ社)で解析する場合が多い。両者とも，基本的にはZスコアで(大きいほど)相対的な脳血流低下部位を示す。

## ■DAT（ダット） SPECT

　振戦や姿勢障害などパーキンソン病に似た運動障害を持つ患者で，本態性疾患などとの鑑別や確定診断の一助として頻用される。

　$^{123}$I-FP-CIT（イオフルパン）を用い，線条体（尾状核と被殻）ドパミン終末ニューロンのプレシナプス側（節前神経）のドパミントランスポーターの分布密度を反映した画像を作成する。DATView（日本メジフィジックス社）というソフトを用いて解析する。正常健常者および本態性振戦では異常を認めない。パーキンソニズムを呈する種々の疾患でSBR（specific binding ratio）の低下が認められる。このことからMIBG心筋シンチグラフィと並んでパーキンソン病の診断時にしばしば用いられるようになった（正常像：DAT SPECT）。ただし，選択的セロトニン再取り込み阻害薬，メチルフェニデート塩酸塩，三環系抗うつ剤などの服用下では評価値が変化する可能性がある。

## ■MIBG（meta-iodobenzylguanidine）心筋シンチグラフィ

　レビー小体病変を持つ疾患（レビー小体型認知症やパーキンソン病）の診断の一助，アルツハイマー型認知症との鑑別に頻用される。

　心臓交感神経の節後交感神経を評価するものである。正常ではH（心臓）/M（上縦隔）比はおおよそ2.0以上である。一般的には，パーキンソン病やレビー小体型認知症においてはH/M比が低下する。アルツハイマー型認知症ではH/M比は通常低下しないため，認知症の鑑別の際にしばしば実施される。また，循環器疾患領域では高度の心不全や心筋梗塞（梗塞部位）で低下する。なお，レセルピン，三環系抗うつ剤，塩酸ラベタロールなどの薬剤服用下でもH/M比は低下することに注意が必要である（正常像：MIBG心筋シンチグラフィ）。

## 正常像：IMP SPECT（安静時）

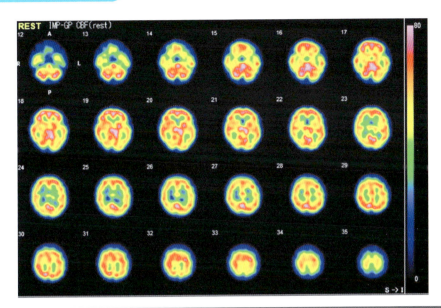

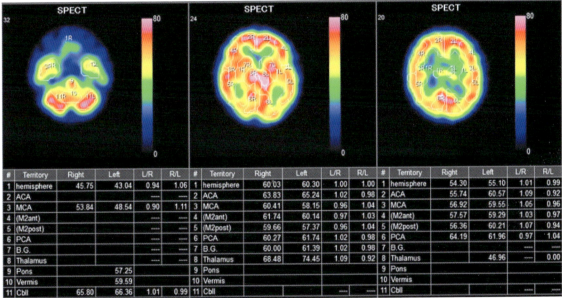

| # | Territory | Right | Left | L/R | R/L |
|---|---|---|---|---|---|
| 1 | hemisphere | 45.75 | 43.04 | 0.94 | 1.06 |
| 2 | ACA | | | ---- | ---- |
| 3 | MCA | 53.84 | 48.54 | 0.90 | 1.11 |
| 4 | (M2ant) | | | ---- | ---- |
| 5 | (M2post) | | | ---- | ---- |
| 6 | PCA | | | | |
| 7 | B.G. | | | | |
| 8 | Thalamus | | | ---- | ---- |
| 9 | Pons | | 57.25 | | |
| 10 | Vermis | | 59.59 | | |
| 11 | Cbll | 65.80 | 66.36 | 1.01 | 0.99 |

| # | Territory | Right | Left | L/R | R/L |
|---|---|---|---|---|---|
| 1 | hemisphere | 60.03 | 60.30 | 1.00 | 1.00 |
| 2 | ACA | 63.83 | 65.24 | 1.02 | 0.98 |
| 3 | MCA | 60.41 | 58.15 | 0.96 | 1.04 |
| 4 | (M2ant) | 61.74 | 60.14 | 0.97 | 1.03 |
| 5 | (M2post) | 59.66 | 57.37 | 0.96 | 1.04 |
| 6 | PCA | 60.27 | 61.74 | 1.02 | 0.98 |
| 7 | B.G. | 60.00 | 61.39 | 1.02 | 0.98 |
| 8 | Thalamus | 68.48 | 74.45 | 1.09 | 0.92 |
| 9 | Pons | | | | |
| 10 | Vermis | | | | |
| 11 | Cbll | | | ---- | ---- |

| # | Territory | Right | Left | L/R | R/L |
|---|---|---|---|---|---|
| 1 | hemisphere | 54.30 | 55.10 | 1.01 | 0.99 |
| 2 | ACA | 55.74 | 60.57 | 1.09 | 0.92 |
| 3 | MCA | 56.92 | 59.55 | 1.05 | 0.96 |
| 4 | (M2ant) | 57.57 | 59.29 | 1.03 | 0.97 |
| 5 | (M2post) | 56.36 | 60.21 | 1.07 | 0.94 |
| 6 | PCA | 64.19 | 61.96 | 0.97 | 1.04 |
| 7 | B.G. | | | ---- | ---- |
| 8 | Thalamus | | 46.96 | ---- | 0.00 |
| 9 | Pons | | | | |
| 10 | Vermis | | | | |
| 11 | Cbll | | | ---- | ---- |

- 脳血流量を測定する。脳血管の灌流域ごとに関心領域をとり計測することで，頭蓋内外の脳血管の狭窄や閉塞による脳虚血の程度を見積もることができる。
- 内頸動脈狭窄症や閉塞症，頭蓋内血管狭窄症や閉塞症，もやもや病の重症度の評価や手術適応，手術後の評価が可能である。
- アセタゾラミド負荷による脳血流低下を計測して「予備能」を評価する場合もあり，安静時と組み合わせて手術の適否を判断する。
- 同様の目的で，ECD SPECTも汎用される。

## 正常像：DAT SPECT

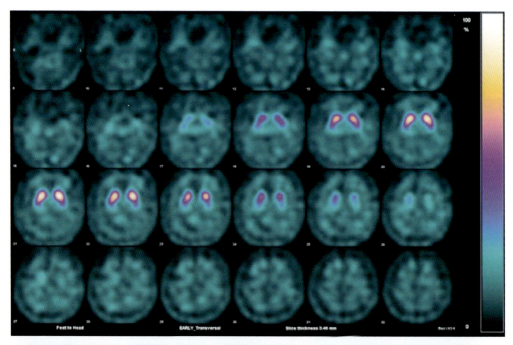

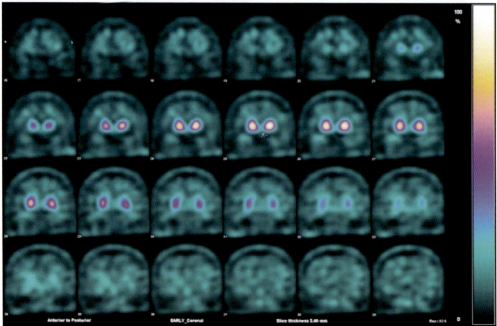

- ドパミントランスポーターの評価を行うシンチグラフィである。視覚的に被殻と尾状核への集積の左右差を評価するとともに定量的評価（SBR）を評価する。
- 本態性振戦では左右とも低下しないことが多く、パーキンソン病では運動障害側の対側の被殻（特に後部）で集積が低下することが多い。レビー小体型認知症では初期から両側性に低下することが多いことを利用して、これらの鑑別の際に実施されることが増えている。
- 本例は70歳代で右SBR＝5.42　左SBR＝5.38と左右差なく、正常域内にあった。SBRは年齢とともに低下するため注意が必要である。

頭部の正常像

正常像：MIBG心筋シンチグラフィ

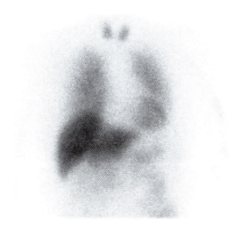

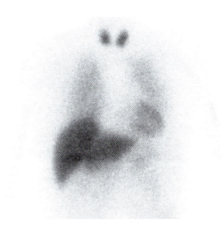

| | H/M | 正常参考値 |
|---|---|---|
| 標準ME | **2.71** | 2.2以上 |
| 施設条件 | 2.46 | |

Early
244/244(100%)
0/0(0%)
Heart 95.4 count/pixel
Mediastinum 38.8 count/pixel

| | H/M | 正常参考値 |
|---|---|---|
| 標準ME | **2.98** | 2.2以上 |
| 施設条件 | 2.68 | |

Delayed
195/195(100%)
0/0(0%)
Heart 73.6 count/pixel
Mediastinum 27.4 count/pixel

- 心臓と縦隔のカウントを比較したH/M比を計算する。早期像（Early）と後期像（Delayed）とこれらから算出される洗い出し率（washout rate）も参考にする。ちなみに本例の洗い出し率は2.7％であった。
- H/M比は薬剤や心疾患，パーキンソン病，レビー小体型認知症で低下することが多い。アルツハイマー型認知症では一般には低下しないため，これらの鑑別目的に実施されることが多い。

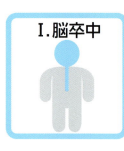

# I. 脳卒中

# 脳卒中総論

　脳卒中(stroke)とは,「卒然として悪い風(邪風)の中(あたって)倒れる病気」という意味に由来し,脳の血管病変のために脳(周囲を含む)に生じた虚血または出血による突発性の脳機能障害を指す。日本人の死亡原因の第4位を占めており,死亡者は年間約13万人である。また,脳卒中は寝たきりの最大の原因でもある。日本有数の脳卒中に関するデータベースによると,脳卒中は①一過性脳虚血発作(transient ischemic attacks;TIA)・脳梗塞,②脳出血,③くも膜下出血に大別される。外傷に起因するもの(硬膜外出血,硬膜下出血,脳挫傷)は別に扱う(図1)。

　脳卒中は①〜③いずれの病型であっても,発症するとその症状は後遺症として残る可能性が高く,また生命を短縮し生活の質を大幅に下げる可能性が高い。そのため,急性期から適切な治療と全身管理を行うとともに,適切なリハビリテーションが行われなければならない。

　脳卒中リハビリテーションを実践するにあたり,脳卒中の画像のみかたを理解しておくことは重要である。詳細は各論に譲るが,コンピュータ断層像(computed tomography;CT)では,脳梗塞は低吸収域(灰色〜黒色),脳出血は高吸収域(白色)にそれぞれ描出され,脳出血を容易に鑑別することができる(図2)。核磁気共鳴像検査(magnetic resonance imaging;MRI)では,急性期脳梗塞は拡散強調像(diffusion weighted imaging;DWI)で高信号,時間が経過した脳梗塞はfluid-attenuated inversion recovery (FLAIR)像*で高信号,脳出血はT2*強調像で低信号にそれぞれ描出される(図3)。病変の部位や大きさから,症状やその程度をある程度予測することが可能である。

*FLAIR像：MRIの撮像方法の一つ。詳細は成書に譲るが,脳脊髄液が黒く表示されるように条件を設定して撮影したT2強調像。

**リハ介入のポイント**

　脳卒中リハビリテーションの目的は,神経機能の回復や廃用症候群の予防を通じて日常生活動作やその関連動作能力の改善を促すことで,再び社会参加や社会貢献を目指した個々の人生の再出発を支援することである。その最前線でリハビリテーションを実施するのが理学療法士(physical therapist;PT),作業療法士(occupational therapist;OT),言語聴覚士(speech-language-hearing therapist;ST)である(図4)。特に発症後3カ月を過ぎると脳卒中後遺症の大部分は一生涯残存するため,社会参画がより困難になる。

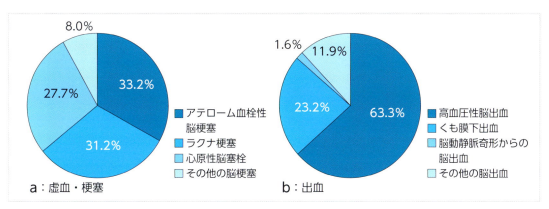

図1：脳卒中の病型別頻度
脳卒中の病型には虚血・梗塞と出血がある。
a：虚血・梗塞はTIA，アテローム血栓性脳梗塞，ラクナ梗塞，心原性脳塞栓を含む。
b：出血は高血圧性脳出血，くも膜下出血，脳動静脈奇形からの脳出血，その他の脳出血を含む。
　　外傷に起因するもの（硬膜外出血，硬膜下出血，脳挫傷）は別に扱う。
（荒木信夫，小林祥泰：病型別・年代別頻度．脳卒中データバンク 2015（小林祥泰 編）．p19，中山書店，2015．より作成）

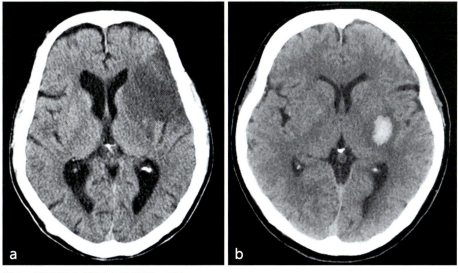

図2：脳梗塞と脳出血の鑑別　CT
　a：左中大脳動脈領域の脳梗塞例
　b：左被殻の脳出血例

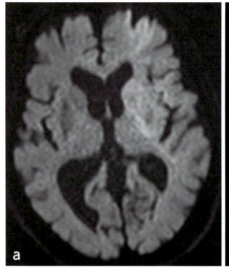
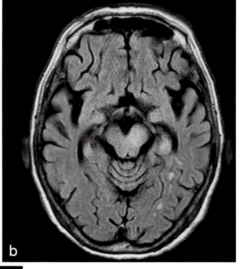
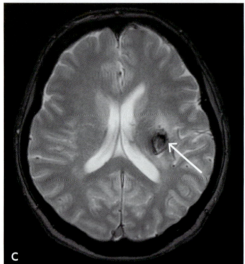

図3：脳梗塞と脳出血のみえ方　MRI
a：DWI。左中大脳動脈領域に広汎な淡い高信号域あり。
b：MRI FLAIR像。左中脳などに多発する高信号域あり。
c：MRI T2*強調像。低信号域を認め，出血が考えられる(矢印)。

**PT**
早期離床
筋力・体力
基本動作能力
歩行機能

脳卒中

**OT**
上肢機能
高次脳機能
こころ
自助具支援

**ST**
嚥下機能
言語機能
認知機能

図4：脳卒中とリハビリテーション

# I. 脳卒中

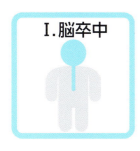

# 一過性脳虚血発作・脳梗塞

## 概念

　局所の脳，脊髄，網膜の虚血により生じる一過性の神経学的機能障害を一過性脳虚血発作（transient ischemic attacks；TIA）という。画像上の梗塞巣の有無は問わない。そして脳組織が不可逆的に損傷し，壊死に至った状態を脳梗塞という。

### 発症機序による分類（図1）

**血栓性**：動脈硬化により生じたプラークで動脈内腔が徐々に狭窄し，プラーク表面で形成された血小板血栓により閉塞する。閉塞部位の末梢側には二次血栓が形成されることがある。

**塞栓性**：心臓や頸動脈など上流の動脈からの塞栓物が遠位部の脳動脈に流入し閉塞する。

**血行力学性**：上流の動脈（主幹動脈）の高度狭窄や血圧低下などにより，最も血流の届きにくい末梢領域が循環不全となり虚血や梗塞に陥る。

### 発症病型による分類（図2）

**アテローム血栓性脳梗塞**：アテローム硬化を基盤として主幹動脈が50％以上の狭窄・閉塞を起こすことにより，大脳皮質領域の梗塞が起こるもの。一部の小脳梗塞や脳幹梗塞も含まれる。

**心原性脳塞栓症**：心腔内に形成された血栓や疣贅（ゆうぜい）などの異物が脳に飛来することによって起こる脳梗塞。最も頻度が高い原因疾患は心房細動である。

**ラクナ梗塞**：脳の細動脈病変による，単一穿通枝領域に1.5 cm以下の脳梗塞をきたしたもの。

**その他の脳梗塞**：特殊な原因の脳梗塞，原因不明の脳梗塞，複数の原因が存在して主な要因を定められない脳梗塞など。

## 臨床所見

　発症機序や発症病型により一定の傾向はあるものの，障害を受けた部位の神経支配に一致した運動障害，感覚障害，構音障害，視覚障害，失認・失行，意識障害などが認められる。しかし，意識障害や認知機能低下がある症例では症状をはっきりと訴えることができない場合がある。また言語機能は多くの場合は左大脳半球が優位に機能しているため同部位の障害により言語機能の障害を認めるが，一部に左右の機能が反対である場合がある。アテローム血栓性脳梗塞では血圧低下や脱水が起こると，血行力学的機序により症状が進行あるいは動揺することがある。ラクナ梗塞は神経症状が比較的軽度で，臨床症状がはっきりとしない場合があり，受診まで日数を要することがある。心原性脳塞栓症で主幹動脈が閉塞した場合は，重度の神経症状を起こしやすい。

画像所見

### MRI

　拡散強調像（diffusion weighted imaging；DWI）（図3a）では発症1時間程度でも高信号となる異常信号を検出することができるとされている。T2強調像やfluid-attenuated inversion recovery（FLAIR）像（図3b）では発症約6時間で高信号となる異常信号を検出することができる。T2*強調像（図3c）では脳梗塞の原因となっている動脈閉塞部位に一致して低信号所見を認めることがある（susceptibility vessel sign）。MRA（図3d）では造影剤を使用せずに脳梗塞の原因となっている脳血管病変の狭窄や閉塞血管の有無を評価できる。治療方針を決めるため，脳血流の灌流強調像を撮影することもある。

　慢性期の脳梗塞はDWIでは高信号を示さないため，FLAIR像やT1強調像との組み合わせで，急性期脳梗塞と慢性期の梗塞巣や虚血性変化を区別することが可能である。

　CTに比べて撮像に多少時間を要するが，複数のシーケンスを撮影することにより脳梗塞に関する詳細な情報を得ることができる。

### CT

　CT（図4a, b）では，脳梗塞は低吸収域（灰色〜黒色）に描出される。脳梗塞の超急性期にはその微細な変化の判定が難しいことがある。主幹動脈の閉塞により超急性期にみられる微細な早期虚血変化はearly CT signsと呼ばれ，その所見の判定は訓練を受けた医師に任せるのが望ましい。MRIに比べて判読には習熟が必要であるが，撮像時間が短いため診断のファーストラインとして採用している専門病院も多い。

　むしろリハビリテンションを行う立場として注意しておきたいのが出血性梗塞である。心原性脳塞栓症など主幹動脈急性閉塞による脳梗塞完成後に，梗塞巣内（時に梗塞巣を越えて拡大）に生じる出血である。CTでは梗塞巣である低吸収域の内部に高吸収域を認めるのが典型的である（図5）。特に発症48時間以内の閉塞血管再開通による出血性梗塞は重篤になりやすく，リハビリテーションの計画を変更せざるを得ないこともある。

**リハ介入のポイント**

　病型や病態を理解し，画像所見と身体症状を照合しておく。臥床による廃用症候群の予防を図り，リハビリテーション開始・中止基準に基づくリスク管理下で，早期から下肢装具を使用した基本動作や歩行練習，代償動作や環境調整によるADL獲得を積極的に進める。意識障害や高次脳機能障害に留意する。

一過性脳虚血発作・脳梗塞

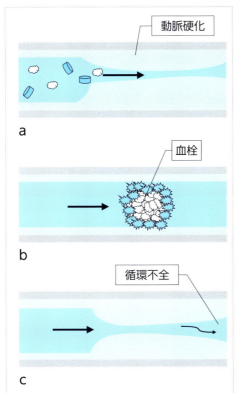

図1：虚血・梗塞の発症機序による分類（イメージ）
a：血栓性
b：塞栓性
c：血行力学性

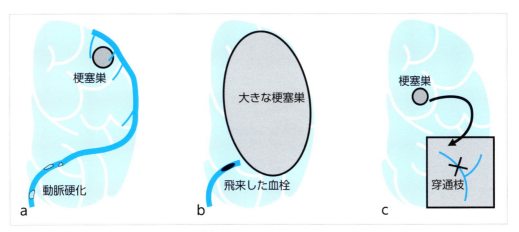

図2：虚血・梗塞の発症病型による分類
a：アテローム血栓性脳梗塞。主幹動脈の高度狭窄・閉塞による大脳皮質枝領域の梗塞。
b：心原性脳塞栓症。心臓の壁在血栓などが主幹動脈を閉塞した梗塞。
c：ラクナ梗塞。細動脈病変による穿通枝領域に1.5 cm以下の梗塞。

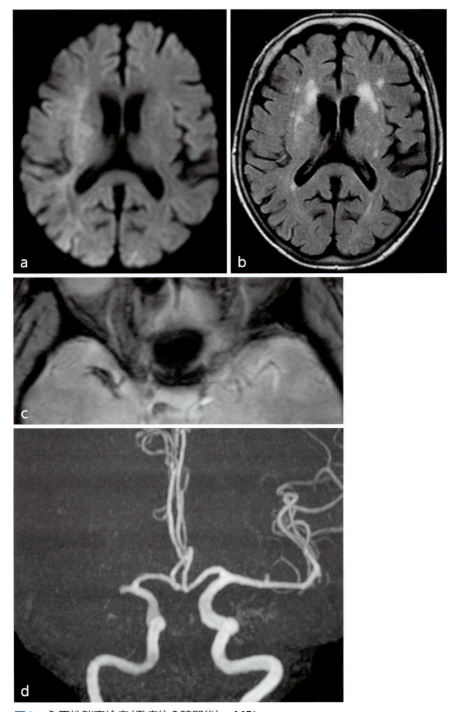

**図3：心原性脳塞栓症（発症約2時間後） MRI**
a：DWI，b：FLAIR像，c：T2*強調像，d：MRA
右中大脳動脈起始部が途絶しており（d），支配域に一致して，DWIで淡い高信号がみられる（a）。
同時期に撮影されたFLAIR像ではDWIに認めるような高信号変化は認めない（b）。
T2*強調像では閉塞部位に一致して低信号所見を認めており，血栓閉塞が示唆される（c）。

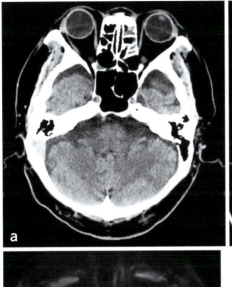
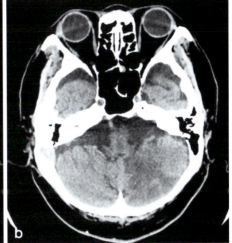
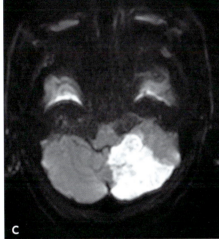

図4：脳梗塞　CT，MRI
a：CT（発症当日）。梗塞巣を同定することは難しい。
b：CT（後日）。梗塞巣は明瞭な低吸収域として描出されている。
c：MRI（DWI）。同一症例。CTの低吸収域と一致して高信号域が描出されている。

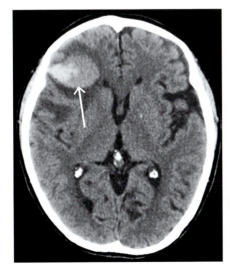

図5：出血性梗塞　CT
CTでは梗塞巣は明瞭な低吸収域として描出されている。その内部に高吸収域を認め，梗塞巣内での出血が示唆される（矢印）。

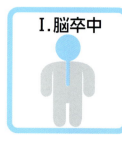

# I. 脳卒中

## 頭蓋内出血

# 脳内出血

### 概念

　脳内出血とは，脳実質内の小血管が破綻し，脳内に血腫を形成したものである。原因としては高血圧によるものが最も多く，全体の80％以上を占める。また，出血部位は被殻出血(31％)，視床出血(28％)，皮質下出血(20％)，脳幹出血(9％)，小脳出血(8％)の順に多い(図1)。

　非高血圧性脳内出血の原因に，脳アミロイドアンギオパチー(cerebral amyloid angiopathy；CAA)，外傷，もやもや病，脳腫瘍，出血性脳梗塞，脳動脈瘤，脳血管奇形，脳静脈洞血栓症などが挙げられる。特に，CAAは脳血管にアミロイドβ蛋白が沈着した病態で，脆弱化した脳微小血管が破裂し脳内出血を起こす(皮質下出血が多い)。高齢者に多くみられるため，高齢者の皮質下出血ではCAAを鑑別疾患に考える必要がある。

### 臨床所見

**被殻出血**：病側と対側の顔面を含む片麻痺，病側への眼球共同偏倚。血腫が大きい場合は意識障害，失語(優位半球障害時)，失行・失認(劣位半球障害時)を呈する場合がある。

**視床出血**：病側とは対側の顔面を含む重度の感覚障害，片麻痺。傾眠などの意識障害。眼球の内下方偏位(鼻先凝視)。失語を伴うこともある。

**皮質下出血(脳葉出血)**：頭痛，痙攣，血腫部位に一致する症状(同名性半盲[後頭葉障害時]，感覚性失語[側頭葉障害時]，対側の片麻痺・運動性失語[前頭葉障害時]，対側の感覚障害，失読・失書・失行・半側空間無視など[頭頂葉障害時])を呈する。

**脳幹出血(橋出血)**：意識障害，四肢麻痺，呼吸障害。眼球の正中位固定，縮瞳(pin point pupil)。中枢性高体温もみられる。

**小脳出血**：回転性めまい，反復する嘔吐，眼振，起立・歩行障害(四肢麻痺はみられない)。中脳水道閉塞による水頭症をきたす場合がある。

### 画像所見

　脳内出血への画像検査では一般的にCTとMRIが施行される。

#### CT

　白黒の濃淡を画像化するためにCT値(単位はHounsfield Unit；HU)を用いる。CT値とは各種生体組織のX線吸収係数の値を水0，空気−1000とした相対値で表したもので，CT値が小さいと「黒く」，大きいと「白く」みえる。脳実質がCT値35〜40 HUである一方で，血腫はCT値60〜80 HUであるため，血腫は明瞭に高吸収域として観察できる(白くみえる)。高血圧性脳内出血の画像診断ではCTはMRIよりも迅速に評価できる。

　血液のCT値に最も関与するのはヘモグロビンの「濃度」である。血液が血管外に漏出すると，血液は凝固してヘモグロビン濃度が上がる。その結果，脳内出血はCTで高吸収

域として観察される．脳内出血は発症直後からCTで境界明瞭な高吸収域を呈するが，1～2週間経過すると，血腫の吸収が進み，CTでは高吸収域は小さくなり，境界も不鮮明になる．約1カ月経過すると出血部位は低吸収域を呈するようになる（図2）．

### MRI

MRIはCTに比べると迅速な検査ではないが，さまざまな情報が得られる点で優れている．高血圧性脳内出血以外の頭蓋内疾患（非高血圧性脳内出血や超急性期脳梗塞など）の診断に非常に有用である．

MRIで血腫の信号強度を決定するのは，ヘモグロビンの「状態」である（表1，図3）．超急性期（発症から数時間以内）では，血腫内の赤血球膜は保たれ，赤血球内部のヘモグロビンの状態は酸素を含むオキシヘモグロビンである．オキシヘモグロビンは反磁性体で磁化率変化をきたさず，T1およびT2強調像では脳の灰白質と等しい信号強度となるはずであるが，実際には血餅の水分含有量が多いことからT1強調像でやや低信号，T2強調像ではやや高信号を呈する．急性期（数時間～数日）では，オキシヘモグロビンは血腫辺縁から徐々に脱酸素化を起こして常磁性のデオキシヘモグロビンへと変化する．その変化を反映して血腫はT2強調像で低信号を呈する．亜急性期の早期（数日～約1週間）では，デオキシヘモグロビンは酸化されてメトヘモグロビンに変化する．常磁性のメトヘモグロビンはT1短縮効果を示すため，血腫はT1強調像で高信号に変化する．亜急性期の後期（約1週間～数週間）では，血腫の融解および赤血球膜の崩壊が始まり，メトヘモグロビンが赤血球外に流出する．流出したメトヘモグロビンは水分子と自由に接近できるため，水分含有量が増加する．増加した水分含有量を反映して血腫はT2強調像でも高信号を呈するようになる．慢性期（数カ月以降）に移行するとメトヘモグロビンはヘモジデリンに変化し，T1強調像での高信号は低信号へと変化する．ヘモジデリンは血管周囲のマクロファージにより貪食される．マクロファージ内に取り込まれたヘモジデリンは血腫辺縁に沈着してリング状のT1およびT2強調像で低信号を呈する．

T2*強調像でヘモジデリンは鋭敏に検出される．急性期脳内出血では，MRIはT2*強調像の併用によってCTと同等の診断率となる．しかし，T2*強調像だけでは新旧の出血病変の区別が困難であるため，T1およびT2強調像との組み合わせが発症時期を推定するうえで重要である．

**リハ介入のポイント**

発症の多くが高血圧に起因するため，離床時やリハビリテーション中の血圧変動に注意する．被殻や視床出血では画像所見から運動や感覚の神経路の損傷程度を確認し，脳室内穿破を伴う際は，脳圧亢進による意識障害や呼吸障害に留意する．小脳や脳幹出血では失調症状や感覚障害（感覚解離）の重症度を確認する．

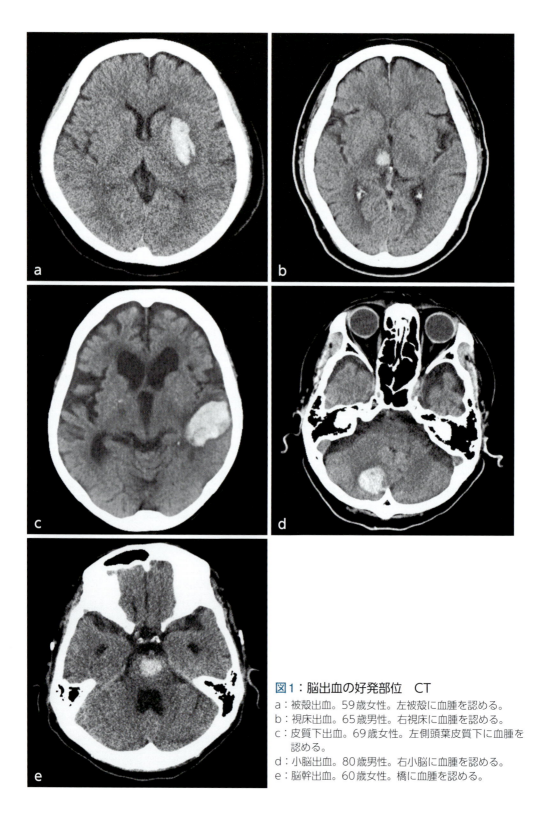

図1：脳出血の好発部位　CT
a：被殻出血。59歳女性。左被殻に血腫を認める。
b：視床出血。65歳男性。右視床に血腫を認める。
c：皮質下出血。69歳女性。左側頭葉皮質下に血腫を認める。
d：小脳出血。80歳男性。右小脳に血腫を認める。
e：脳幹出血。60歳女性。橋に血腫を認める。

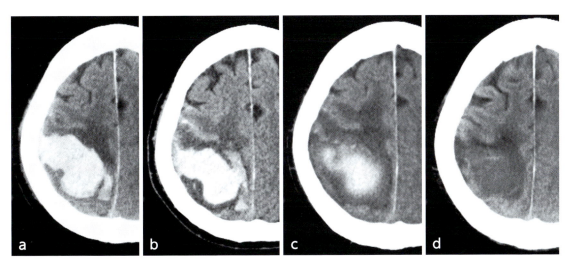

**図2：右皮質下出血　CT**
78歳男性。左片麻痺。
a：発症4時間。右頭頂葉皮質下に高吸収域の血腫があり，血腫周囲に浮腫性変化を示す低吸収域を認める。
b：発症6日目。血腫周辺に低吸収域（浮腫）が遷延している。
c：発症19日目。血腫周囲から低吸収域化している（血腫の吸収が緩徐に進行）。血腫周囲の浮腫は消退している。
d：発症80日目。高吸収域は消失し（血腫は吸収），低吸収域に変化している。

**表1：MRI・CTでの血腫の経時的変化**

| 病期 | ヘモグロビンの「状態」 | MRI T1強調像 | MRI T2強調像 | CT |
|---|---|---|---|---|
| 超急性期<br>（数時間以内） | オキシヘモグロビン<br>（赤血球内に存在） | 軽度低信号 | 軽度高信号 | 高吸収域 |
| 急性期<br>（数時間～数日） | デオキシヘモグロビン<br>（赤血球内に存在） | 軽度低信号 | 低信号 | 高吸収域 |
| 亜急性期早期<br>（数日～約1週間） | メトヘモグロビン<br>（赤血球内に存在） | 高信号 | 低信号 | 高吸収域 |
| 亜急性期後期<br>（約1週間～数週間） | メトヘモグロビン<br>（赤血球外に存在） | 高信号 | 高信号 | 辺縁部から低下 |
| 慢性期<br>（数カ月～） | ヘモジデリン<br>（赤血球外に存在） | 低信号 | 低信号 | 低吸収域 |

血腫はMRIで複雑な信号変化を呈する。ポイントは，T1強調像は亜急性期早期（数日～）から高信号を呈して，T2強調像は亜急性期後期（約1週間後～）に低信号から高信号に変化する点である。
しかし，表1のような画像変化は典型的な血腫の場合である。さまざまな要因・環境の影響で典型的な画像変化とならない場合もあり，実際の画像変化は多様である。

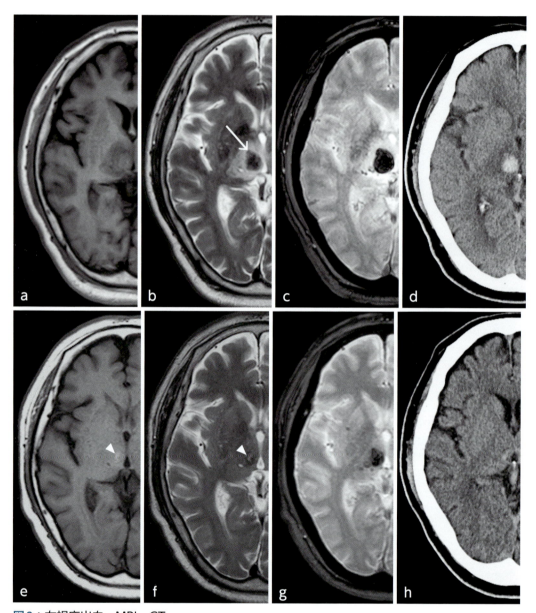

**図3：右視床出血　MRI, CT**

65歳男性

〔発症6時間〕

a：MRI T1強調像。血腫は灰白質と比べて軽度低信号を示す。
b：MRI T2強調像。デオキシヘモグロビンを示す著明な低信号を呈し始めている(矢印)。
c：MRI T2*強調像。出血部位は著明な低信号域を呈する。
d：単純CT

〔発症45日目〕

e：MRI T1強調像。メトヘモグロビンの高信号域がまだ残存している(矢頭)。
f：MRI T2強調像。同部位は高信号域であり(矢頭)，亜急性期後期の画像所見を呈している。
g：MRI T2*強調像。発症日のT2*強調像(c)と同様に著明な低信号を呈しており，出血の検出には優れているが，T2*強調像だけでは発症時期の推定は困難である。
h：単純CT

# I. 脳卒中

## 頭蓋内出血

# くも膜下出血

## 概念

くも膜下出血 (subarachnoid hemorrhage；SAH) とは，脳を覆う3つの膜 (硬膜，くも膜，軟膜) のうち，くも膜の下に出血を起こしたものである．原因は脳動脈瘤の破裂が最多 (80% 以上) である．そのほかには，脳動静脈奇形，もやもや病，脳腫瘍，外傷などがある．人口10万人あたり年間約20人に発症し，わが国では男女比1：2と女性に多い．全SAHの死亡率は報告により異なるが10〜67%と致死率の高い疾患である．来院時の意識状態 (Glasgow coma scale；GCS，などで評価) が転帰と相関する．予後悪化因子に再破裂と脳血管攣縮が挙げられる[1]．

## 臨床所見

「バットで殴られたような」，「これまで経験したことがないような」激しい頭痛で発症する．そのほかに，悪心・嘔吐，意識障害を伴うことがある．診察所見では項部硬直やKernig徴候などの髄膜刺激徴候を認める．

## 画像所見

### CT・MRI・MRA・CTA

臨床的に急性期のSAHを疑った際はCTが第一選択になる．CTでほぼ確実に診断できることに加えて，迅速かつ非侵襲的に施行できるからである[2]．CTでは髄液槽に沿って高吸収域を認める (図1a)．出血のほかに，水頭症による脳室拡大の有無も評価する．

MRIではFLAIR像やT2*強調像がSAHの検出に有用である．

SAHがあれば，引き続きMR angiography (MRA)，CT angiography (CTA) (図1b)，脳血管造影検査で脳動脈瘤の検索および評価 (部位，サイズ，形状) を行い，外科治療 (クリッピング術やコイル塞栓術) を検討する[1]．

SAHの血腫は脳脊髄液の循環により吸収されやすく，発症から10日から2週を過ぎるとCTでは不明瞭化する．その場合はMRIの方が容易に診断できる[2]．

## リハ介入のポイント

急性期 (発症後2週間) は脳血管攣縮後の脳虚血や痙攣発作，正常圧水頭症に注意する．その他，神経原性肺水腫や心機能障害などの併発も確認する．運動時の意識レベル変容による転倒に注意し，高次機能障害 (記憶障害，見当識障害や遂行機能障害など) への対応も留意する．

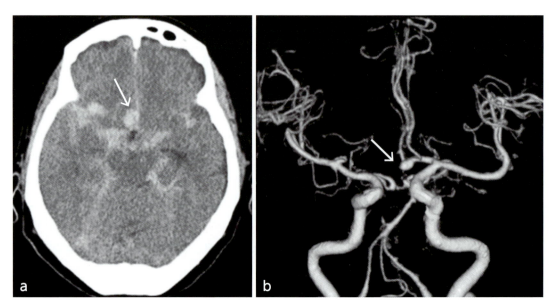

図1：くも膜下出血（前交通動脈瘤破裂）　CT，CTA
87歳女性
a：単純CT。脳底槽から両側のシルビウス裂まで血腫が広がっている。周囲よりやや高吸収域な血腫を前大脳縦裂に認める（矢印）。
b：CTA。前交通動脈に長径6 mm大の右向きの脳動脈瘤を認める（矢印）。
本症例では右側の前大脳動脈水平部は低形成であるため，CTAで描出されていない。

## II. 脳血管異常

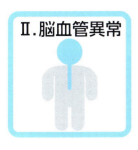

# 未破裂脳動脈瘤

### 概念

　脳動脈瘤は動脈壁の一部が拡張したものである。形状から嚢状と紡錘状に分類され，嚢状動脈瘤の頻度が多い。脳動脈瘤が発生する危険因子として家族歴，多量の飲酒，高血圧，喫煙などがある。

　部位別の発生頻度は中大脳動脈が36.2％，内頚動脈が34.1％（内頚動脈-後交通動脈分岐部が15.5％），前交通動脈が15.5％，椎骨脳底動脈が8.4％とされている[3]。3mm以上の大きさの年間破裂リスクは0.96％である[3]。

### 臨床所見・治療

　未破裂脳動脈瘤そのものは無症状であるが，動脈瘤が大きくなると，脳神経や脳実質の圧迫による神経症状や破裂によるくも膜下出血を呈する。

　治療の適応は，大きさ（5mm以上），臨床症状（症候性かどうか），部位（前交通動脈，内頚動脈-後交通動脈分岐部など），形（不整形か，膨隆を伴うか，細長いかなど）といった破裂リスクが高い項目を元に総合的に判断する。治療法は開頭によるクリッピング術か血管内治療によるコイル塞栓術が選択される。

### 画像所見

#### DSA・MRA・CTA

　未破裂脳動脈瘤のゴールドスタンダードの診断法はカテーテルによるdigital subtraction angiography（DSA）である。しかし，カテーテルは侵襲性が高いため，スクリーニングとしてMR angiography（MRA）や造影CT（CT angiography：CTA）を用いる。ただし，MRIやCTAは3mm未満の動脈瘤や前交通動脈，脳底動脈，内頚動脈の動脈瘤では偽陰性・偽陽性となる可能性がある（図1, 2）。

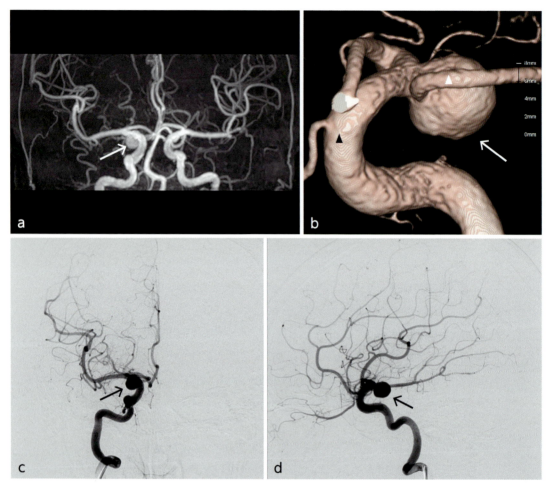

**図1：未破裂脳動脈瘤（内頚動脈-後交通動脈分岐部）　MRA，3D-CT，DSA**
70歳女性。偶発的に未破裂脳動脈瘤を指摘された。
a：頭部MRA
b：3D-CT
c：DSA右内頚動脈造影（正面像）
d：DSA右内頚動脈造影（側面像）
右内頚動脈（▲）-後交通動脈（△）分岐部に嚢状動脈瘤を認める（矢印）。形は整で，サイズは約8 mm大。MRAよりDSAの方が鮮明に描出できている。

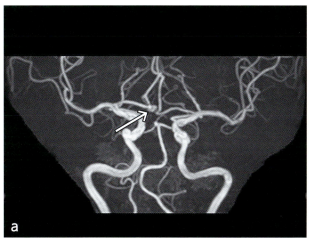 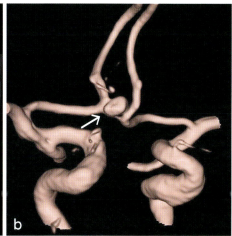

**図2：未破裂脳動脈瘤（前交通動脈） MRA，3D-MRI**
67歳男性。偶発的に未破裂脳動脈瘤を指摘された。
a：頭部MRA
b：3D-MRI
前交通動脈に脳動脈瘤を認める（矢印）。形はやや不整形。

# Ⅱ. 脳血管異常

# もやもや病

## 概念

　　もやもや病(Willis動脈輪閉塞症)は両側内頚動脈終末部に狭窄や閉塞が生じ，その近傍に異常血管網(もやもや血管)が発達する原因不明の難病である．日本人に多発し，動脈硬化や自己免疫疾患，炎症性疾患などの脳血管病変を伴う基礎疾患を合併している場合は，一般的に「類もやもや病」と呼ばれる．

　　もやもや病は，内頚動脈終末部の血管内膜に，平滑筋細胞の増殖や弾性線維の肥厚が生じて狭窄や閉塞をきたす．狭窄病変の断端から側副血行路としてもやもや血管が発達していく．

　　好発年齢は5〜10歳を中心とする高い山と，30〜40歳を中心とする低い山の二峰性となっている．遺伝的な要因も指摘されており，*RNF213*遺伝子が関連していることがわかっている．

## 臨床所見・治療

　　無症候型から脳虚血型(一過性脳虚血，脳梗塞)，脳出血型，てんかん型まで症状は多岐にわたる．

　　小児例では，脳虚血症状(頭痛，痙攣発作，脱力発作，意識障害，不随意運動など)を呈することが多い．特に過換気やValsalva時に誘発される．成人例は頭蓋内出血(脳出血，脳室内出血，くも膜下出血)をきたすことが多い．脳梗塞や頭蓋内出血を発症するとさまざまな後遺症を残す．治療は虚血型や出血型に対してバイパス術を行うことがある．

## 画像所見

### MRI・MRA・DSA

　　もやもや血管の詳細な描出や側副血流の血流動態の評価には，カテーテルによる脳血管造影検査が有用である．MRIでも内頚動脈終末部の狭窄や閉塞病変の確認は可能である．T2強調像でもやもや血管網がflow voidとして観察可能な場合がある(図1)．

**リハ介入のポイント**

　本項の リハ介入のポイント については，「一過性脳虚血発作・脳梗塞」(p.41)および「脳内出血」(p.46)を参照のこと．

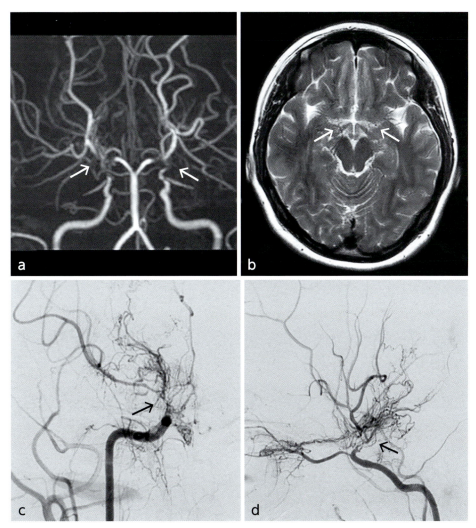

**図1：もやもや病　MRA，MRI，DSA**
22歳女性。左上肢に軽度のしびれが出現した。
a：頭部MRA
b：頭部MRI T2強調横断像
c：DSA右内頚動脈造影（正面像）
d：DSA右内頚動脈造影（側面像）
両側内頚動脈終末部は狭窄し，描出が不良となっている。狭窄部からはもやもや血管の増生を認める（a，c，d矢印）。T2強調像ではもやもや血管が小さなflow voidとしてみられる（b矢印）。

## II. 脳血管異常

# 静脈血栓症

**概念**

　動脈からの血液は毛細血管を経て，脳表の静脈(浅大脳静脈)や脳深部の静脈(深大脳静脈)へと流れ込む。浅大脳静脈は上矢状洞や下矢状洞，海綿静脈洞，横静脈洞へと注ぎ，深大脳静脈は直静脈洞へと注ぐ。それらはS状静脈洞を経由して内頚静脈へと流れ心臓へ戻っていく。この静脈系の経路に血栓症が生じることを静脈血栓症と呼ぶ。多くは浅大脳静脈や深大脳静脈ではなく，静脈洞に血栓が生じる。上矢状静脈洞，横静脈洞，海綿静脈洞の順に頻度が多い。背景に血栓症をきたしやすい基礎疾患を有することが多く，例えば頭蓋内感染症や産婦人科系要因(妊娠，産褥，経口避妊薬など)，内科系疾患(悪性腫瘍，膠原病，血液疾患，脱水など)などが挙げられる。

**臨床所見・治療**

　血栓により静脈の流れが阻害されると血流がうっ滞し，頭蓋内圧が亢進し脳浮腫が発生する。脳浮腫により，頭痛，痙攣，意識障害，脳出血など多彩な症状を呈し，特異的な症状に欠ける。
　治療は血栓に対して抗凝固療法を行い，臨床症状に応じて対症療法を施行する。

**画像所見**

### MRI・MRA・CTA

　脳出血や静脈性梗塞を呈する。静脈性梗塞は動脈性梗塞のような細胞死とは異なり，細胞浮腫を示すことがある。動脈支配領域とは異なる領域にT1強調像で低信号，T2強調像で高信号を呈する(図1, 2)。拡散強調像で高信号を呈することもある。ADC値は低下することも上昇することもある。
　静脈洞に形成された血栓は，急性期にはT1強調像で高信号，T2強調像で低信号，亜急性期にはT1強調像，T2強調像ともに高信号(図2)，慢性期にはT1強調像で低信号，T2強調像で高信号を示す。CTやMR venography (MRV)で静脈洞の欠損がないか確認することも重要である。

**リハ介入のポイント**

　急性期では閉塞した静脈洞における病巣や脳領域が広汎かつ複数に及ぶため，神経症状と画像所見を照合しておく。脳循環動態が不安定な時期は意識障害や痙攣発作などに留意する。視力・視野障害を伴う場合は転倒に注意する。高次脳機能障害の回復が予後に影響を与える。

静脈血栓症

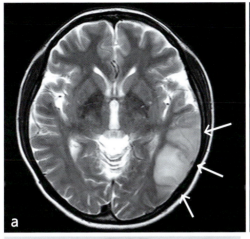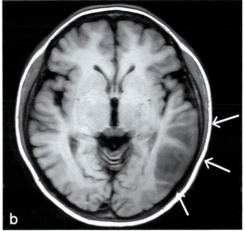

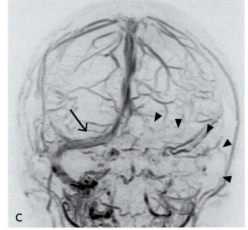

### 図1：静脈洞血栓症　MRI，MRV

43歳女性。頭痛と意識障害が出現した。
a：頭部MRI T2強調横断像
b：頭部MRI T1強調横断像
c：頭部MRV

左側頭葉白質中心にT1強調像で低信号，T2強調像で高信号を呈する病変を認める（a，b矢印）。
MRVでは正常の右横静脈洞が描出されている（c矢印）のに対して，左横静脈洞は欠失している（c矢頭）。左横静脈洞血栓症と考えられる。

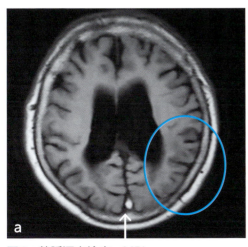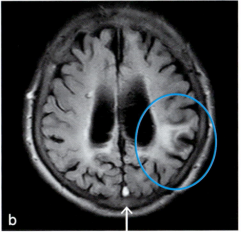

### 図2：静脈洞血栓症　MRI

46歳女性。頭痛と右片麻痺が出現した。
a：頭部MRI T1強調横断像　b：頭部MRI FLAIR横断像
上矢状洞にT1強調像で高信号，FLAIR像で高信号を認め，亜急性期の血栓が疑われる（矢印）。左頭頂葉，側頭にはT1強調像で低信号，FLAIR像で高信号の病変を認める（○印）。

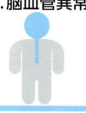

## Ⅱ. 脳血管異常

### 脳血管奇形

# 動静脈奇形

**概念**

動静脈奇形(arteriovenous malformation；AVM)は原始動脈，毛細管，静脈が分化する胎生早期に発生する先天性疾患である。毛細血管を介さずに短絡を形成する異常血管の集簇であるnidus(ナイダス)と，それに流入する動脈(feeder)，そこから流出する静脈(drainer)の3部位で構成される。毛細血管を介さないため，nidusを通過する血流は速く多い。そのため，血管壁には負荷が強く加わり劣化し，弾性を失う。また，nidusの血流が多いと周囲への血流が少なくなり虚血状態となることもある。

**臨床所見**

出血や痙攣発作をきたすことが多い。出血は脆弱になった血管が崩壊するためで，痙攣発作は周囲脳組織への負荷が強くなるために発症する。症状として初発するのは多くが20〜40歳頃である。そのほかに精神症状や認知機能障害，虚血症状を呈することもある。

**治療**

出血のリスクが高い症例では治療を行う。治療は，症例に応じて開頭による摘出術や放射線療法(ガンマナイフ)，血管内治療(塞栓術)を選択する。

**画像所見**

**MRI**：nidusはflow voidとして描出される。flow voidとは，速く移動する流体がT1強調像とT2強調像でともに低信号となる所見である(図1, 2)。
**単純CT**：出血した部位を判断することは可能だが，AVMそのものを描出できない。
**造影CT・カテーテルによる血管造影**：feeder〜nidus〜drainerを描出するのに優れている(図1, 2)。

**リハ介入のポイント**

脳内出血やくも膜下出血を発症した場合，発症後数日は脳浮腫や血圧変動に注意する。保存的治療では痙攣発作に注意し，麻痺や高次脳機能障害などの進行や状態変化にあわせプログラム内容を調整する。その他は「脳内出血」(p.46)「くも膜下出血」(p.51)を参照のこと。

動静脈奇形

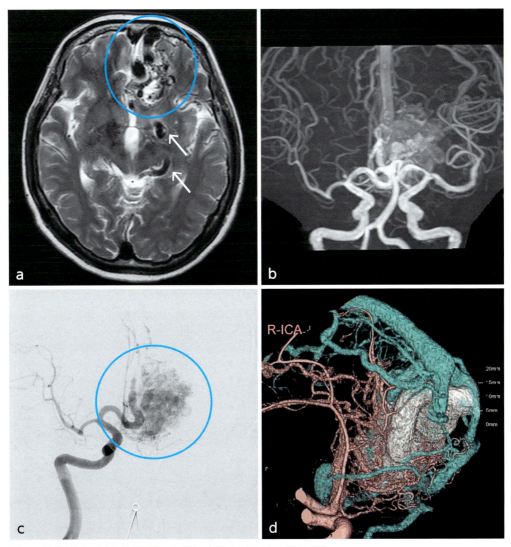

図1：動静脈奇形（左前頭葉）　MRI，MRA，DSA，3D画像
52歳女性。全身の痙攣発作が出現した。
a：頭部MRI T2強調横断像。点状〜線状のflow voidが集簇している（〇印）。またdrainerの静脈が拡張してみえる（矢印）。
b：頭部MRA
c：DSA右内頸動脈造影（正面像）
d：血管造影をもとにした3D画像。動脈系（赤），nidus（白），静脈系（青）が詳細に分離される。前大脳動脈の分枝がfeederとなり，nidusを経由した後にdrainerが上矢状静脈洞へ注いでいる。

61

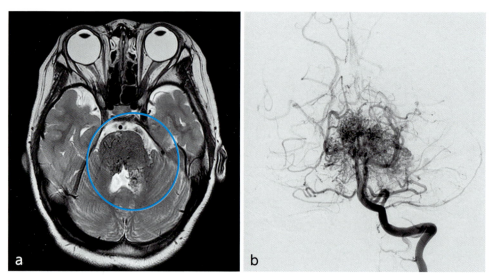

**図2：動静脈奇形（脳幹）　MRI，DSA**
6歳女児。頭痛が出現した。
a：頭部MRI T2強調横断像。flow voidが集簇している（○印）。
b：DSA左椎骨動脈造影（正面像）。脳底動脈や後大脳動脈からの分枝がfeederとなっている。

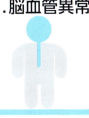

## II. 脳血管異常 — 脳血管奇形

# 海綿状奇形

**概念**

大小の血管腔が海綿状に集合しているもので，内部に脳実質は介在しない。動静脈奇形のように太い流入動脈や流出静脈は存在せず，細かな動静脈によって灌流されている。内部では出血を繰り返しており，さまざまな時期の出血を含む。家族性に発生する場合もある。発症部位は大脳，橋，小脳の順に好発する。

**臨床所見**

出血や痙攣発作で発見されることが多い。無症候性に発見されることもある。テント上（大脳）では皮質下に多く，痙攣発作を発症することが多い。

**治療**

出血を繰り返すものや，痙攣発作が薬物コントロールできない症例では開頭による摘出術を考慮する。それ以外では経過観察する。

**画像所見**

急性期から慢性期までさまざまな時期で出血をきたしているため，色々な信号変化を呈する出血性病変を認める。

MRI：ポップコーン様にさまざまな時期の出血性変化が被膜状にヘモジデリンに囲まれているのが特徴的である。T2*強調像や磁化率強調像ではヘモジデリンの低信号が強調され，病変の詳細な評価が可能である。ヘモジデリンは赤血球がマクロファージに貪食され産出されるもので，出血後の慢性期に出現する（図1b, c，図2）。

CT：MRIのように内部の辺縁が明瞭ではなく，不均一に高吸収を示す（図1a）。

**リハ介入のポイント**

若年例には長期的な対応が求められ，再出血やてんかん発作の影響に留意する。脳幹部出血では障害が重度化しやすく，意識レベルやコミュニケーション能力の確保が重要となる。その他は「脳内出血」（p.46）を参照のこと。

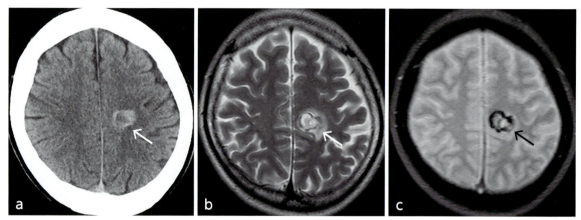

**図1：海綿状奇形（左前頭葉） CT, MRI**
50歳女性。頭痛が出現した。
a：頭部CT横断像。辺縁が淡い高吸収の病変を認める。
b：頭部MRI T2強調横断像。低信号の膜に囲まれた病変を認め，内部には高信号と低信号が混在している。
c：頭部MRI T2*強調横断像。膜は低信号となっており，ヘモジデリンと考えられる。

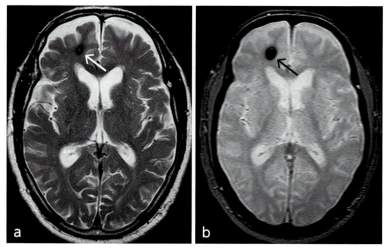

**図2：海綿状奇形（右前頭葉） MRI**
76歳男性。偶発的に発見された。
a：頭部MRI T2強調横断像
b：頭部MRI T2*強調横断像
T2強調像で低信号となっている海綿状奇形は，T2*強調像ではヘモジデリンが強調され，より鮮明に観察できる。

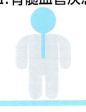

# III. 脊髄血管疾患

# 脊髄梗塞

## 概念

脊髄梗塞は脊髄への血流が遮断され虚血に至る疾患である。脊髄は腹側正中の1本の前脊髄動脈と背側左右から1本ずつ流入する後脊髄動脈で栄養される。頸髄領域は椎骨動脈からの分枝が、上部胸髄は肋間動脈からの分枝が栄養する。下部胸髄以下は大動脈から分岐するAdamkiewicz動脈により灌流される。それぞれの動脈はお互い吻合し血流を補っているため、一般的に虚血になりにくい。しかし、いずれかの血流が不良になると分水嶺(境界域)を中心に脊髄梗塞をきたすことがある。原因として、外傷や動脈解離、動脈硬化、手術操作などがある。前脊髄動脈領域が虚血になることがほとんどで、その場合は脊髄前2/3が梗塞になる(前脊髄動脈症候群)。

## 臨床所見

前脊髄動脈症候群では、突然発症する対麻痺、障害部位以下の温痛覚障害、膀胱直腸障害が典型的な症状である。深部覚(位置覚や振動覚)や粗大な触覚は後索に経路があるため、前脊髄動脈症候群では障害されないことが多い。

## 治療

治療は抗浮腫療法や抗血小板療法、抗凝固療法などが行われるが、確立された治療法はない。

## 画像所見

**MRI**：病変の描出にはMRIが有用である。脳梗塞と同様に、病変は急性期に拡散強調像(DWI)で高信号を呈する。またT2強調像でも高信号を呈する。しかし、脊髄は脳よりもMRIの分解能が悪く詳細な評価ができないこともある。CTや血管造影で動脈を評価することもあるが、末梢の同定が困難なことも多い(図1)。

**リハ介入のポイント**

基本的に脊髄損傷のリハビリテーションに準ずるが、合併症の有無を確認し早期から積極的に介入する。障害レベル以下の感覚障害(感覚解離)や経過に伴う筋緊張の変化(痙性)、膀胱直腸障害に留意する。また、四肢の関節可動域低下や褥瘡などの二次的障害の予防に努める。

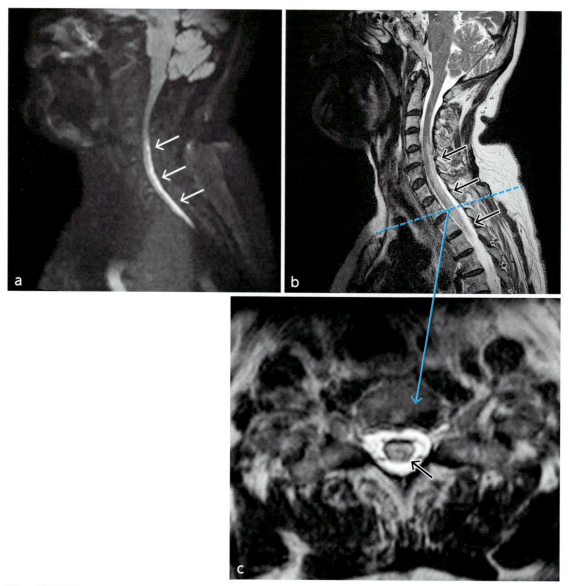

**図1：脊髄梗塞　MRI**

68歳女性。突然下肢優位の四肢麻痺と胸部以下の感覚障害，膀胱直腸障害が出現した。
a：DWI矢状断像
b：頚椎MRI T2強調矢状断像
c：頚椎MRI T2強調横断像
C4レベル〜Th3レベルまでの脊髄にDWIで高信号を認め，脊髄梗塞と考えられる（a矢印）。同部位はT2強調像でも高信号で，軽度腫大している（b矢印）。矢状断像では背側部の信号変化が目立つ。横断像では脊髄全体が高信号となっている（c矢印）。

# III. 脊髄血管疾患

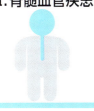

# 脊髄動静脈シャント

## 概念

脊髄動静脈シャント疾患には，動静脈奇形（arteriovenous malformation；AVM）と動静脈瘻（arteriovenous fistula；AVF）がある。AVMは先天的に異常血管塊であるnidus（ナイダス）を形成して動静脈シャントが生じるもので，AVFはnidusを形成せず動脈と静脈が直接吻合してシャントとなり後天性が多い。

AVMは若年に多く，拡張血管による脊髄圧排や出血による脊髄障害で発症する。AVFは中年以降の男性に好発し，中〜下部胸髄に多い。静脈圧が上昇することで脊髄灌流障害をきたす。

## 臨床所見

障害される脊髄の部位により症状は異なるが，一般的に障害部位以下の運動麻痺と感覚障害が出現する。

## 治療

治療はAVMではnidusの摘出や栄養血管の結紮，血管内塞栓が行われる。AVFではシャント直後の静脈を結紮もしくは血管内塞栓する。

## 画像所見

**MRI**：脊髄障害を認める例では脊髄内にT2強調像で高信号を示す。また，経過によっては脊髄が萎縮し，脊髄空洞症を呈することもある。異常血管は脊髄周囲にflow voidとして，T2強調像で点状の低信号域が散発することが特徴的である。カテーテルによる選択的血管造影を行うことで，詳細に血管の評価が可能となる（図1）。

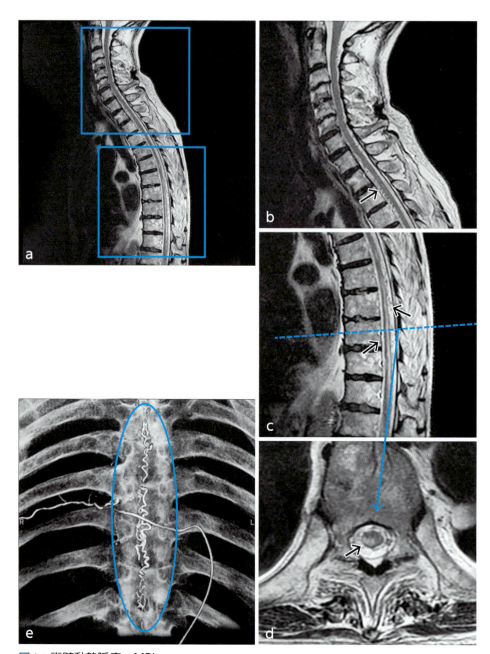

**図1：脊髄動静脈瘻　MRI**

60歳男性。両下肢痛が出現した。
a：頚椎〜胸椎MRI T2強調矢状断像
b：頚椎MRI T2強調矢状断像（頚髄領域）
c：胸椎MRI T2強調矢状断像（下部胸髄領域）
d：胸椎MRI T2強調横断像（Th9領域）
e：3D画像（血管造影）

頚髄〜下部胸髄まで脊髄周囲にT2強調像で点状の低信号のflow voidが多数確認できる（a, b, c）。下部胸髄では脊髄内にも異常信号が出現しており，横断では右背側よりにT2強調像で高信号域を認める。カテーテルにより肋間動脈を選択し造影することで，シャント血管がより鮮明に描出可能となる（e）。

# IV. 頭部外傷

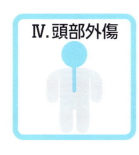

# 頭部外傷総論

## 概念

頭部外傷は，交通外傷や転倒・転落により発症することが多い。受傷機転からは，鋭利なナイフなどが刺さる穿通性外傷と，ハンマーなどで殴られるなどの鈍的外傷に分けることができる。また，外傷受傷後の脳実質へ感染症の可能性の有無で，開放性脳損傷と非開放性脳損傷に分けることができる。図1に頭蓋および脳表の解剖を示す。開放性脳損傷は頭蓋骨，硬膜が損傷し脳が外界と交通している状態である。そのため，感染症を懸念する必要がある。穿通性外傷の場合は，多くの場合開放性脳損傷となる。非開放性脳損傷は，硬膜の破綻がなく外界と交通していない状態である。

## 画像所見

### CT・MRI・MRA

頭部外傷の画像診断においては，まず緊急手術の対象かどうかを判断する必要がある。そのため撮像に時間を要するMRIよりもCTが優先される。また，CTの方が出血病変が描出しやすい利点もある。CTで意識障害の原因となるような所見が認められない場合は，軸索損傷（後述）を疑いMRI撮像が必要である。またT2*強調像は微小出血を鋭敏に描出することができる。

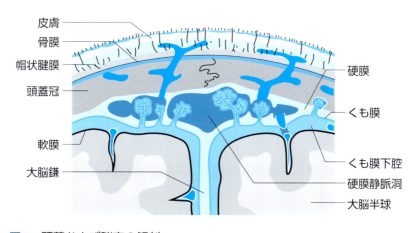

図1：頭蓋および脳表の解剖

# IV. 頭部外傷

# 脳挫傷・軸索損傷

### 概念

頭部に鈍的外傷を受けると，外傷部直下の脳実質が損傷を受ける直接損傷（coup injury）と直線的加速度により対角線の脳が陰圧となり損傷を受ける対側損傷（contrecoup injury）を生じる（図1）。直接損傷よりも対側損傷の方が障害の程度は大きいことが多い。脳挫傷は脳皮質から脳組織実質が挫滅し，出血を伴う。脳浮腫と点状出血（salt and pepper様）が特徴である。直径が3cm以上の出血は外傷性脳内出血として扱う。

軸索損傷は頭部に直接的な外力は加わらないが，急激な回転加速度により脳深部に歪みが生じ，脳梁，脳室周囲，海馬領域，大脳脚，上小脳脚などに挫傷や出血を生じる病態である。

### 臨床所見

挫傷・出血の程度・部位によりさまざまである。脳幹や脳梁に病変部位がある場合は意識障害を伴う場合が多い。

### 画像所見

#### CT・MRI

脳挫傷のCT所見は挫傷部の低吸収領域の中に点状の出血による高吸収領域を認める（図2）。MRIでは挫傷部はT1強調像で低信号，T2強調像で高信号域となる。血腫部は受傷から撮像までの経過時間にもよるが，等～高信号となる。

軸索損傷のCT所見は，受傷早期には異常所見を認めないことが多い。受傷から時間が経過すると梁，脳室周囲，海馬領域，大脳脚，上小脳脚などに低～高吸収域の病変を認めることがある。CTにて異常所見を認めない場合はMRI撮像が必要である（図3）。特に拡散強調像（DWI）は，受傷早期から高信号域に描出され，診断に有用である（図3a, b）。

### リハ介入のポイント

直接損傷に加え，対側損傷による症状も確認する。ADL自立例も多いが，認知障害や社会的障害への対応を考慮する。剪断損傷は脳梁や中脳部位で多いが，典型的な巣症状が出現しにくいため，継続かつ注意深い観察が必要であり，高次脳機能障害への長期的な支援や対応が求められる。

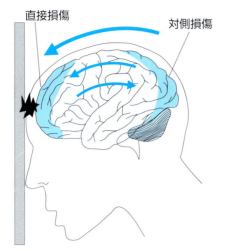

図1：脳挫傷の発生機序

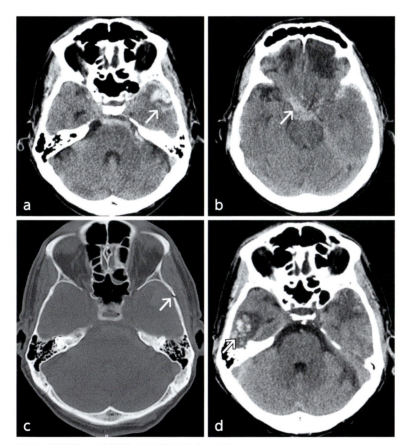

図2：脳挫傷，外傷性くも膜下出血　CT

70歳男性。転落外傷。

a，b：受傷直後　単純CT。左側頭葉に出血を伴う脳挫傷(a矢印)，外傷性くも膜下出血(b矢印)を認める。
c：受傷直後　骨条件CT。左側頭部に骨折線を認める(矢印)。
d：受傷3日後　単純CT。右側頭葉に脳挫傷所見(contrecoup injury)を認める(矢印)。

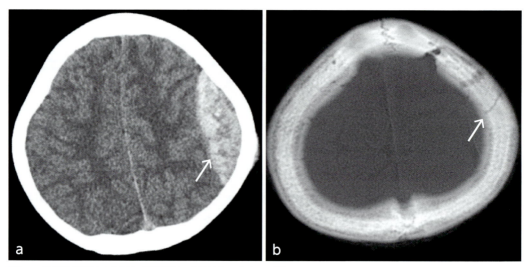

**図1：急性硬膜外血腫（左側頭部に血腫がみられる例）　CT**
12歳女性。交通外傷。
a：左側頭部に凸レンズ形の高吸収域を認める（矢印）。厚さは22 mm。
b：骨条件では骨折線を認める（矢印）。

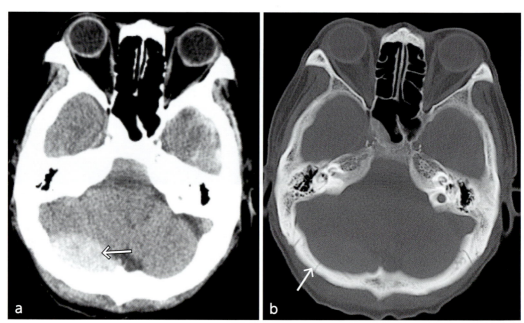

**図2：急性硬膜外血腫（小脳背側に血腫がみられる例）　CT**
70歳男性。転倒。
a：小脳背側に凸レンズ形の高吸収域を認める（矢印）。
b：骨条件では後頭骨に骨折線を認める（矢印）。

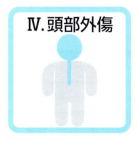

# Ⅳ. 頭部外傷

# 急性硬膜下血腫

**概念**

外傷を契機として，硬膜とくも膜の間（「頭部外傷総論」図1，p.69参照）に血腫を生じる。脳表と硬膜静脈洞を結ぶ架橋静脈の損傷で生じることが多い。硬膜とくも膜の結合は弱いため，血腫は頭蓋骨に沿って三日月状に広がる。硬膜下血腫は直接損傷（coup injury），対側損傷（contrecoup injury）のどちらにも発生する。

**臨床所見**

受傷直後から意識障害が継続し，意識清明期（lucid interval）は認めないことが多い。硬膜外血腫よりも意識障害進行が速く，脳ヘルニアに至ることもある。脳挫傷や硬膜外血腫を合併していることもあり，予後は悪い。

**画像所見**

CT：頭蓋骨直下に三日月状に高吸収域を認める（図1）。発症から時間が経過するにつれて徐々に吸収値が低下する。貧血や髄液の混入があると，著明な高吸収域を示さないことがある（図2）。

MRI：硬膜外血腫と同様，少量の血腫の場合は検出に有用であるが血腫の信号は経時的に変化する。

**リハ介入のポイント**

受傷後の意識障害が強い時期は，不良姿勢に対するポジショニングや呼吸機能維持を目的に呼吸器リハビリテーションを実施する。座位・立位などの抗重力姿勢保持による覚醒向上を促す。意識の回復にあわせ，具体的かつ反応しやすい課題を取り入れ，立位が可能であれば積極的に歩行練習を進める。

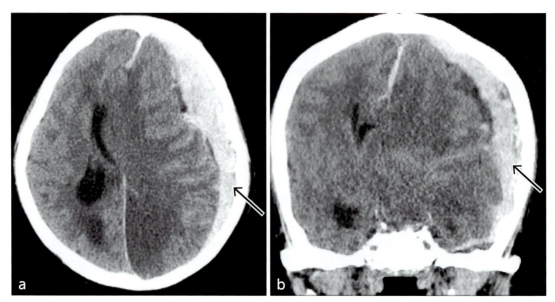

図1：急性硬膜下血腫（典型例）　CT
70歳男性。転倒。
a, b：外傷側と対側（contrecoup injury）の左側頭部から頭頂部に三日月形の高吸収域を認める。血腫により，脳室が圧排されている。

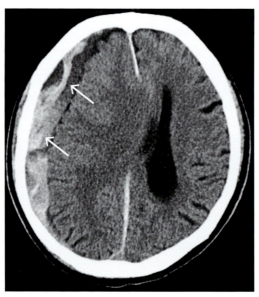

図2：急性硬膜下血腫（髄液の混入がみられる例）　CT
85歳男性。転倒。
右側頭部に三日月形の血腫を認める。高吸収域と低吸収域の両方を認める。血腫に髄液が混入していると考えられる。脳室の圧排も伴っている。

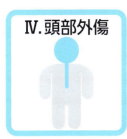

# IV. 頭部外傷

# 慢性硬膜下血腫

**概念**

頭部外傷後，3週間以上経過し硬膜と脳表の間の血腫が徐々に増大する。中高年男性，アルコール常飲者に多い。抗凝固薬や抗血小板薬内服は発症のリスクファクターである。軽微な頭部外傷でも発症するため，外傷歴がはっきりしないことが多い。

**臨床所見**

頭部外傷後，3週間以上の無症状期を経て頭痛や嘔吐などの頭蓋内圧亢進症状で発症することが多い。高齢者では物忘れなどの認知機能低下を認めることがあり，治療可能な認知症（treatable dementia）として重要である。血腫が増大すると意識障害に至る。

**画像所見**

**CT・MRI**

急性硬膜下血腫と同様に頭蓋骨内側に三日月形を呈することが多い（図1）。CTにおいて血腫の吸収値は時間が経過するにつれて低下するが，出血を繰り返している場合，吸収値の異なる血腫が混在し液面形成がみられることがある。また，両側性に慢性硬膜下血腫がみられることがある（図2）。MRIでは他の血腫同様，発症まで経過時間，撮影法によりさまざまな信号変化を認める。

**リハ介入のポイント**

外傷や転倒の履歴を確認する。長期的な脳の圧迫によるADLレベルの低下や廃用症候群を考慮し，運動麻痺や高次脳機能障害（認知症）などの症状を確認する。転倒が頻回なケースも多く，運動・感覚機能の低下に伴うバランス・歩行障害に対するリハビリテーションを積極的に進める。

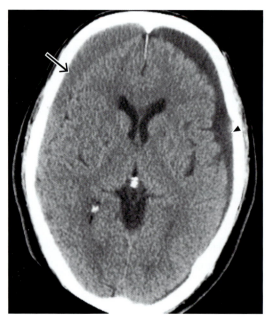

**図1：慢性硬膜下血腫（頭蓋骨内側に血腫がみられる例）　CT**

78歳男性。歩行障害を主訴に来院。来院3カ月前に階段から転落し，頭部打撲の既往あり。
右頭蓋冠に沿って三日月形の血腫を認める（矢印）。急性硬膜下血腫と比較し吸収濃度が低い。対側は脳脊髄液とほぼ同濃度の中に軽度高吸収域を認め（矢頭），慢性硬膜下血腫を疑う所見である。

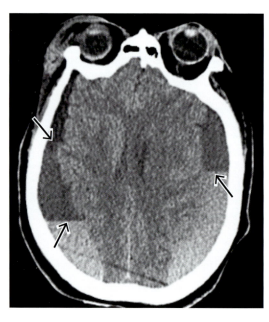

**図2：慢性硬膜下血腫（両側に血腫がみられる例）　CT**

91歳女性。転倒。数カ月前から頻回に転倒していた。両側に血腫の液面形成を認め，出血時期の異なる硬膜下血腫である。

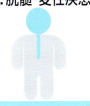

# 多発性硬化症

## 脱髄性疾患

### V. 脱髄・変性疾患

**概念**

神経細胞は細胞体から1本の軸索を有し，細胞体から細胞興奮を末梢へ伝えている．中枢神経系において多くの神経軸索はその周囲を鞘（さや）のような構造体で何層にもわたり円筒状に取り巻かれている．これを髄鞘ないしはミエリン（鞘）という．髄鞘は髄鞘タンパク質と脂質で構成されており，前者はグリア細胞の一つであるオリゴデンドロサイトで産生されることが知られている．さまざまな原因で髄鞘が損傷し，軸索が露出した状態を脱髄と定義する．脱髄性疾患は一次的な病態として脱髄が生じるもので，代表的疾患として多発性硬化症がある（図1）．

**臨床所見**

多発性硬化症は原因不明だが，おそらく他の自己免疫疾患と共通したメカニズムで発症すると考えられている．若年での発症が多く，ピークは20歳代にあり，より女性の比率が高く，近年本邦で有病率が上昇傾向を示す．高緯度地方在住者に罹患率が高く，何らかの環境因子と遺伝因子の介在が想定されている．臨床的な特徴として，脱髄病巣は視神経を含む中枢神経であればどこにでも生じ，適切な治療がなければ何度でも再発する空間的・時間的多発性を示すことである．これにより，二次進行型に移行するなどして重篤な障害が後遺する．脱髄病巣が生じた場所により臨床症状が異なり，視力障害，運動・感覚障害，小脳失調，自律神経障害などが生じうる．診断には頭部・脊髄MRI，脳脊髄液検査が有用である．

**画像所見**

**MRI**：頭部MRIでは軸位断で側脳室周囲に卵円形ないし楕円形の病巣（ovoid lesion），矢状断で脳室壁から脳梁内を垂直かつ放射状に広がる病巣（Dawson's finger）がみられる．これらは脱髄病変が静脈の走行に沿って進展するからであると考えられる．急性期に生じた脱髄病変は，ガドリニウム造影を試みると病変の辺縁が途切れた円形状に増強されることがありopen ring enhancementといわれる．慢性化した病巣はT1強調像で円形状の低信号を示し，特にT1 black holeといわれる．脱髄病変は深部白質に多くみられるが，皮質下白質や灰白質にも生じうる（図2）．

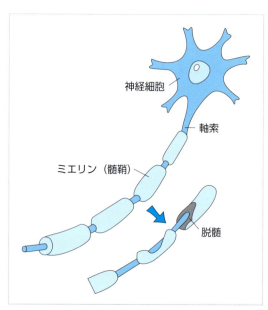

**図1：髄鞘の構造と脱髄**
神経細胞の軸索を脂質に富んだミエリンタンパク質が何層にも巻き付くような構造で髄鞘（ミエリン）が形成されている。ミエリンタンパク質はグリア細胞オリゴデンドロサイトが産生している。髄鞘周辺の炎症やオリゴデンドロサイトが傷害されると髄鞘が脱落することで脱髄が生じる。

病型や寛解・再発の進行に留意し，脱髄の病変部位や症状を多角的に確認しておく。予後予測には総合障害度スケール（expanded disability status scale；EDSS）による評価が役立つ。高温環境や運動疲労による症状悪化・再発に注意し，筋力増強および持久性トレーニングを実施する。

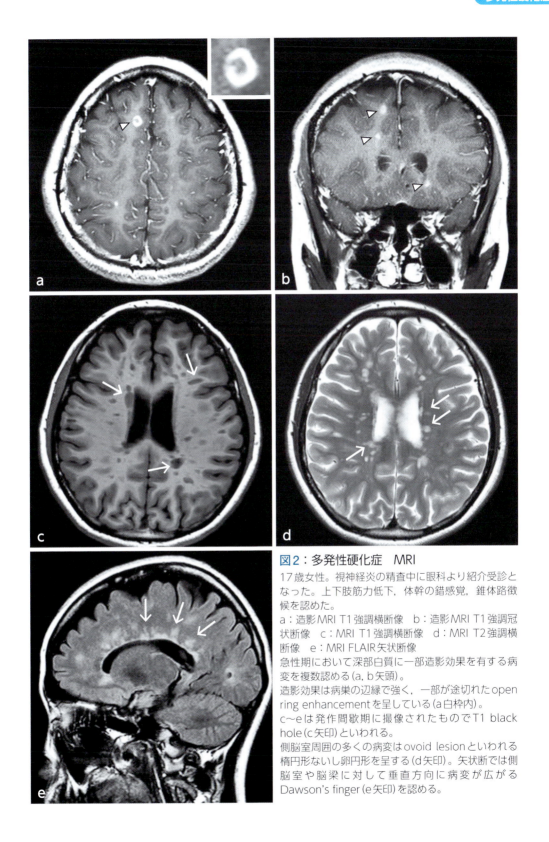

### 図2：多発性硬化症　MRI

17歳女性。視神経炎の精査中に眼科より紹介受診となった。上下肢筋力低下，体幹の錯感覚，錐体路徴候を認めた。

a：造影MRI T1強調横断像　b：造影MRI T1強調冠状断像　c：MRI T1強調横断像　d：MRI T2強調横断像　e：MRI FLAIR矢状断像

急性期において深部白質に一部造影効果を有する病変を複数認める(a, b矢頭)。
造影効果は病巣の辺縁で強く，一部が途切れたopen ring enhancementを呈している(a白枠内)。
c〜eは発作間歇期に撮像されたものでT1 black hole(c矢印)といわれる。
側脳室周囲の多くの病変はovoid lesionといわれる楕円形ないし卵円形を呈する(d矢印)。矢状断では側脳室や脳梁に対して垂直方向に病変が広がるDawson's finger(e矢印)を認める。

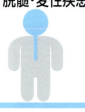

# V. 脱髄・変性疾患

## 脱髄性疾患

# 視神経脊髄炎

### 概念

　視神経と脊髄に高頻度に炎症と二次的脱髄をきたす疾患である。かつては多発性硬化症の亜型と考えられていた。しかし2004〜2005年にかけて，これらの患者血清に特異的抗体が存在し標的抗原が水分子チャネルの一つアクアポリン4（AQP4）であることが明らかになったため，現在は視神経脊髄炎として多発性硬化症とは異なる疾患に位置づけられている。AQP4は中枢神経においてグリア細胞の一つであるアストロサイトに強く発現している。何らかの自己免疫性異常によって抗AQP4抗体が産生され，これが炎症を惹起して同細胞を強く障害することが本態で，脱髄は二次的に生じると考えられ，病理学的にも多発性硬化症とは異なる疾患である。

### 臨床所見

　抗AQP4抗体が産生される原因は不明である。発症のピークは多発性硬化症よりやや高く30〜40歳代で女性の比率が非常に高く約90％を占める。視神経炎は多発性硬化症のそれに比べて広範に障害され，両側性の視力低下をきたすことも少なくない。また脊髄炎により重篤な運動，感覚，自律神経障害をきたし，これらも多発性硬化症より不可逆的に後遺しやすい。視索から視床下部に炎症が生じると内分泌異常が生じることがある。また延髄最後野が障害されると難治性の吃逆（しゃっくり）や悪心・嘔吐が持続することがある。抗体は特異的であるが陽性率は60％程度であり，後述するように脊髄MRIに特徴的な所見があるものの，多発性硬化症との鑑別が困難な場合がある。

### 画像所見

**MRI**：視神経炎の観察にはMRI冠状断の脂肪抑制（STIR）像が有用である。視神経障害は眼窩内のみならず，より中枢側の視交叉や視索にも炎症が波及することがある（図1）。急性脊髄炎はMRI矢状断所見として3椎体以上にわたる長大な炎症像が特徴的である（図2）。ただし3椎体未満の病変であっても否定する根拠にはならないことに注意する。炎症とそれに伴う浮腫性変化は，主として脊髄の中心部の灰白質に生じると考えられる。また本疾患は大脳にも病変を認めることが少なくなく，時にガドリニウム造影効果を有する病巣を認めることもあるため，大脳病巣を認めた場合も視神経脊髄炎を否定する根拠にはならない。

視神経脊髄炎

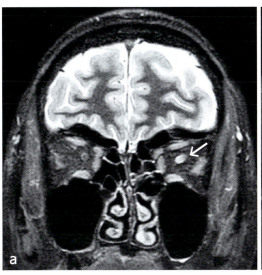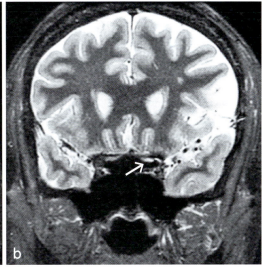

**図1：視神経脊髄炎　MRI**
56歳女性。51歳頃から数回にわたり眼痛を伴う左右球後視神経炎を繰り返しており，ステロイドパルス療法を施行してきた。多発性硬化症と診断され，疾患調整薬としてインターフェロンβ製剤を処方されていた。今回急激に左視力が低下した。血清抗AQP4抗体陽性。
a：眼窩部MRI STIR冠状断像。左視神経が高信号になり腫大している（矢印）。
b：眼窩部MRI STIR冠状断像。左視神経の異常高信号はより中枢側でも観察され視交叉近傍まで認めた（矢印）。

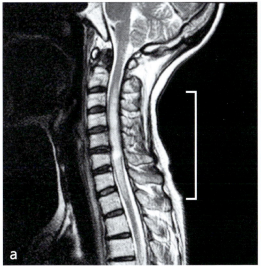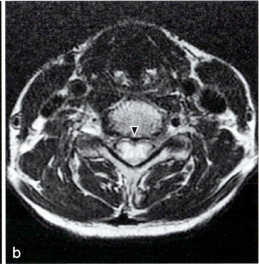

**図2：視神経脊髄炎　MRI**
50歳女性。数日の経過で急激に四肢体幹のしびれ感，上下肢筋力低下を自覚し，脊髄腫瘍を疑われて脳神経外科を受診し，紹介受診となった。血清抗AQP4抗体陽性。ステロイドパルス療法を施行したが，左上下肢筋力低下と著明な感覚障害が残存した。
a：頚胸髄MRI T2強調矢状断像。C2-Th1レベルの長大な脊髄内高信号を認め（枠線），この範囲で脊髄は腫大している。
b：頚胸髄MRI T2強調横断像。脊髄断面の大部分が高信号を呈しているが（矢頭），中心部の主体である脊髄灰白質に信号変化が強い。

# V. 脱髄・変性疾患

## 脱髄性疾患

# 急性散在性脳脊髄炎

**概念**

急性散在性脳脊髄炎(acute disseminated encephalomyelitis；ADEM)は，中枢神経に多巣性の炎症性脱髄病変を呈する脳脊髄炎である．急性発症して単相性の経過をとり，ワクチン接種後や感染後に免疫学的機序によって発症すると考えられている．小児期に発症することが多いが，すべての年代に起こりうる疾患である．

**臨床所見**

神経症状に先行して発熱，頭痛，嘔吐などが出現する．神経症状として髄膜刺激症状，意識障害，運動障害，痙攣などを認める．神経症状は病巣に対応していることも多く，複数の症状が急性の経過をたどる．本疾患は中枢神経系が主に障害されるが，神経根の障害や末梢神経障害を併発することがある．

**画像所見**

**MRI**：T2強調像とFLAIR像で，皮質下白質や灰白質に境界不明瞭なまだら状の高信号域を認める．病変は多発性で，非対称性の分布を示すことが多い．基底核，視床，脳幹，小脳や脊髄にも病変を認めることがある．造影効果はさまざまである．多発性硬化症と異なり頭部MRIで脳梁病変は少ないと報告されている[4]（図1）．

**リハ介入のポイント**

大脳や脳幹などの多巣性の急性病変が同時期にみられるため，画像と身体所見から主要病変を確認しておく．片麻痺や失語，脳神経症状や小脳症状などに対応した多角的なリハビリテーション介入が必要となる．炎症が強い時期は身体の活動性が低くなるため，廃用症候群の予防に努めるとともに，症状緩和にあわせ運動療法を適宜変更していく．

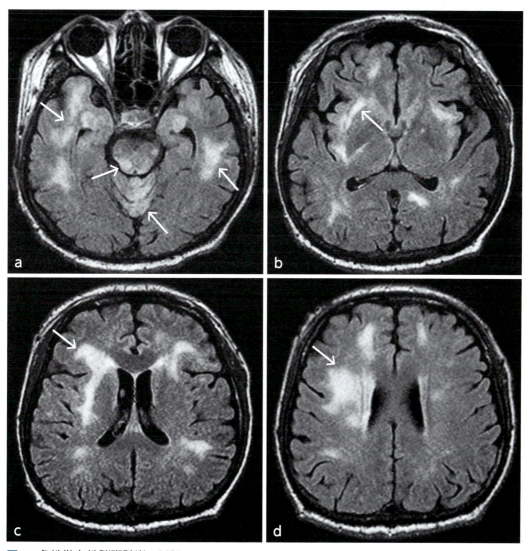

**図1：急性散在性脳脊髄炎　MRI**
MRI FLAIR像。47歳男性。発熱してから2日後に意識障害が出現した。
脳幹，小脳，大脳白質にFLAIR像で散在性の高信号域を認めた（矢印）。これらの病変に造影効果はみられなかった。
ステロイドによる治療後，高信号域は減弱した。

# V. 脱髄・変性疾患

## 変性疾患

# 脊髄小脳変性症

**概念**

脊髄小脳変性症（spinocerebellar degeneration；SCD）は，小脳を中心とし脳幹，脊髄あるいは大脳をおかす神経変性疾患である。遺伝性と孤発性に大別され，孤発性には多系統萎縮症（MSA）や皮質性小脳萎縮症がある。遺伝性には常染色体顕性（優性）遺伝，常染色体潜性（劣性）遺伝のほか，X連鎖性遺伝，ミトコンドリア遺伝なども知られている。常染色体顕性（優性）脊髄小脳変性症（AD-SCD）は一部，重複や欠番もあるが2016年9月の時点で43の遺伝子座が登録されている。脊髄小脳変性症3型（spinocerebellar atrophy 3；SCA 3），SCA 6，歯状核赤核淡蒼球ルイ体萎縮症（DRPLA），SCA 31の頻度が多い[5]。

**臨床所見**

AD-SCDは病型により中核症状である進行性小脳失調のほかに，多彩な症状を合併しうる[5]。小脳失調の症候として運動分解や測定異常，反復拮抗運動障害，筋緊張低下，眼振，構音障害，歩行障害，平衡機能障害などがある。合併しうる症状としては錐体路徴候，眼球運動障害などの脳神経障害，不随意運動やパーキンソニズムを含む錐体外路症状，認知機能障害，てんかん，視神経萎縮，黄斑変性，末梢神経障害などがある。病初期には臨床症候から病型を類推することは困難であるが，純粋小脳型（SCA 6，SCA 31など）か多系統障害型（SCA 1，SCA 3など）のどちらであるか，その他の特徴的な臨床徴候の有無，発症年齢や世代間促進現象の有無などをもとに臨床診断される。純粋小脳型は多系統障害型やMSAに比べて進行は緩徐であるといわれている。

**画像所見**

**MRI**：一部の病型において症状に対応した画像所見を呈する。例えば純粋小脳型は小脳萎縮を示す。多系統障害型であるSCA 3では小脳だけでなく脳幹や上・中小脳脚，前頭葉や側頭葉の萎縮を認めるほか，T2強調像やFLAIR像にて内側淡蒼球の線状高信号（図1a）が知られている[5]。SCA 1，SCA 2も小脳のみならず脳幹の萎縮を認める。またDRPLAでは脳幹，小脳の萎縮，大脳白質の広範なT2強調像での高信号を示す（図2a）。なお，MSAの頭部MRI T2強調像では中小脳脚における橋縦走線維の選択的萎縮，グリア細胞増生を反映して橋にhot cross bun sign（HCBS）*を認めることがあるが，SCAにもHCBSを認めることがあり注意を要する[5]。

**リハ介入のポイント**

運動失調（協調性障害）による転倒に留意する。症状の進度に合わせバランスや歩行能力の維持・改善を目的としたリハビリテーション介入を集中的に行う。パーキンソニズムや起立性低血圧症状，嚥下・呼吸障害への対応も考慮する。家族を含めたADL指導や生活環境の整備も適宜進める。

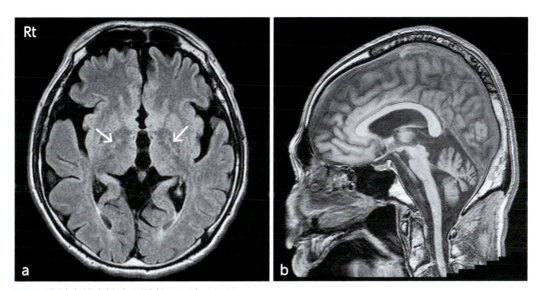

**図1：脊髄小脳変性症3型（SCA 3） MRI**
65歳男性
a：MRI FLAIR像。側頭葉の軽度の萎縮や内側淡蒼球の線状高信号を認める（矢印）。
b：MRI T1強調像（脂肪抑制併用）。小脳虫部や橋の萎縮を認める。

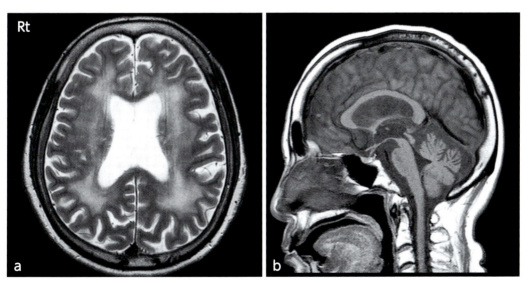

**図2：歯状核赤核淡蒼球ルイ体萎縮症（DRPLA） MRI**
66歳女性
a：MRI T2強調像。大脳白質にびまん性に高信号を認める。
b：MRI T1強調像（脂肪抑制併用）。小脳虫部や橋の軽度の萎縮を認める。

＊Hot cross bun sign（HCBS）：T2強調横断像において，橋中部に十字状の高信号を呈する所見のこと。

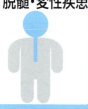

## V. 脱髄・変性疾患

変性疾患

# パーキンソン病

**概念**

パーキンソン病(Parkinson's disease；PD)はドパミン神経が減少する神経変性疾患であり50～60歳代に多く発症する。孤発性が多いが，一部(約10％)は遺伝性である[6]。

**臨床所見**

PDの症状は運動症状と非運動症状に分けられる。代表的な運動症状には振戦，運動緩慢，筋強剛，姿勢保持障害があり4大症状と呼ばれる。これらの2つ以上の運動症状があることをパーキンソニズムという。また姿勢保持障害を除いた3つを3大症状といい，3大症状の程度に左右差があることもPDの特徴である。静止時振戦は筋が随意的に収縮していない時に出現する4～6Hzの規則正しい振戦で，丸薬を丸めるような運動はPDに特徴的である。運動緩慢は運動開始に時間がかかり速度が遅い，反復で徐々に運動が小さくなることをいう。筋強剛は筋肉を弛緩させた状態で他動的に関節を可動した時に感じられる持続的な抵抗をいう。姿勢保持障害とはバランスが崩れた時に立ち直れずに何度も踏み出す，あるいは加速して倒れてしまう障害である。高度の場合は足が一歩も出ずにそのまま倒れてしまう。非運動症状としては嗅覚低下，自律神経障害(便秘，排尿障害，起立性低血圧)や睡眠障害，精神症状，認知機能障害，感覚異常などがある。

**画像所見**

MRI：特異的な所見は認めない(図1a)。大脳基底核に多発脳梗塞や皮質下白質に虚血性変化を認める際には，脳血管性パーキンソニズムとの鑑別や合併に留意する。

[123]I-MIBG心筋シンチグラフィ：心臓交感神経終末の機能と分布を評価することが可能であり，PD症例の80～90％で集積が低下するといわれている(図1b)。

ドパミントランスポーターシンチグラフィ：被殻の集積がより低下するのでドット型の低下を示す(図2a)。薬剤性パーキンソニズムとの鑑別に有用である。

**リハ介入のポイント**

画像や身体所見から機能的左右差を確認し，病期や重症度に応じた複合的な介入を計画する。姿勢反射障害による転倒に注意し，関節可動域の維持や筋力強化を積極的に行う。バランスや歩行練習を早期から継続的に実施し，症状の日内変動(on-off現象)にあわせた介入時間を設定する。

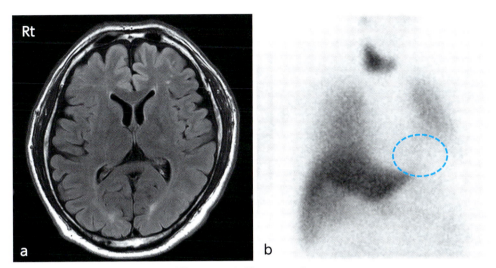

**図1：パーキンソン病　MRI，$^{123}$I-MIBG心筋シンチグラフィ**
56歳男性
a：MRI FLAIR像。脳萎縮や大脳基底核に明らかな虚血性変化は認めない。
b：$^{123}$I-MIBG心筋シンチグラフィ後期像。心筋への集積低下を認める。

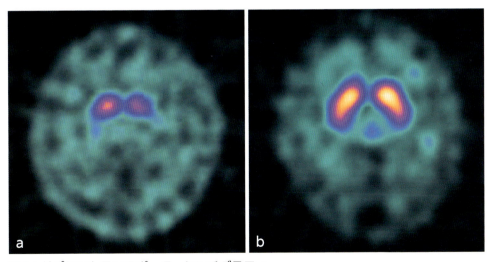

**図2：ドパミントランスポーターシンチグラフィ**
a：パーキンソン病。44歳女性。線条体（被殻と尾状核）の集積が尾部，左側優位に両側で低下しドット形の集積を示す。
b：正常。76歳女性。正常では対称性に三日月あるいはカンマ状に集積を認める。

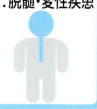

## V. 脱髄・変性疾患

変性疾患

# レビー小体型認知症

### 概念

　レビー小体型認知症（dementia with Lewy bodies；DLB）は，アルツハイマー型認知症に次いで多い変性性認知症疾患である．病理学的には大脳皮質にレビー小体が認められる．レビー小体の存在を特徴とする病態を包含してレビー小体病と呼び，パーキンソン病や認知症を伴うパーキンソン病（PDD）などが含まれる．

### 臨床所見

　臨床的特徴としては①注意や明晰さの著明な変化を伴う認知の変動，②繰り返し出現する具体的な幻視，③（認知機能の低下に先行することもある）レム睡眠行動異常があり，典型的にはこれらの症状が早期から出現する．また，④ほかに原因がないパーキンソニズムの症状を加え，これら4つを中核的特徴と呼ぶ．必須症状である進行性の認知機能低下に中核的特徴2項目以上でprobable DLBと臨床診断される（2017年改定 DLB臨床診断基準）．なお，前述したようにパーキンソン病も非運動症状として認知症を伴いうる．DLBは認知症の発症がパーキンソニズム発症の1年以内か同時の場合にDLBとすること"one-year rule"が推奨されている．

### 画像所見

**MRI**：特異的な所見は認めない（図1a）．MRIは脳血管性認知症やアルツハイマー型認知症との鑑別に有用である．

**123I-MIBG心筋シンチグラフィ**：パーキンソン病と同様に集積低下が認められる（図1b）．進行性核上性麻痺や大脳皮質基底核変性症など，パーキンソニズムを伴う変性性認知症疾患との鑑別に有用である．

**ドパミントランスポーターシンチグラフィ**：パーキンソン病と同様に集積低下が認められる（図1c）．アルツハイマー型認知症との鑑別に有用である．

**脳血流シンチグラフィ**：後頭葉，後部帯状回，楔前部の血流低下が認められ（図1d），アルツハイマー型認知症との鑑別が時に困難であるが，DLBでは後頭葉に比べて相対的に後部帯状回の血流が保持されることが報告されている．

**リハ介入のポイント**

　認知機能低下や幻視などの症状に対して，社会的交流や環境調整を通して安定した精神・心理状態を促す．転倒予防に対する運動療法（筋力強化やバランス訓練）にあわせて，起立性低血圧に対する動作指導，床や照明などの住環境整備，保護パッドやプロテクターの使用も考慮する．

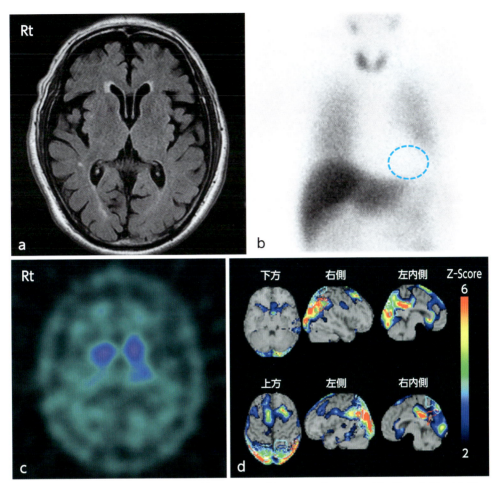

図1：レビー小体型認知症　MRI，$^{123}$I-MIBG心筋シンチグラフィ，ドパミントランスポーターシンチグラフィ，eZIS®

76歳男性
a：MRI FLAIR像。脳萎縮や大脳基底核に明らかな虚血性変化は認めない。
b：$^{123}$I-MIBG心筋シンチグラフィ後期像。心筋への集積低下を認める。
c：ドパミントランスポーターシンチグラフィ。両側性に比較的高度な集積低下を認める。
d：eZIS (easy Z-score Imaging System)®による解析画像。脳血流SPECT像をもとに，画像統計解析ソフトを用いた解析では後頭葉，後部帯状回，楔前部に血流低下を認める。

# V. 脱髄・変性疾患

## 変性疾患

# パーキンソンプラス症候群

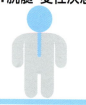

**概念**

パーキンソン病と鑑別を要する他の神経変性疾患として代表的なものに，進行性核上性麻痺（PSP），大脳皮質基底核変性症候群（CBS），多系統萎縮症（MSA）がある。これらの神経変性はパーキンソン病に比べてより広い範囲に及び，それぞれに特徴的な神経症候，画像所見を呈するが，鑑別が難しい場合もある。

**臨床所見**

PSPでは，垂直性核上性注視麻痺と病初期から起きる易転倒性が認められる。CBSは失語や失行といった皮質徴候やジストニア，ミオクローヌスが特徴である。MSAの中核となる症状は小脳失調，パーキンソニズム，自律神経障害であり，そのいずれかで発症するが，進行とともにこれら3症候が重複し錐体路徴候も目立つようになる。MSAは声帯麻痺による気道狭窄のために睡眠時に無呼吸になりうることも臨床的に重要である。いずれの疾患もドパミン補充療法で十分な効果は得られないことが多い。

**画像所見**

MRI：PSPでは前頭葉，中脳・橋被蓋の萎縮，第三脳室，側脳室の拡大（図1）がみられ，CBSでは前頭頭頂葉優位の非対称性萎縮が特徴である（図2a）。

MSAでは橋，中小脳脚，被殻萎縮，被殻背外側部T2強調像低信号，外側線状高信号域（図3, 4）などがある。またhot cross bun sign（HCBS）はMSAでみられる所見（図3a）であるが，脊髄小脳変性症でもみられることに注意が必要である（「脊髄小脳変性症」（p.86）参照）。

MIBG心筋シンチグラフィ：MSAでは，心臓交感神経の節後線維にまで変性が及んだ際には集積が低下するが，PSPやCBSでは正常である。

ドパミントランスポーターシンチグラフィ：中脳黒質ドパミン神経の変性を反映して，いずれも取り込みが低下する。

脳血流シンチグラフィ：CBSでは左右差をもった前頭頭頂葉の血流低下を認める（図2b）。

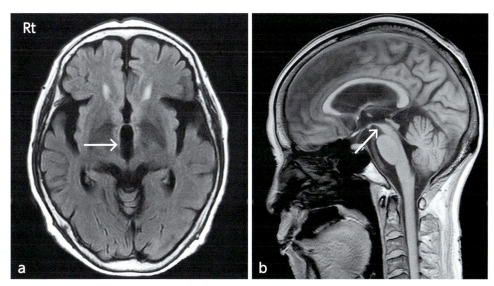

図1：進行性核上性麻痺　MRI
72歳女性
a：MRI FLAIR像。第三脳室の軽度拡大が認められる（矢印）。
b：MRI T1強調像。中脳被蓋の萎縮が認められ，ハチドリの嘴のようにみえる（humming bird sign，矢印）。

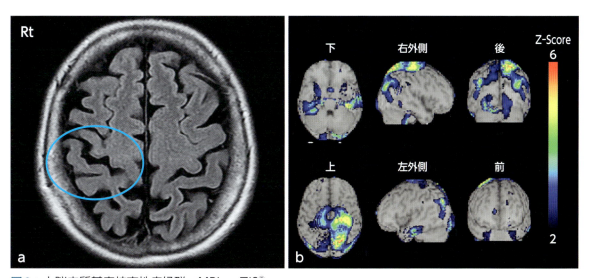

図2：大脳皮質基底核変性症候群　MRI，eZIS®
63歳女性
a：MRI FLAIR像。右中心前回や中心後回が左に比べて萎縮しており中心溝の非対称性拡大を認める。
b：eZIS（easy Z-score Imaging System）®による解析画像。脳血流SPECT像をもとに，画像統計解析ソフトを用いた解析では右側優位に前頭頭頂葉の血流低下を認める。

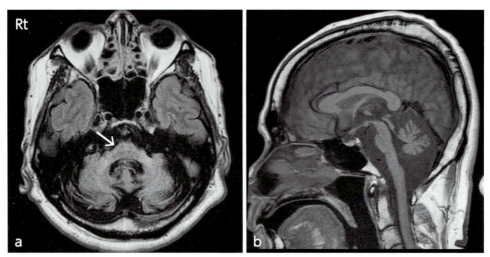

**図3：多系統萎縮症—小脳失調優位型　MRI**
57歳男性
a：MRI FLAIR像。小脳，橋，中小脳脚の萎縮およびhot cross bun signを認める。
b：MRI T1強調像（fast spin echo法）。橋や小脳の萎縮に伴い脳槽の拡大を認める。

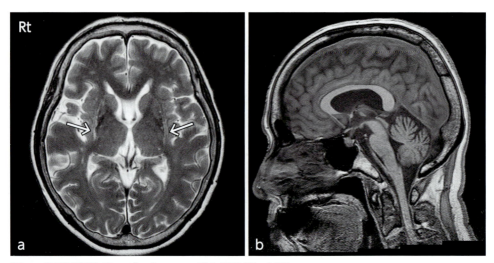

**図4：多系統萎縮症—パーキンソニズム優位型　MRI**
63歳女性
a：MRI T2強調像。両側大脳基底核の萎縮に加え，被殻背外側部T2強調像低信号，外側線状高信号域を認める。
b：MRI T1強調像（脂肪抑制併用）。橋や小脳の萎縮は軽度である。

# V. 脱髄・変性疾患

## 変性疾患

# 認知症

## 概念

認知症とは，一度正常に達した認知機能が後天的な脳の障害によって意識清明下で持続性に低下し，日常生活や社会生活に支障をきたす状態を指す．原因疾患はアルツハイマー病などの神経変性疾患のほか，脳血管障害，感染症，正常圧水頭症，外傷性脳損傷など多岐にわたる．

## 主な認知症の臨床所見

### アルツハイマー病(Alzheimer's disease；AD)

初老期から老年期に発症し，記憶障害を中心に緩徐進行性に認知症を呈する神経変性疾患である．病識は欠如して「取り繕い」や「振り返り」が目立つ．初期からの人格変化は稀で礼節は保たれることが多い．病初期にはエピソード記憶障害や近時記憶障害，時間的失見当識などがみられ，進行すると意味記憶や手続き記憶，遠隔記憶なども障害され，着衣失行や観念失行，観念運動失行なども出現する．神経局所徴候は進行期まで認めない．病理学的にはβ-アミロイドを主成分とする老人斑の蓄積と，神経細胞内へのリン酸化タウ蓄積による神経原線維変化を特徴とする．

### 血管性認知症(vascular dementia；VD)

脳梗塞，脳出血，低灌流状態などの脳血管障害を原因として発症する認知症である．認知症状は障害部位によりさまざまで，まだら状の認知機能低下を呈し，階段状の進行を呈することが多い．ADとは異なり病識があることが多く，症状の動揺性や感情失禁もみられやすい．障害部位によってさまざまな神経症候を呈する可能性があるため，ADと比較して初期の段階から四肢運動麻痺や腱反射の亢進と左右差，嚥下障害，構音障害，パーキンソン症状などの局所神経徴候を認めることが多い．

### 前頭側頭型認知症(frontotemporal dementia；FTD)

前頭葉と側頭葉に有意な萎縮を呈し，非アルツハイマー性認知症をきたす神経変性疾患で，かつてPick病と呼ばれた群を含む．臨床症状としては遂行機能障害が前景に立つほか，病識の欠如，わが道を行く行動や脱抑制，身なりや周囲への無関心，立ち去り行動，常同行動，食嗜好の変化や過食といった食行動異常などが挙げられる．呼称の障害，単語理解の障害を特徴とする意味性認知症(semantic dementia；SD)，および意味理解は良好ながら失文法，錯語などにより流暢に話せなくなる進行性非流暢性失語(progressive non-fluent apasia；PNFA)とあわせて前頭側頭葉変性症(frontotemporal lobar degeneration；FTLD)とする概念もある．病理学的には神経細胞内にタウが蓄積するタイプ，TDP-43陽性封入体やFUS陽性封入体を形成するタイプなどに分類され，病理学的に単一の疾患群ではないことがうかがわれる．

### クロイツフェルト・ヤコブ病(Creutzfeldt-Jakob disease；CJD)

感染因子プリオンによる致死的な神経変性疾患「プリオン病」のうち大半を孤発性CJDが占める。臨床経過は倦怠感やふらつき，めまい，視覚異常，抑うつ傾向などの非特異的症状からなる第1期，急速進行性の認知症や錐体路／錐体外路症状，ミオクローヌス，歩行障害などを呈する第2期を経て，数カ月で無言無動の第3期に至る。進行は週単位と速く，すぐにコミュニケーションがとれなくなることも多い。病理学的には大脳皮質や線条体に広範な海綿状変化と神経細胞脱落，病変部におけるグリオーシス(星状膠細胞の増生)，異常プリオン蛋白の沈着を特徴とする。

## 画像所見

### 脳MRI(図1)

ADでは海馬を中心とする側頭葉内側の萎縮と側脳室下角の拡大が特徴とされる。また，前頭葉，側頭葉，頭頂葉にも萎縮を認めるが後頭葉と小脳には萎縮を認めないことが多い。所見の軽い早期ADの画像診断は難しいとされており，各患者の脳MRIを「標準脳」と呼ばれるテンプレートに形態変換したうえで，健常人のデータベースと比較して側頭葉内側および脳全体の萎縮の程度を定量的に評価するvoxel-based specific regional analysis system for Alzheimer's disease(VSRAD®)という手法が開発されている(図2)。

VDでは多発性脳梗塞のほか，高次脳機能に直接関与する重要部位の単一病変，多発性ラクナ梗塞やBinswanger病(大脳白質が広範に障害される)などの小血管病変，脳の循環不全により境界域や脳室周囲白質に生じる虚血性変化，脳出血などさまざまなタイプの脳血管障害が認知症の原因になりえ，皮質梗塞，多発性梗塞，境界域梗塞，基底核・視床・橋などの多発ラクナ梗塞，融合性またはびまん性の広範な虚血性白質病変などが認められる。

FTDでは前頭葉，側頭葉の萎縮が特徴的である。ADとは異なり側頭葉下面外側の萎縮も強く，「ナイフの刃状萎縮」と呼ばれる限局性の高い萎縮を呈することがあり診断的価値が高い。

CJDでは病初期から拡散強調像(diffusion weighted imaging；DWI)で大脳皮質や大脳基底核，視床の異常高信号所見を呈する。

### 脳血流SPECT検査(図3)

ADでは初期から帯状回後部や頭頂葉楔前部，側頭葉～頭頂葉皮質で血流低下を認める。また，進行すると海馬を含む側頭葉内側面においても血流低下を認める。

VDでは病巣部位により所見は多彩だが，前頭葉や帯状回前部の血流低下を認める例が多い。FTDでは両側前頭側頭葉優位の血流低下が診断の参考になる。

SDやPNFAでは優位半球側の血流低下がより顕著で，左右差を呈する場合が多い。

CJDではDWIで高信号を呈した大脳皮質における血流低下のほか，両側視床の血流低下を認めることが多いとされる。

認知症

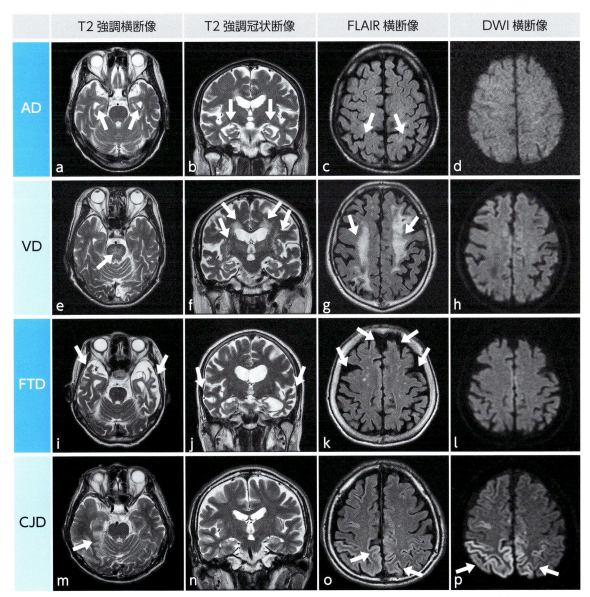

AD：アルツハイマー病，VD：血管性認知症，FTD：前頭側頭型認知症，CJD：クロイツフェルト・ヤコブ病。

## 図1：認知症　脳MRI

AD例の画像では，海馬を中心とする両側側頭葉内側の萎縮とそれに伴う側脳室下角の拡大（a，b矢印）を認め，両側頭頂葉の萎縮もみられる（c矢印）。

VD例の画像では，脳幹（e矢印），両側傍側脳室や基底核（f矢印），両側大脳深部白質（g矢印）などに虚血性変化を認める。

FTD例の画像では，側頭葉外側も含めた「ナイフの刃状」とも呼ばれる強い萎縮（i，j矢印）を認め，両側前頭葉（k矢印）にも萎縮を認める。

CJD例の画像では，拡散強調像（DWI）で両側頭頂葉皮質に異常高信号を認める（p矢印）。注意してみるとFLAIR像（o矢印）やT2強調像（m矢印）においても大脳皮質に淡く高信号を認める。

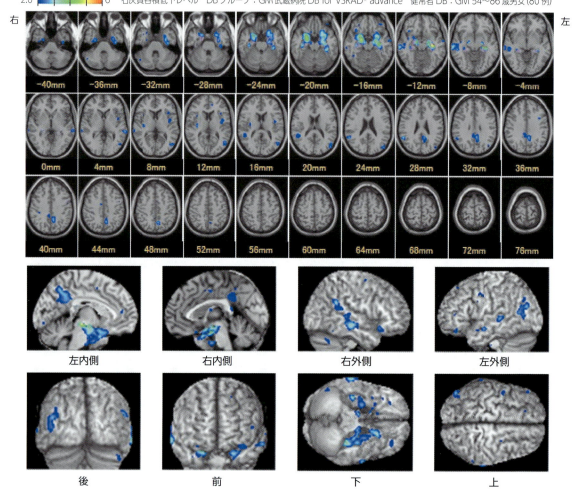

**図2：AD症例　VSRAD®解析結果の例**
両側側頭葉内側の萎縮を示している。

(1) VOI内萎縮度：Severity of VOI atrophy
　　（VOI内の0を超えるZスコアの平均）　**2.62**

［解説］関心領域内の萎縮の強さを表す指標です。
（参考）0～1…関心領域内の萎縮はほとんどみられない。
　　　　1～2…関心領域内の萎縮がややみられる。
　　　　2～3…関心領域内の萎縮がかなりみられる。
　　　　3～　…関心領域内の萎縮が強い。

(2) 全脳萎縮領域の割合：Extent of GM artophy
　　（全灰白質内のZスコア＞2の領域の割合）　**3.11%**

［解説］脳全体の状態を表す指標です。
（参考）10～…脳全体の萎縮が強い。

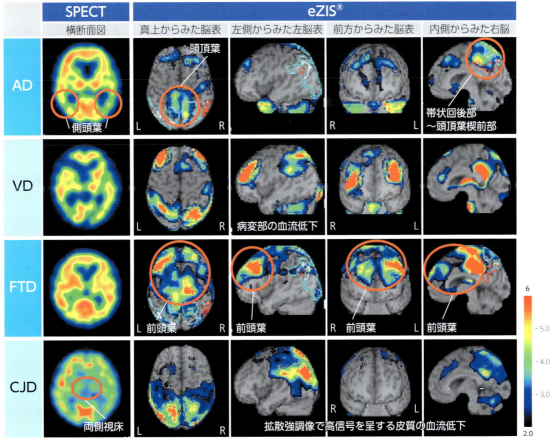

AD：アルツハイマー病，VD：血管性認知症，FTD：前頭側頭型認知症，CJD：クロイツフェルト・ヤコブ病。
○で囲んだ部分の血流低下が，それぞれの疾患に特徴的な所見である。

**図3：認知症　$^{123}$I-IMP脳血流SPECT**
脳血流SPECT像は個々の患者脳における脳血流分布を示したもので，通常は血流の多い部分を暖色，少ない部分を寒色で表す。あくまでも個体内における血流分布を示しているため他の患者と単純に比較することはできない。
そこで，個々の患者の脳血流SPECT像を標準脳の形態に変換し，健常者のデータベースと比較評価する手法が開発され，画像統計解析と呼ばれている。
その例として本稿ではeZIS (easy Z-score Imaging System)®を挙げる。結果の表示法はさまざまだが，ここでは血流低下部位を着色し，血流低下が大きいほど暖色で表す表示法を提示している。

認知症のタイプや行動・心理症状を把握すること。運動療法では有酸素運動や筋力増強訓練，バランス訓練など複数の運動を組み合わせて行う。不快な刺激や否定・叱責など行動を抑制する対応はせずに感情を共有し，安心して課題に取り組めるよう配慮する。介護者への心理的サポートも重要となる。

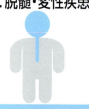

## V. 脱髄・変性疾患 — 変性疾患

# 特発性正常圧水頭症

### 概念

　水頭症とは，脳脊髄液の循環系のいずれかの異常により脳室内に過剰に脳脊髄液が貯留し，脳室が拡大して脳が圧迫され脳機能異常を呈する疾患である。このうち特発性正常圧水頭症(idiopathic normal pressure hydrocephalus；iNPH)はくも膜下出血や頭部外傷，髄膜炎などの先行疾患が明らかではなく，脳室は拡大しているが進行が緩徐なため，髄液圧は正常範囲内のものを指す。シャント術により症状改善が期待される。

### 臨床所見

　歩行障害，認知障害，排尿障害を三徴とする。歩行障害は歩隔が拡大(broad-based gait)しつつ挙上は低下，歩幅も減少させる不安定な歩行になる。認知障害は前頭葉機能を中心に低下がみられやすく，注意障害・思考緩慢・語想起の障害・遂行機能障害などを認める場合が多い。排尿障害は過活動性膀胱を呈し，頻尿や尿失禁を認めることが多い。

### 画像所見

#### 脳CT・MRI（図1）

　脳室の拡大を認め，「両側側脳室前角間最大幅÷その部位における頭蓋内腔幅」で表されるEvans indexが0.3を超える(図1a)。シルビウス裂や脳下方の脳溝は拡大する一方，高位円蓋部の脳溝は狭小化する。一部脳溝が孤立性に拡大することもある。また，MRIで後交連を通る冠状断において脳梁が左右でなす角度（脳梁角）が90°以下と急峻になる(図1c)。

#### 脳血流SPECT（図2）

　シルビウス裂拡大，脳室拡大を反映して同部や脳梁周囲の血流低下を示すほか，高位円蓋部・頭頂正中部皮質において見かけ上の血流増加を示す。この所見を河童の皿に見立ててカッパサイン(Convexity APPArent Hyperperfusion；CAPPAH sign)と呼ぶことを提唱するグループもある。

### リハ介入のポイント

　歩行障害(小刻み，すり足，開脚歩行)や認知機能(前頭葉症状)などの評価を中心に，術前(シャント術)からの廃用症候群の対応に努める。退院後のストレッチングや筋力・歩行トレーニングなどの継続的な指導や介護サービス・社会資源の活用を考慮する。

特発性正常圧水頭症

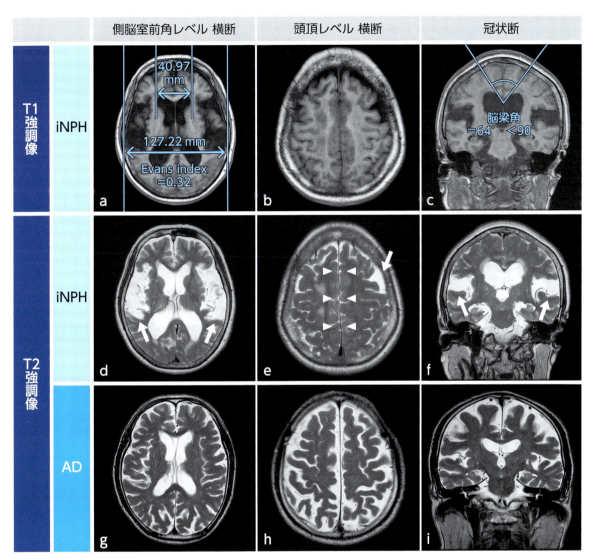

iNPH：特発性正常圧水頭症，AD：アルツハイマー病。

図1：特発性正常圧水頭症　脳MRI
iNPH例の画像（a〜f）では，脳室の拡大によりEvans indexが0.3を超え（a），脳梁角は90°以下と急峻になっている（c）。また，くも膜下腔は不均衡分布を呈し，シルビウス裂の拡大（d，f矢印）や一部脳溝の孤立性拡大（e矢印）を認める一方，高位円蓋部では脳溝の狭小化を認める（e矢頭）。
AD例の画像（g〜i）においても，脳室の拡大と脳溝の拡大を認めるが，高位円蓋部においても脳溝は拡大しており，狭小化を認めない点，および脳梁角の急峻化を認めない点が鑑別点になる。

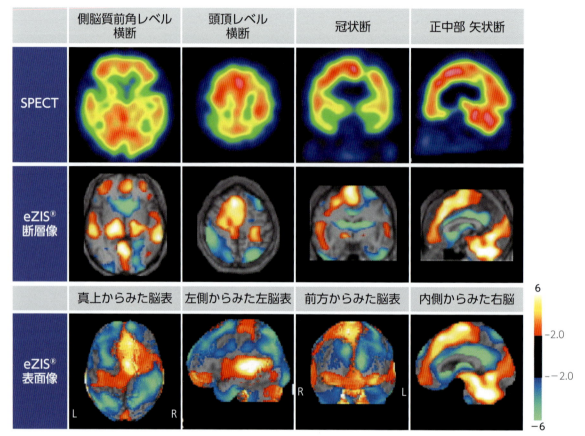

図2：特発性正常圧水頭症 $^{123}$I-IMP脳血流SPECT
脳血流SPECT像の生データにおいてシルビウス裂周囲や脳梁周囲の血流低下が示唆される。
画像統計解析eZIS (easy Z-score Imaging System)® において，本稿では血流増加部位を暖色，血流低下部位を寒色で示すtwo tail view表示を提示している。脳室周囲や脳梁周囲において血流低下が示される一方，高位円蓋部や頭頂正中部皮質においては見かけ上の相対的な血流増加を示している。

## V. 脱髄・変性疾患　変性疾患

# 脊髄空洞症

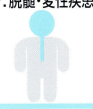

**概念**

髄液の循環障害により脊髄の主に中心管が拡張して，縦方向の細長い空間に髄液が貯留した状態であり，脊髄を内側から圧迫することで，感覚障害や運動麻痺をきたす病態である。約半数を占めるのが，キアリ奇形Ⅰ型に随伴する脊髄空洞症で，症状を若年で発症する傾向がある。その他の原因は，特発性，キアリ奇形Ⅱ型に随伴するもの，外傷，癒着性くも膜炎，脊髄腫瘍などによる二次性の脊髄空洞症などさまざまである。

**臨床所見**

一側または両側の知覚異常で発症することが多い。脊髄空洞症に特徴的な感覚障害として宙吊り型の解離性知覚障害（温痛覚が障害されるが，触覚・位置覚が保たれる）が挙げられるが典型例は少ない。知覚障害や運動障害以外にも，発汗過多やホルネル症候群などの自律神経障害を含め多彩な症状を示す症例が多い。

進行は緩徐であり，症状が強い場合は大後頭孔開放術などの外科手術の対象となる。

**画像所見**

**MRI**：MRIが診断に極めて有用であり，無症候の症例についても，MRIで発見されることが多くなっている。

好発部位としては頸髄領域が多く，脊髄内に境界明瞭な髄液と信号強度が同じ領域を認める。この際，T2強調像だけではなく，T1強調像でも信号強度を確認することが，髄内腫瘍やNMO（視神経脊髄炎）との鑑別診断上重要である。またキアリ奇形（小脳扁桃の脊柱管内への嵌入）の有無について確認する。

**リハ介入のポイント**

筋萎縮や筋力低下を伴うケースでは，ADLへの介入も考慮し，疼痛（神経因性疼痛）や知覚異常（温痛覚の低下），側弯症や膀胱直腸障害などの有無を確認する。いきみや頭頸部の後屈による症状の悪化に注意し，知覚脱失による外傷や火傷への対策や生活指導もあわせて行う。

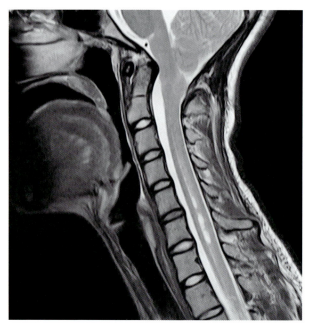

**図1：キアリ奇形Ⅰ型を伴った脊髄空洞症　MRI**

MRI T2強調矢状断像。25歳女性。23歳時にキアリ奇形Ⅰ型に対し，後頭部の開頭減圧術を受けている。右上肢から右側腹部（C5-Th10）の表在覚の低下を認めた。小脳扁桃が大後頭孔より下垂して，小脳扁桃の変形を生じている。脊柱のC5-7レベルの脊髄に，T2強調像で中心性の高信号の空洞を認める。

# VI. 脳腫瘍

# 聴神経鞘腫

**概念**
　神経鞘腫はSchwann細胞から発生する良性腫瘍で，脳神経では85〜90％が聴神経（第VIII脳神経）から発生する。聴神経は蝸牛神経と前庭神経からなり，聴神経鞘腫の大部分は前庭神経から発生する。40〜60歳代に好発し，女性にやや多い。通常は緩徐に増大するが，約10％に比較的急速に増大するものがある。

**臨床所見**
　片側性の感音性難聴が主症状で，特に高音性難聴を認めることが多い。聴力低下に伴って耳鳴りを認めることも多い。腫瘍が増大すると三叉神経障害による顔面感覚異常が出現したり，腫瘍内出血が生じると急速に進行する複視，麻痺，頭痛などが出現する。

**画像所見**
　MRI（図1）：T1強調像で低〜等信号，T2強調像で高信号を示す。小さい場合は内部が均一な造影効果を示すことが多いが，腫瘍が大きい場合は変性による壊死，嚢胞性変化を生じて不均一な信号強度や造影効果を示す。

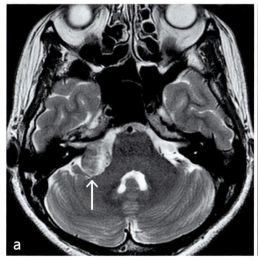 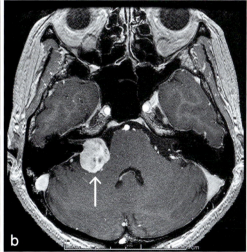

**図1：聴神経鞘腫　MRI**
44歳女性。1年前よりめまい，半年前より右耳の難聴が出現。
a：MRI T2強調横断像
b：造影MRI T1強調横断像
右内耳道から小脳橋角部に最大径22 mmの不均一に造影される腫瘍を認める（矢印）。橋右側および右中小脳脚を軽度圧排している。

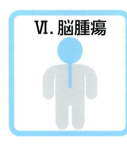

# Ⅵ. 脳腫瘍

# 下垂体腺腫

**概念**　下垂体とは脳の直下で視床下部に接して存在する内分泌器官である．下垂体腺腫とは下垂体にできる腫瘍であり，その多くは良性である．ホルモン産生による症状と，局所圧迫による症状を呈する．

**臨床所見**　ホルモン産生の有無によって非機能性と機能性に分けられる．非機能性の腺腫は，腫瘍が大きくなり圧迫症状を呈することによって初めて気づかれる．局所圧迫症状として，視交叉を下方から圧迫することにより，両耳側半盲を特徴とする視野障害を呈する（図1）．また機能性の腺腫では産生するホルモンによりさまざまな内分泌異常を呈する．

**画像所見**

**MRI**：画像診断として造影MRIが非常に有用である．腺腫は正常の下垂体と比較し造影効果が乏しく相対的に低信号となる（図2）．

**X線像**：大きな腫瘍の場合，X線像によってトルコ鞍の変形や破壊を確認することができる（図3）．

下垂体腺腫

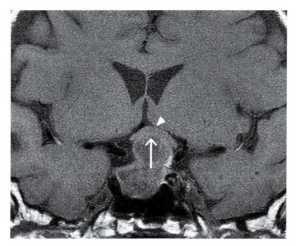

図1：下垂体腺腫　MRI
MRI T1強調冠状断像。増大した腺腫（矢印）が視交叉（矢頭）を上方に圧迫している。

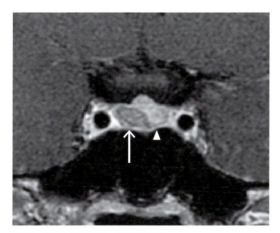

図2：下垂体腺腫　造影MRI
造影MRI T1強調冠状断像。腺腫（矢印）は，正常下垂体（矢頭）と比較し淡い造影効果を示す。

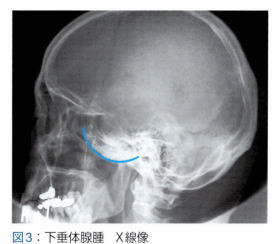

図3：下垂体腺腫　X線像
頭部X線側面像。巨大化した腺腫では頭部X線像でトルコ鞍の変形（円弧）がみられる。

## Ⅵ. 脳腫瘍

# 膠芽腫

**概念**　原発性脳腫瘍のうち浸潤性の星細胞系腫瘍に分類され，最も悪性度が高く浸潤性も強いため予後は極めて不良である。脳内で浸潤性，破壊性に増殖する。

**臨床所見**　てんかん発作，局所神経症状，頭蓋内圧亢進症状，精神症状などで発症することが多い。

**画像所見**

**MRI（図1）**：成人（50歳以上に多い）の大脳半球（側頭葉，前頭葉，頭頂葉）に好発するが，2葉以上にわたって進展することもある。小児では脳幹や小脳にもみられる。腫瘍内出血と壊死が特徴であり，典型的には中心壊死層を伴い，厚く不整で充実性の壁をもち，周囲に浮腫が広がる。画像でも出血巣と壊死巣を反映してT2強調像では不均一な高信号域を呈する。増強効果はほぼ全例で認め，中心壊死をとりまく不均一で厚いリング状の増強効果を認める。

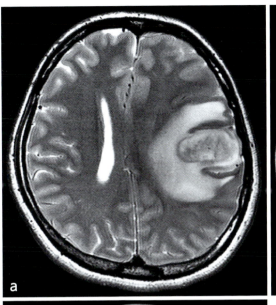
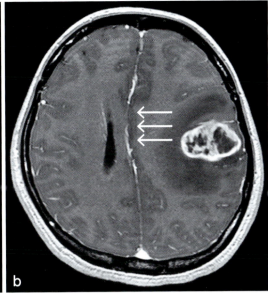
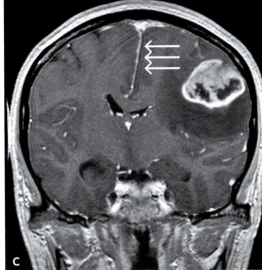

**図1：膠芽腫　MRI**
40歳女性。顔面を含む右上下肢の麻痺が約1カ月の経過で急速に進行した。
a：MRI T2強調横断像
b：造影MRI T1強調横断像
c：造影MRI T1強調冠状断像
右前頭葉にリング状の増強効果を示す腫瘤を認める。T2強調像では内部が不均一な高信号で周囲の白質にも高信号域が広範に広がり，浮腫を認める(a)。脳室の圧排およびmidline shift(矢印)を認める(b, c)。

## VI. 脳腫瘍

# 転移性脳腫瘍

**概念**　転移性脳腫瘍とは，他臓器を原発とした腫瘍が脳に転移したものである。頻度としては肺癌が最も多い。予後には全身状態や年齢，原発巣や他臓器への転移の状態が大きく影響する。

**臨床所見**　転移性脳腫瘍の症状は原発巣や組織型による違いよりも，転移した場所，脳浮腫の広がりに依存する。転移部位の巣症状だけではなく，脳浮腫に伴う頭痛，嘔吐などの頭蓋内圧亢進症状やてんかん発作，意識障害などを伴う。

**画像所見**　MRI（図1）：主に大脳半球の皮質と白質の境界に好発し，多発病変を呈することが多い。一方で30%程度は孤発性腫瘍である。造影前の信号パターンは，一律ではないが多くの腫瘍では境界明瞭な類円形でT1強調像では低信号，T2強調像では高信号を示し，周囲に浮腫性の変化を伴う（図1a）。また造影剤によって不整なリング状の増強効果を示す（図1b）。

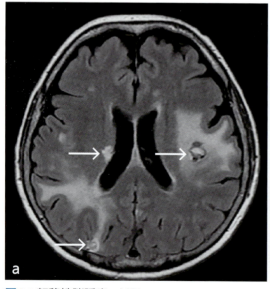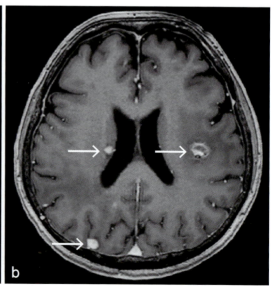

**図1：転移性脳腫瘍　MRI**
a：MRI FLAIR像。比較的境界明瞭な類円形の腫瘍が多発し，周囲に浮腫を伴う。
b：造影MRI T1強調像。造影検査では，腫瘍全体または周辺に造影効果を認める。

SECTION • 3

# 第3章

# 運動器疾患

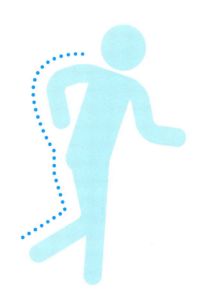

# 脊椎の正常像
## 頚椎・腰椎・仙骨

X線像，MRI，CT

　X線像では椎体の評価に加えて，腫瘍や骨折などにより椎弓根や棘突起の位置や形態の変化があるかどうかにも注意する。靱帯の骨化や骨棘などによる脊柱管や椎間孔（斜位像が判定に有用）の狭窄の有無や椎体の配列（アライメント）や歯突起の位置の異常の有無の判定も重要なポイントである。椎間板ヘルニアなどによる椎間腔（実際の腔ではなく椎間板が存在）の減少の確認や斜位像での脊椎分離症を疑った際の関節突起間部の確認にもX線像は有用である。

　CTでは，X線像に比べて石灰化や骨化の異常の程度や位置の把握が容易になる。MRIは，X線像では描出されないヘルニア核や脊柱管内腫瘍などによる脊柱管，椎間孔の狭窄，脊髄や馬尾神経の病変などの判定に有用である。

### X線 正面像：頚椎

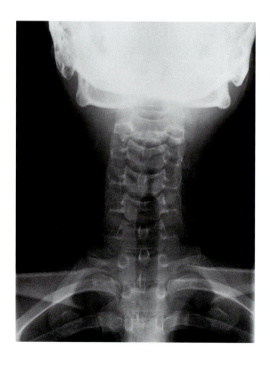
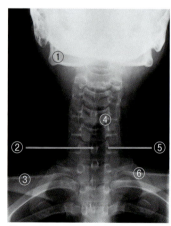

①下顎骨
②棘突起
③鎖骨
④椎体
⑤椎弓根
⑥肋骨

脊椎の正常像

## X線 側面像：頚椎

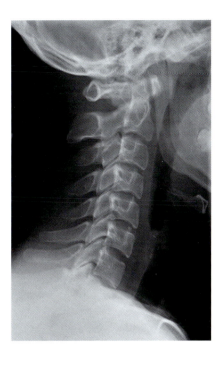
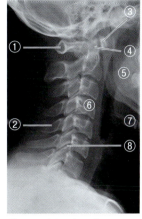

①環椎（後弓）　⑦舌骨
②棘突起　　　　⑧椎間関節
③環椎（前弓）
④歯突起
⑤下顎骨
⑥椎体

## X線 右前斜位像：頚椎

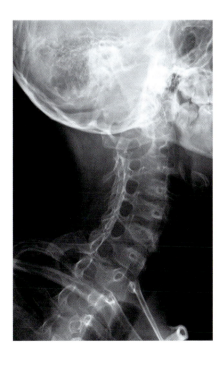
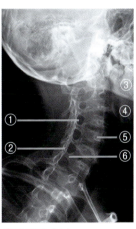

①椎間孔（右）
②椎間関節
③下顎骨
④舌骨
⑤椎弓根（左）
⑥椎弓根（右）

## MRI T2強調矢状断像：頚椎

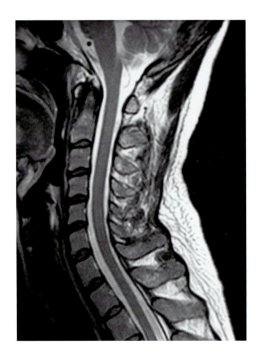
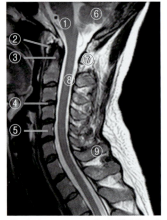

①延髄　⑦環椎（後弓）
②環椎（前弓）　⑧脊髄
③歯突起　⑨棘突起
④椎間板
⑤椎体
⑥小脳

## MRI T2強調横断像：頚椎［C4/5レベル］

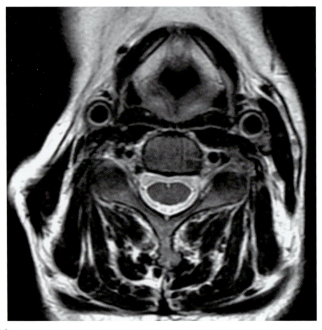
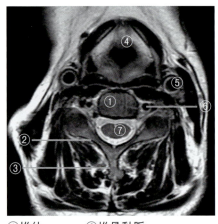

①椎体　⑥椎骨動脈
②椎弓　⑦脊髄
③棘突起
④喉頭
⑤総頚動脈

## CT 矢状断再構成像:頚椎(骨条件で表示)

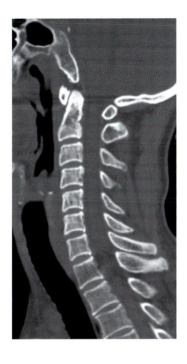
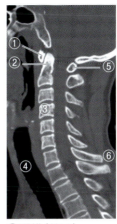

①環椎(前弓)
②歯突起
③椎体
④気管
⑤環椎(後弓)
⑥棘突起

## CT 矢状断再構成像:頚椎(軟部組織条件で表示)

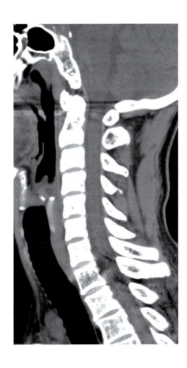
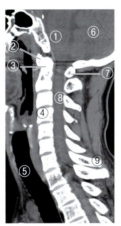

①延髄　　⑦環椎(後弓)
②環椎(前弓)　⑧脊髄
③歯突起　⑨棘突起
④椎体
⑤気管
⑥小脳

### X線 側面像：腰椎

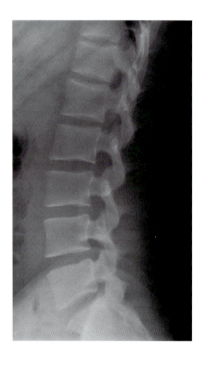
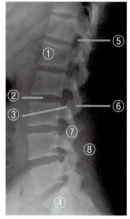

①椎体　　⑦椎間関節
②椎間腔　⑧棘突起
③上関節突起
④仙骨
⑤椎間孔
⑥下関節突起

### X線 正面像：腰椎

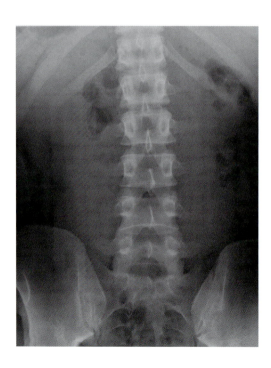
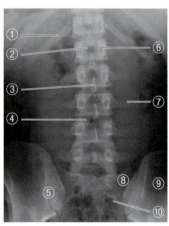

①肋骨　　⑦横突起
②椎体　　⑧仙骨
③棘突起　⑨腸骨
④椎間腔　⑩前仙骨孔
⑤仙腸関節
⑥椎弓根

脊椎の正常像

### X線 右前斜位像：腰椎

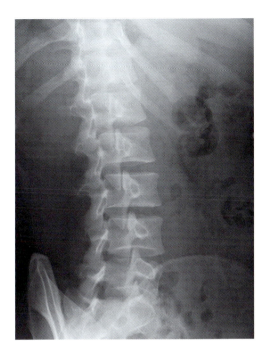
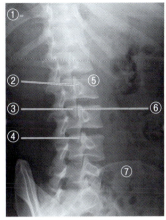

①肋骨　　⑦腸骨
②椎弓根
③下関節突起
④椎間関節
⑤椎体
⑥上関節突起

### MRI T2強調矢状断像：腰椎

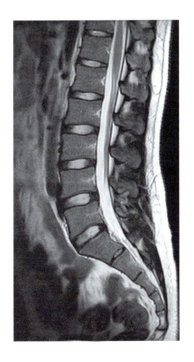
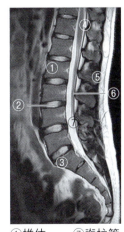

①椎体　　⑦脊柱管
②椎間板
③仙骨
④脊髄
⑤棘突起
⑥馬尾神経

### MRI T2強調横断像：腰椎 ［L4/5レベル］

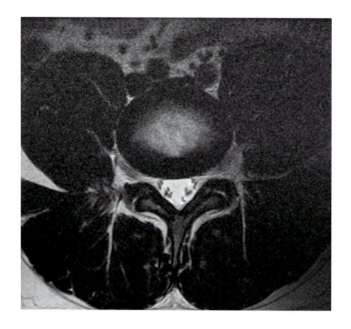
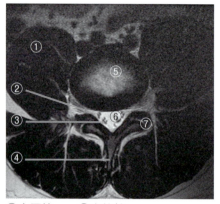

①大腰筋　⑥脊柱管
②椎間孔　⑦椎間関節
③馬尾神経
④棘突起
⑤椎間板

### MRI T2強調横断像：仙骨 ［S1/2レベル］

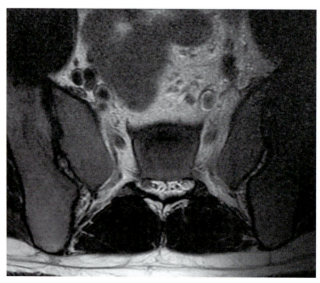
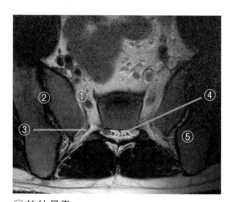

①前仙骨孔
②仙腸関節
③後仙骨孔
④仙骨管
⑤腸骨

# I. 脊椎疾患

## 頚椎

# 頚椎椎間板ヘルニア

**概念**

椎間板を構成する髄核と線維輪が，椎体から剥がれて，脊柱管内に突出あるいは脱出した状態。

腰椎椎間板ヘルニアのように，髄核成分が単独で線維輪を破って脊柱管内に突出する状態は頚椎椎間板ヘルニアでは稀である。

**臨床所見**

頚椎椎間板ヘルニアの圧迫病変と程度によって臨床症状が異なる。ヘルニアが中心性で比較的大きい場合は脊髄を圧迫することになり，圧迫レベルに一致した症状（上肢の感覚障害と弛緩性麻痺）と，それ以下の伝導路障害（体幹および下肢の感覚障害と痙性麻痺）を呈する脊髄症をきたす。

ヘルニアが左右どちらかに突出し神経根を圧迫する場合は，圧迫レベルに一致した症状と上肢への放散痛を呈する神経根症をきたす。

**画像所見**

### MRI・CT

MRIやCT上での軽度の椎間板突出は健常者でも認められることがある。また，比較的大きなヘルニアでも無症候の症例もあることから，画像上のヘルニアのみで頚椎椎間板ヘルニアと診断してはいけない。臨床所見や神経学的所見と対比して高位診断と画像所見に矛盾がないことを確認することが大切である。

脊髄症と神経根症の画像による鑑別は難しく，理学所見や神経学的所見と照らし合わせて診断する必要がある。特に神経根障害の画像診断はMRIでも神経根の描出が明確でないため，造影CTでの造影リングの欠損像による間接所見や，場合によっては神経根造影や椎間板造影CTなどと比較し総合的に判断する必要がある。

頚椎椎間板ヘルニア（脊髄症例）の典型的画像を図1～4に示す。

頚椎椎間板ヘルニア（神経根症例）の典型的画像を図5,6に示す。

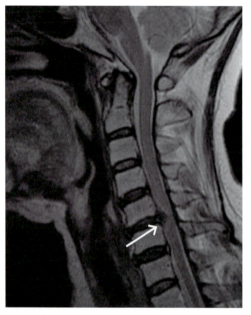

**図1：脊髄症例　MRI**
頚椎MRI T2強調矢状断像。C5/6椎間板が後方に突出し，硬膜管さらには脊髄を圧迫している。椎間板とヘルニア塊との連続性は保たれている。
椎間板の信号強度はC5/6椎間板で低下しており，変性所見を認めているが，椎間板高は保たれている。
頚椎アライメントは軽度前弯を呈しており，特に問題はない。

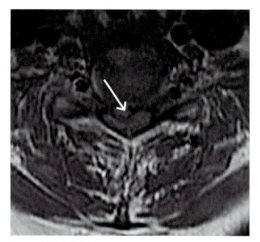

**図2：脊髄症例［C5/6椎間板高位］　MRI**
頚椎MRI T1強調横断像。椎間板が正中から右後方に突出しており，脊髄が著しく圧迫されている（矢印）。
脊髄とヘルニア塊との境界は比較的明瞭である。

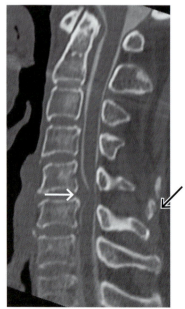

**図3：脊髄症例　造影CT**
脊髄造影CT（MPR*，CTM**）。骨棘は軽度であり，硬膜管の圧迫が椎間板ヘルニアによるものであることが明瞭である（左矢印）。C5～6棘突起後方の項靱帯が骨化している（右矢印）。

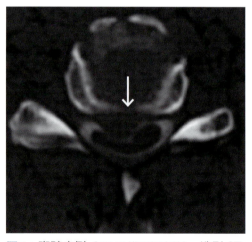

**図4：脊髄症例［C5/6椎間板高位］　造影CT**
脊髄造影CT（CTM）。脊柱管に突出したヘルニア塊によって，脊髄が扁平化している。特に右側の脊髄は1/2程度に変形している（矢印）。

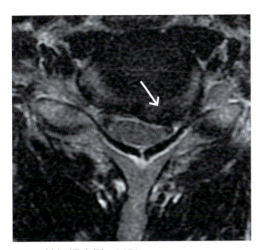

図5：神経根症例　MRI
頚椎MRI T2強調横断像。ヘルニアが後方左側に突出し左神経根の描出が不良であるが(矢印)，脊髄の圧迫は認めない。

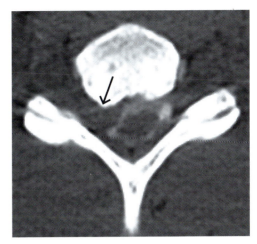

図6：神経根症例　造影CT
脊髄造影CT（CTM）。脊柱管に突出したヘルニアによる圧迫のため，右側の造影リングの欠損を認める（矢印）。

*MPR：multi-planar reconstruction（多断面再構成像）
**CTM：CT myelography

リハ介入のポイント

　急性期ではヘルニア突出部位によるメカニカルストレスを誘発する運動方向を推論し，症状増悪をきたさない姿勢指導，運動範囲の管理を行う。回復期には，頚部の動的安定性にあわせて自動可動範囲を拡大させていく。可動範囲の増大に伴う圧迫症状の出現の有無は常に評価が必要である。

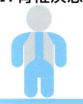

# I. 脊椎疾患

## 頚椎

# 頚部脊椎症

**概念**
頚椎変性疾患における脊柱管内病変では，椎間板ヘルニア，椎間板の狭小化，肥厚した黄色靱帯や骨棘などによる硬膜管や神経根の圧迫が明瞭に観察され，画像診断は比較的容易である。

**臨床所見**
上肢の疼痛やしびれなどの症状を認める場合には，脊髄および神経根の圧迫性病変を疑う。上肢症状が両側性の場合は脊髄障害を，片側性で放散痛を呈する場合は神経根障害を疑う。

**画像所見**
**X線像**：頚部痛の最大の原因である頚部脊椎症を疑った場合，まずX線検査が行われるが，重篤な脊椎疾患（腫瘍・感染性疾患や椎体骨折）の有無を確認することが大切である。X線像ではアライメント（弯曲異常，すべり，不安定性），骨棘などの骨病変，椎間板の狭小化などを確認する（図1a，図2a）。

**MRI・CT**：動態撮影では頚椎のすべりや不安定性を確認する。MRIでは椎間板の狭小化，肥厚した黄色靱帯や骨棘などによる硬膜管や神経根の圧迫を確認する。椎体の輝度変化も炎症性疾患との鑑別に重要である（図1b，図2b，c）。

画像検査は，問診や理学所見から推定された疾患の確認手段であることを念頭に置いて行う必要がある。すなわち，画像診断は形態学的異常所見をとらえるのではなく，頚部痛や神経学的所見が画像所見と矛盾しないかを確認する作業である。

**リハ介入のポイント**
保存療法においては，脊柱管内病変の種類および頚椎不安定性の有無を把握することが重要である。頚部痛および神経症状が出現する運動範囲を特定し，姿勢・ADL指導を行う。椎弓形成術後では，術後早期からの頚椎可動域訓練が，可動性の担保と頚部痛の軽減につながるとされている。

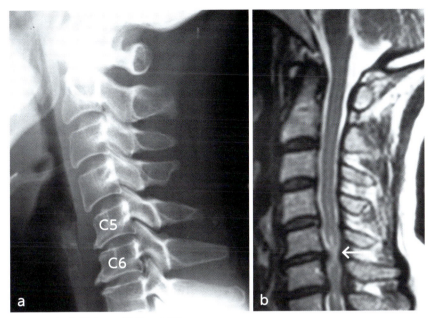

**図1：頚部脊椎症　X線像，MRI**

a：頚椎X線側面像。頚椎アライメントは前弯が消失し，C5/6高位では局所後弯を呈している。C5/6と6/7高位の椎間板高は減少し，同部位では骨棘の形成も認めている。

b：MRI T2強調矢状断像。C5/6と6/7高位では，前方では骨棘と椎間板の膨隆によって，後方では黄色靱帯の肥厚によって，硬膜管および脊髄が圧迫されている。さらにC5/6高位の脊髄は高輝度変化を示している（矢印）。

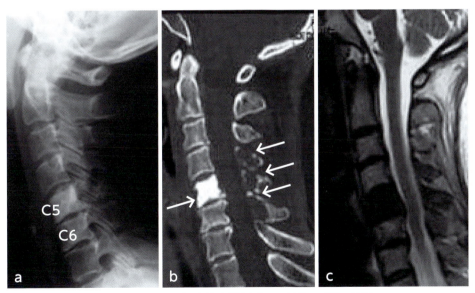

**図2：頚部脊椎症と鑑別を有する転移性脊椎腫瘍　X線像，CT，MRI**

a：頚椎X線側面像。頚椎アライメントは前弯が保たれており正常であるが，C5/6高位で椎間板高が減少し，同部位では骨棘の形成も認めている。C5椎体とC6椎体の一部に骨硬化を認める。

b：CT矢状断像。C5椎体全体に骨硬化性変化（矢印）を認める。一方，C4，5，6棘突起には溶骨性変化を認める。

c：MRI T2強調矢状断像。C5椎体の低輝度変化を認めるが，硬膜の明らかな圧迫はない。

# I. 脊椎疾患

**頸椎**

# 頸椎後縦靱帯骨化症

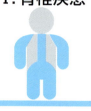

**概念**

脊椎を支持する靱帯の中で，脊柱管内で椎体後方を裏打ちしている後縦靱帯が骨化し，脊髄症や神経根症などの臨床症状を呈する疾患である。

骨化には横方向（横断面）と縦方向（矢状断面）があり，各々脊柱管狭窄（脊髄の圧迫）と頸部可動性の減少を引き起こす。

前縦靱帯や黄色靱帯の骨化を合併することがある。

**臨床所見**

骨化の圧迫の形態と程度によって臨床症状が異なる。後縦靱帯骨化症は，①分節型（骨化が椎体後縁に限局），②連続型（骨化が隣接する椎体に及ぶ），③混合型，④限局型（椎間板高位に限局）に分けられる[1]。

**画像所見**

X線像・CT・MRI

頸椎後縦靱帯骨化では全身の骨化傾向を認める症例が多いので，胸椎や腰椎を含めた全脊柱の検索を行う必要がある。X線像では骨化が不明瞭な場合があり（図1），骨化の形態を正確に把握するにはCTが必須である。特に，CT矢状断MPR像は頸椎症による骨棘との鑑別に有用である。MRIは脊髄（硬膜管）の圧迫の程度を評価するには有用であるが（図2），造影CT横断像の方が造影リングと骨化形態を同時に評価することが可能であるため，勧められる（図3, 4）。

脊髄症を発症する靱帯骨化による脊柱管占拠率は，年齢や骨化形態などによってさまざまであるが，脊柱管前後径から骨化巣の前後径を差し引いた有効脊柱管前後径が6 mm以下で発症のリスクが高まり，14 mm以上では低い。

**リハ介入のポイント**

骨化の形態と脊髄圧迫の程度から運動に伴うリスクを把握することが重要である。連続型では，可動性を失った関節の隣接関節に過可動性を認めることが多く，脊椎全体での可動性の確保が必要となる。また，症状悪化へのおそれからADLで脊椎運動を使用しないことが多く，正確な病態教育が重要である。

頚椎後縦靱帯骨化症

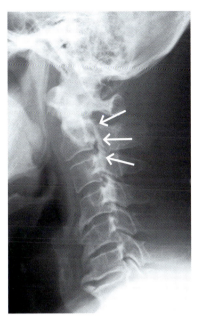

図1：X線像
頚椎X線側面像。C2（歯突起）からC4/5高位まで後縦靱帯の骨化を認める。連続型か混合型かはX線では不明である（矢印）。
C4/5高位～C6/7高位まで前縦靱帯骨化を認めるが，連続型ではない。

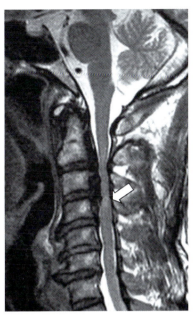

図2：MRI
頚椎MRI T2強調矢状断像。歯突起後方～C4/5高位において，（脊髄）硬膜管が前方より著しく圧迫されている。くも膜下腔の脳脊髄液は不明瞭である。C3/4高位では脊髄内に高輝度信号領域を認める（矢印）。

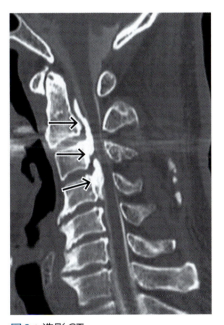

図3：造影CT
脊髄造影CT（MPR，CTM）矢状断像。C2～5まで混合型の後縦靱帯骨化を認める。C3/4椎間高位で骨化が途切れており，最狭窄部位で動きがあるため脊髄が障害されやすい。C4～7まで前縦靱帯の骨化を認める。

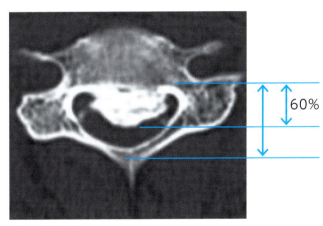

図4：造影CT
脊髄造影CT（CTM）横断像。大きな後縦靱帯骨化巣が前方から中心性に硬膜管（脊髄）を圧迫しており，脊髄が扁平化している。脊柱管占拠率は60％で，高度の脊柱管狭窄を呈している。

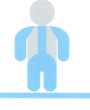

# I. 脊椎疾患

頚椎

# 環軸椎亜脱臼

**概念**

環軸椎関節は，椎体・椎間板構造が欠如しており，軟部組織である靱帯がその支持性を担っている．また，滑膜組織も発達している．そのため，関節リウマチなどによる関節破壊の影響を受けやすく，環軸椎の亜脱臼や変形を呈すると脊柱は著しく不安定となり，疼痛や麻痺の原因となる．

本疾患の原因として，関節リウマチのほかに，歯突起骨折後偽関節，os odontoideum（歯突起骨），破壊性脊椎関節症，透析脊椎症，外傷（環軸椎関節脱臼，軸椎関節突起間骨折など）が挙げられる．

**臨床所見**

環軸椎関節の不安定性の程度によって臨床症状が異なり，動作時痛から，高度な四肢麻痺を呈するものもある．また，環軸椎高位での高度の脊髄圧迫では，横隔神経麻痺や肋間筋の麻痺による呼吸障害を呈する場合もある．

**画像所見**

X線像（図1, 2）：頚椎X線像では，頚椎全体のアライメントや，動態での不安定性をチェックする．一般に，頚椎前屈位側面像で環椎前弓後面と歯突起間距離（atlanto-dental interval；ADI）が3 mmを超える場合を環軸椎亜脱臼としている（図1）．環軸椎病変では，動態撮像で初めて不安定性を呈する場合があるので注意を要する．

CT：頚椎（造影）CTでは，頚椎椎弓根や外側塊の形態を詳細に把握するために，1～2 mmスライスで撮像する．造影CTは椎骨動脈の走行異常や，左右の優位側を確認する（図3）．

MRI：頚椎MRIでは，脊髄，小脳，延髄などの神経組織の圧迫をチェックする．特に垂直性脱臼では，延髄が歯突起によって突き上げられている場合があるので，その位置関係を正確に把握する必要がある．また，MRAでは造影CTと同様に椎骨動脈やWillis動脈輪の状態を確認する．

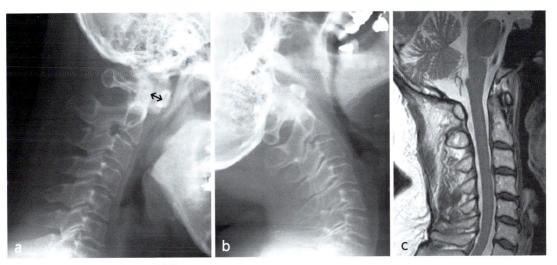

**図1：環軸椎亜脱臼症例　X線像，MRI**
a：頚椎X線動態側面像（前屈位）。環椎前弓後面と歯突起間距離でADI 5 mmと環軸椎の不安定性を認める。
b：頚椎X線動態側面像（後屈位）。後屈位では整復されている。
c：MRI。硬膜管の圧迫を認めていない。

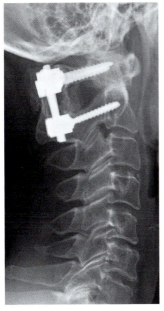

**図2：環軸椎亜脱臼症例　術後　X線像**

頚椎X線側面像。環軸椎にスクリューが刺入され，後方に骨移植されており，整復位で固定されている。

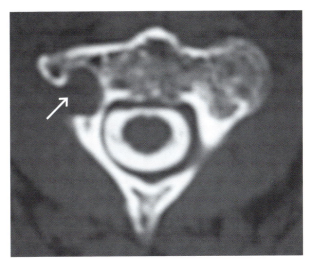

**図3：造影CT**

脊髄造影CT。右側では椎骨動脈（VA）が軸椎内を走行しており，椎骨動脈の走行異常であるhigh riding VAを認めている（矢印）。

# I. 脊椎疾患　腰椎

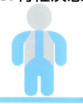

# 腰部脊柱管狭窄症

**概念**

加齢による退行変性を基盤として，黄色靱帯の肥厚や椎間板の膨隆，椎間関節の関節症性変化に伴う関節包の肥厚や骨棘の形成が起こり，脊柱管が狭窄する．その結果，馬尾や神経根が圧迫される．

**臨床所見・治療**

下肢のしびれや疼痛を訴える．症状は立位や歩行で増悪し，前屈位をとることで軽快することが多い．重症例では膀胱直腸障害を呈することもある．

治療は消炎鎮痛薬やプロスタグランジンE1製剤の投与，ブロック治療などを行う．これらの保存療法が無効な症例は除圧術の適応となる．不安定性を有する症例では固定術を考慮する．

**画像所見**

**X線像**：X線像では分離やすべり，側弯の有無などを評価する．前後屈や側屈などの動態撮影では，腰椎の不安定性の有無を評価する．

**MRI**：MRIは腰部脊柱管狭窄症の診断に最も有用な画像検査である．黄色靱帯の肥厚や椎間板の突出による神経組織の圧迫，狭窄部位より頭側の馬尾神経が蛇行するredundant nerve root，椎間板の変性などが観察できる（図1）．また傍矢状断像における神経根周囲の脂肪組織の描出不良は椎間孔狭窄などの外側病変を疑わせる重要な所見である．

**脊髄造影検査**：脊髄造影検査は侵襲的ではあるが，前後屈による脊柱管狭窄の動的変化や，立位での評価が可能な唯一の画像診断法である（図2）．

**リハ介入のポイント**

症状増悪に関わる姿勢および動作を分類，把握することが重要である．X線像の動態撮影は脊椎の分節的な運動特性の理解に有用である．症状誘発に関わる分節的な過可動性や隣接関節の可動性の低下が認められる場合は，隣接関節の可動範囲の拡大と腰部の動的安定性の確保を図る．

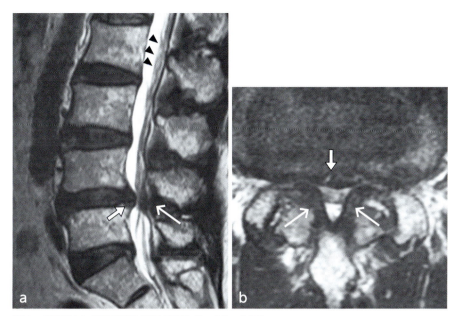

**図1：典型的な腰部脊柱管狭窄症［L4/5］ MRI**
a：MRI T2強調矢状断像。L4/5高位で前方からは膨隆した椎間板が（短矢印），後方からは肥厚した黄色靱帯が（矢印）硬膜管を強く圧迫している。また圧迫部位より頭側では，馬尾神経が蛇行するredundant nerve rootが観察できる（矢頭）。
b：MRI T2強調横断像［L4/5高位］。前方の膨隆した椎間板（短矢印），後方の肥厚した黄色靱帯により（矢印），中心部および外側陥凹が狭小化している。
（吉本三徳，山下敏彦：変形性疾患(4)：脊椎-腰部脊柱管狭窄症．関節外科32(Suppl 1): 117-118, 2013.より）

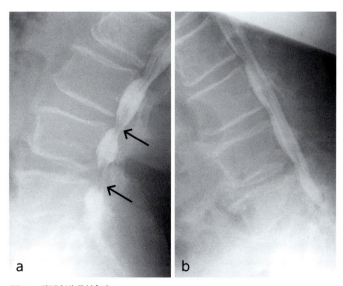

**図2：脊髄造影検査**
a：脊髄造影検査側面像（後屈位）。後屈によりL3/4，L4/5において脊柱管がより狭小化している（矢印）。
b：脊髄造影検査側面像（前屈位）。前屈により脊柱管の狭窄が軽減している。
（吉本三徳，山下敏彦：変形性疾患(4)：脊椎-腰部脊柱管狭窄症．関節外科32(Suppl 1): 117-118, 2013.より）

## I. 脊椎疾患

腰椎

# 腰椎分離症

**概念**

腰椎の関節突起間部の疲労骨折である(図1)。伸展と回旋で，関節突起間部に強い応力が加わると報告されており，体幹運動の多いスポーツ種目で高頻度にみられる。

**臨床所見・治療**

成長期のスポーツ選手が腰痛を訴える場合，常に腰痛分離症を念頭におく。腰部の伸展時痛や分離部の圧痛を認める。

骨癒合の可能性を評価し，治療方針を決定する。MRI T2強調像における椎弓根部高輝度は骨癒合の可能性が高いことを示す所見だとされている[2]。分離初期と進行期の一部がこれに相当し，このような症例では骨癒合を目指す治療を行う。骨癒合の可能性がない症例では保存的な疼痛管理が主体となる。

**画像所見**

**X線像**：X線像では，斜位像でのスコッチテリアの首輪が有名であるが(図2a)，骨折線の方向によっては側面像の方が判断しやすいこともある。X線像で鮮明な分離がみられる時はすでに偽関節に進行している終末期のことが多い。

**CT・MRI**：骨癒合の可能性がある初期および進行期をとらえるには，CTやMRIが有用である。CTでは椎弓に平行にスライスを切ると，分離部の骨硬化やgapを正確に評価することができる(図2b)。MRI T2強調像は，分離初期にみられる椎弓根の浮腫像を高信号領域としてとらえることができ，早期診断に有用である(図3)。

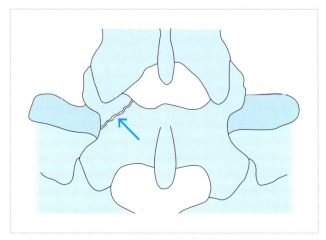

図1：関節突起間部の疲労骨折

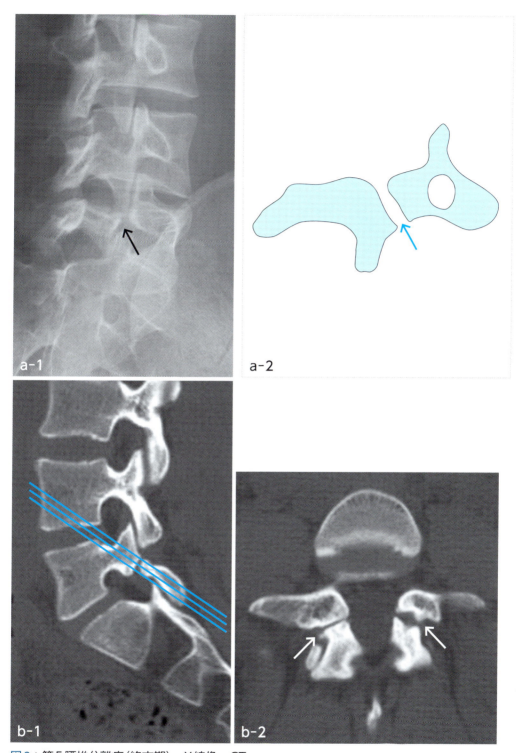

図2：第5腰椎分離症（終末期）　X線像，CT
a：X線斜位像。スコッチテリアの首輪がみられる（矢印）。
b：椎弓に平行に撮像したCT。分離部に骨硬化像とgapがみられる（矢印）。
（吉本三徳，山下敏彦：脊椎外科．関節外科30（Suppl 1）：78-84, 2011. より）

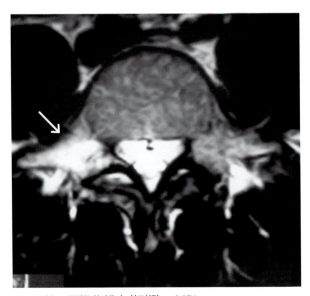

**図3：第5腰椎分離症（初期）　MRI**
MRI T2強調横断像。椎弓根の浮腫像が高信号領域として描出される（矢印）。
（吉本三徳，山下敏彦：脊椎外科．関節外科30（Suppl 1）：78-84, 2011. より）

　分離部位および病態ステージより考える骨癒合の可能性に関する治療方針を理解する必要がある。一般的な発生要因とされる体幹伸展・回旋方向への運動に留意し，脊柱の動的安定性を確保していく。あわせて運動時に分離部の動態に影響を与える隣接関節の適正な可動性の獲得を図る。

## I. 脊椎疾患　腰椎

# 化膿性脊椎炎

### 概念

　細菌による脊椎の感染である。血行性感染がほとんどであるが，手術や硬膜外チュービングなどの医原性のものや，咽後膿瘍などの周囲の組織からの感染の波及もある。血行性感染の場合，感染はまず椎体の頭尾側縁にある軟骨終板の近くに生じ，次いで椎間板および上下の椎体に広がる。

### 臨床所見・治療

　疼痛や発熱がみられる。硬膜外膿瘍による神経症状を呈することもある。
　感受性のある抗生物質を投与し，硬性コルセットなどの外固定により局所の安静を図る。保存療法が無効な場合，病巣搔爬術や固定術が行われる。

### 画像所見

**X線像**：X線像では，椎間板高の減少や，椎体終板の不整像がみられる（図1）。また正面像における腸腰筋陰影の拡大は腸腰筋膿瘍を示唆する。ただし，これらX線像における異常所見は，発症早期には不明瞭なことが多い。

**MRI**：MRIは化膿性脊椎炎の早期診断に最も有用な画像検査である。椎間板と上下の椎体が，T1強調像で低信号（図2a），T2強調像で高信号を示す（図2b）。ガドリニウム造影で病変部に造影効果がみられる（図2c）。硬膜外膿瘍や椎体周囲の膿瘍が描出される（図3）。

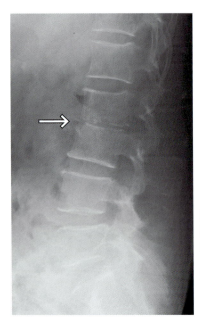

**図1：化膿性脊椎炎　X線像**
腰椎X線側面像。L2/3の椎間板高が減少し，椎体終板が不整である（矢印）。
（吉本三徳：化膿性脊椎炎．アトラス骨・関節画像診断5 脊椎・脊髄（戸山芳昭，山下敏彦 編）．p65，中外医学社，2011．より）

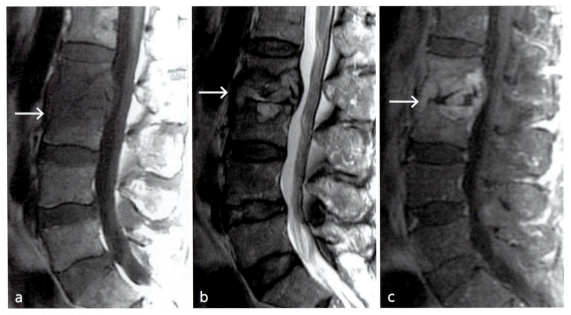

**図2：化膿性脊椎炎　MRI**
a：腰椎MRI T1強調矢状断像
b：腰椎MRI T2強調矢状断像
c：脂肪抑制造影MRI T1強調矢状断像
L2/3椎間板とL2・L3椎体が，T1強調像で低信号，T2強調像で高信号を示している。ガドリニウム造影でMRI病変部に強い造影効果がみられる（矢印）。
（吉本三徳：化膿性脊椎炎．アトラス骨・関節画像診断5 脊椎・脊髄（戸山芳昭，山下敏彦 編）．p65，中外医学社，2011．より）

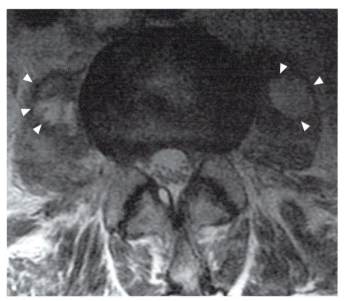

**図3：化膿性脊椎炎　MRI**
腰椎MRI T2強調横断像。腰筋内に高信号の膿瘍が認められる（矢頭）。

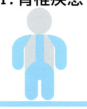

# I. 脊椎疾患

**腰椎**

# 骨粗鬆症性椎体骨折

**概念**　骨粗鬆症による骨強度低下の結果生じる椎体の骨折で，転倒などの軽微な外力で生じる。

**臨床所見・治療**　骨折による疼痛や円背などの後弯変形が生じる。偽関節例では，遅発性脊髄麻痺を呈することもある。

新鮮例に対しては硬性コルセットや体幹ギプスによる外固定を行い，骨癒合を目指す。強い疼痛や麻痺を呈するような偽関節症例では，椎体形成術や脊椎固定術が考慮される。骨粗鬆症に対する薬物治療は，今後起こりうる新規骨折を予防するうえで重要である。

**画像所見**

**X線像**：早期のX線像では骨折が不明瞭であり，また既存の多発性の陳旧性骨折との判別が困難なことも多い。経時的に椎体圧壊の進行を認めて初めて骨折が判明することもある（図1）。また，動態撮影（座位・仰臥位）で椎体前方の高さに変化が生じる椎体不安定性が確認できることもある（図2）。

**MRI**：MRIは発症早期から椎体骨折の描出が可能である（図3）。偽関節症例では椎体内に気体や液体の貯留を認める（図4）。

**リハ介入のポイント**　体幹運動や上肢運動に伴う椎体部へのメカニカルストレスに留意した運動療法を行う。椎体の圧潰進行を予防するためにも体幹の腹部背部の筋力強化は重要となる。また安全で有効なADLの獲得とともに転倒予防や骨粗鬆症に対応する全身的な運動療法を進める。

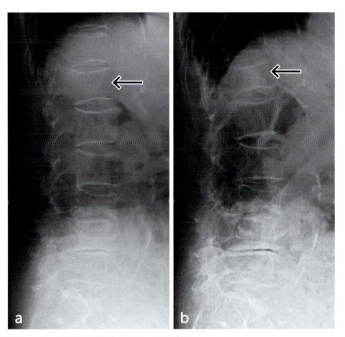

**図1：第12胸椎椎体骨折　X線像**
a：初診時 X線側面像
b：1週後 X線側面像
初診時には不明瞭であるが，1週後には椎体高の低下が認められる(矢印)。

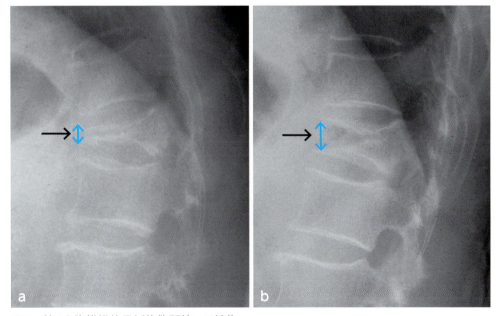

**図2：第12胸椎椎体骨折後偽関節　X線像**
a：X線側面像(座位)
b：X線側面像(仰臥位)
仰臥位の側面像で椎体の前方が開大しており，椎体不安定性が認められる(矢印)。

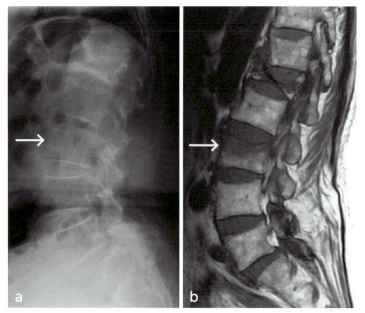

**図3：第3腰椎椎体骨折　X線像，MRI**
a：X線側面像。第3腰椎の椎体骨折は不明瞭である（矢印）。
b：MRI T1強調矢状断像。骨折線と周囲の骨髄浮腫が低輝度に明瞭に描出されている（矢印）。

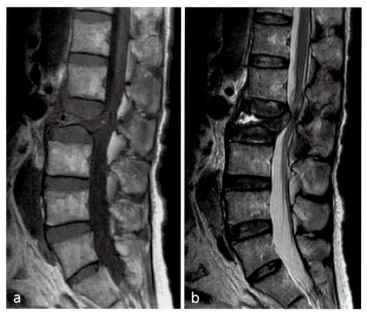

**図4：第2腰椎椎体骨折後偽関節　MRI**
a：MRI T1強調矢状断像
b：MRI T2強調矢状断像
第3腰椎の椎体内に貯留した液体が，T1強調像で低信号，T2強調像で高信号に描出されている。椎体後壁が脊柱管内に突出している。

# I. 脊椎疾患

## 頚椎〜腰椎

# 脊柱側弯症

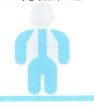

## 概念・分類

脊柱側弯症とは，冠状面において脊柱が側方へ弯曲した状態を意味し，以下のように分類される．

**成人脊柱側弯症（成人脊柱変形）**：骨成長が停止した後にみられる側弯．
**先天性脊柱側弯症**：生下時より脊椎に形態的異常が存在し，これにより生じる側弯．
**特発性脊柱側弯症**：原因となる疾患を有さない側弯．
**症候性脊柱側弯症**：何らかの疾患を合併した側弯．
**その他**

## 治療

日常診療で接する機会が多い特発性側弯症の治療方針について述べる．

**保存療法**：Cobb角20°未満は経過観察，25°以上で進行性，成長終了前であれば装具療法を開始する．

**手術療法**：Cobb角40°を超える場合には，手術を考慮する．術式は，多くの場合，後方からの矯正・固定術を施行する（図1）．

## 画像所見

### X線像

**Cobb角**（図2）：冠状面で最大傾斜する椎体の上縁と下縁に平行となる線を引き，それぞれに垂線を立てて，交わる角度を計測する．

**矢状面評価**：後弯をプラス（＋），前弯をマイナス（−）で表記する．
・胸椎部後弯評価（Th5〜12）：20°〜50°の後弯が正常値．
・腰仙椎前弯評価（Th12下縁〜S1上縁）：−50°〜−70°
・矢状面全体評価（sagittal vertical axis；SVA）：C7椎体中央からの垂線（C7 plumb line）と仙骨後縁の距離を計測．仙骨より後方を−，前方を＋で表記する（図3）．

**CT**：椎体，椎弓の形態的異常の評価や，椎弓根スクリューを刺入する場合の術前計画に有用である．

**MRI**：脊髄病変の有無について検索する目的で行われる（例：キアリ奇形，脊髄空洞症など）．

**リハ介入のポイント**

脊柱の弯曲に回旋が伴うことにも留意し，体幹屈曲伸展回旋時の脊柱可動性を分節レベルで概観評価することは，介入プログラムを考えるうえで有益である．脊柱アライメントの矯正のみならず，脊柱可動性に影響を受けた肩甲骨運動や骨盤・体幹運動の機能低下にも留意した運動療法が必要となる．

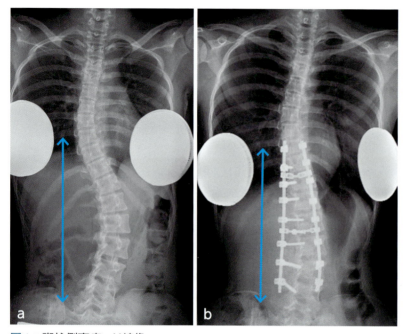

図1：脊柱側弯症　X線像
a：術前 X線正面像
b：術後 X線正面像
矢印のレベルで，後方矯正・固定術が施行されている。

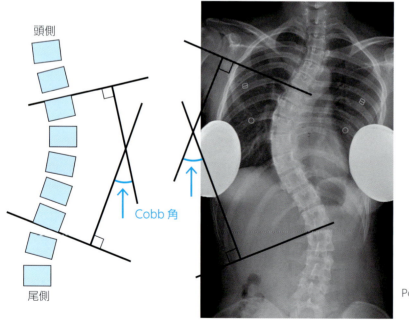

図2：Cobb角の計測方法

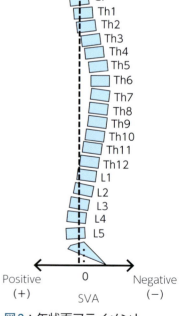

図3：矢状面アライメント

# I. 脊椎疾患

## 頚椎～腰椎

# 脊椎・脊髄損傷

### 概念

脊椎損傷の受傷年齢の分布は，20歳代と50歳以上の二峰性を示し，近年では50歳以上の占める割合が増加している。

受傷原因としては，自動車事故が最も多いが，高齢者では転落が多い。

受傷部位は，中下位頚椎と胸腰移行椎が多くを占める。

### 臨床所見・治療

受傷直後は脊髄ショックにより，損傷の程度を評価することが困難である。球海綿体反射（bulbocavernosus reflex；BCR）の出現は，脊髄ショック離脱を意味し，概ね受傷後48時間以内に起こる。

触覚，痛覚により知覚障害を，徒手筋力テスト（MMT）により運動麻痺を確認し，脊髄損傷の程度を評価する。

**中下位頚椎損傷**（図1）：骨傷を伴わない頚髄損傷も多くみられる。非骨傷性頚髄損傷では保存療法（頚椎カラー，リハビリテーション）が選択されることが多い。骨折や脱臼を伴う場合は，損傷部位に応じて，前方，後方，前後合併手術が必要となる。

**胸腰移行椎損傷**（図2）：腹部損傷を合併することが多い。安定型の骨折では，ギプスやコルセットなどによる外固定を行う。手術が必要な場合は，各種評価指標を参考に術式を決定する。

### 画像所見

**X線像**：正面像で棘突起の配列，側面像で椎体変形や棘突起間の開大などを観察する（図1，2）。

**CT**：骨折形態を把握するために最も有用な検査法である（図1c，図2a）。

**MRI**：椎間板，靱帯，脊髄など軟部組織の評価に優れている。

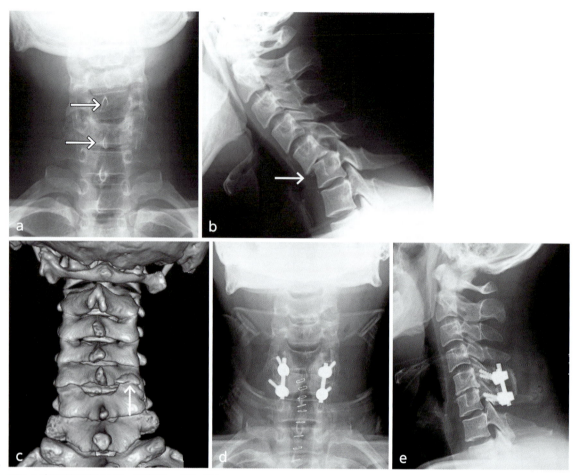

**図1：中下位頚椎損傷　X線像，3D-CT**
41歳男性
a：術前 X線正面像。棘突起間の開大(矢印)。
b：術前 X線側面像。C5椎体の前方偏位を認める(矢印)。
c：術前 3D-CT。右C5/6脱臼骨折を認める(矢印)。
牽引にて整復した後に，後方固定術を行った。
d：術後 X線正面像
e：術後 X線側面像

脊椎・脊髄損傷

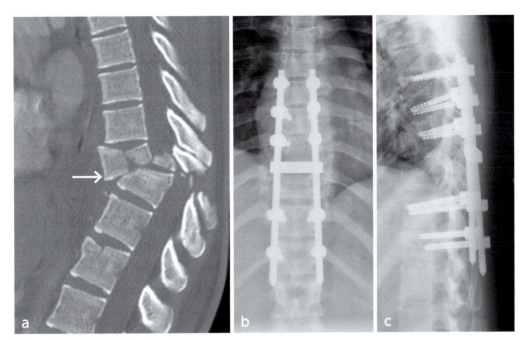

図2：胸腰移行椎損傷　CT，X線像
22歳女性
a：術前 CT。Th10/11の脱臼骨折により脊柱管は断絶している。後方より脱臼整復と固定術を行った。
b：術後 X線正面像
c：術後 X線側面像

リハ介入のポイント

脊椎・脊髄の損傷状況と損傷高位レベルの理解は不可欠となる。急性期における拘縮や褥瘡など合併症の予防的介入は重要である。回復期では，病態および臨床所見のわずかな変化を掌握しながら残存機能を見落とすことなく機能レベル，ADLの獲得に連動した運動療法を実施する。

# I. 脊椎疾患

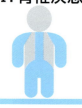

頚椎〜腰椎

# 脊椎腫瘍

## 概念

脊椎に発生した腫瘍の呼称であり，転移性脊椎腫瘍(肺癌，前立腺癌など)，原発性良性脊椎腫瘍(骨巨細胞腫，血管腫など)，原発性悪性脊椎腫瘍(脊索腫，軟骨肉腫など)がある。転移性脊椎腫瘍が最も多く，転移が起こる部位は，腰椎，胸椎，頚椎の順に多い。

## 臨床所見

初期には無症状の場合も少なくないが，経過中に疼痛がみられ，病的骨折を生じることや，腫瘍による脊髄や神経の圧迫が強ければ体幹・四肢に感覚障害や筋力低下，痙性麻痺，膀胱直腸障害を生じることがある。

## 治療

放射線治療や化学療法，ホルモン療法が行われる。椎体骨折に対しては装具療法を考慮する。手術治療では腫瘍の病理診断のための生検術，麻痺の状態によっては除圧術や固定術が選択され，根治を目指して腫瘍脊椎骨全摘術が行われることもある。

## 画像所見

### X線像・CT・MRI・PET(図1, 2)

腫瘍の種類により骨溶解や骨形成像がみられる。転移性脊椎腫瘍では腫瘍が椎弓根に転移することが多く，X線正面像でpedicle signまたはowl winked signと呼ばれる骨溶解像がみられる。CTでは骨破壊像が明瞭に描出される。MRIやPETは骨組織に変化をきたす前の早期発見に有用である。MRIで腫瘍による脊髄や神経の圧迫の程度を評価する。

### リハ介入のポイント

転移性脊椎腫瘍では軽微な力によって病的骨折を生じる可能性があり，運動負荷の設定に関する担当医との情報共有は欠かせない。放射線治療や化学療法期間にも神経症状の増悪を認める可能性があり，リハビリテーション介入時の理学所見のわずかな変化も見落とすことなく，担当医に報告する必要がある。

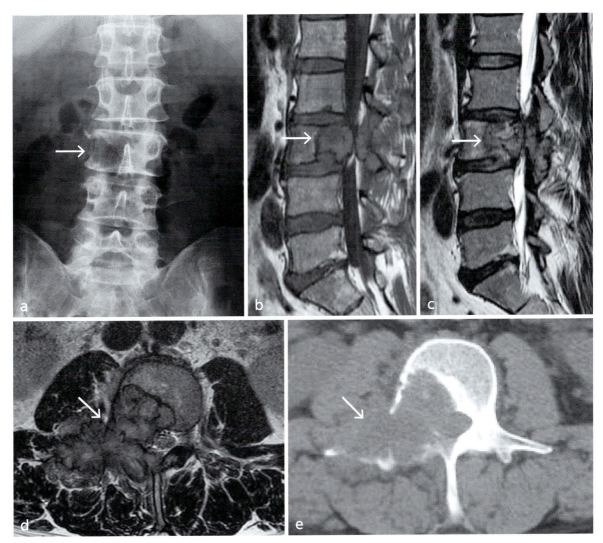

図1：転移性脊椎腫瘍（腎癌）　X線像，MRI，CT
a：X線正面像
b：MRI T1強調矢状断像
c：MRI T2強調矢状断像
d：MRI T2強調横断像
e：CT
第3腰椎の右椎弓根を中心に骨破壊を認めpedicle signを認める。腫瘍は脊柱管内にも浸潤し馬尾神経を圧迫している。

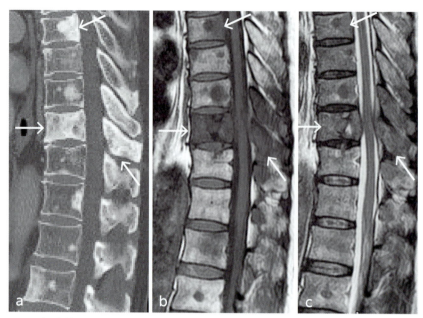

**図2：転移性脊椎腫瘍（前立腺癌） CT，MRI**
a：CT
b：MRI T1強調矢状断像
c：MRI T2強調矢状断像
多発する骨硬化性病変を認める。第10胸椎レベルで脊髄の圧迫を認める。硬化性病変はT1強調像，T2強調像でともに低信号となる。

# I. 脊椎疾患

頚椎～腰椎

# 脊髄腫瘍

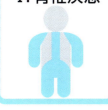

**概念**

脊髄や神経鞘，硬膜・くも膜などの脊柱管内またはその周辺部の腫瘍で，脊髄や神経が圧迫されて症状を呈する．腫瘍の占拠部位から髄内，硬膜内髄外，硬膜外の3つに分類され，それぞれ頻度はおよそ20％，60％，20％である．組織学的にはシュワン細胞から発生する神経鞘腫（約50％），硬膜から発生する髄膜腫（約10％），脊髄から発生する神経膠腫（約10％）の順に多い．

**臨床所見・治療**

腫瘍による脊髄や馬尾神経の圧迫により体幹・四肢の疼痛や感覚障害，筋力低下，痙性麻痺，膀胱直腸障害がみられる．良性腫瘍で神経症状がある症例には基本的に外科的切除が行われ，悪性度の高い症例には切除と放射線治療や化学療法が組み合わされて行われる．

**画像所見**

**CT・MRI**：CTやMRI（単純，造影）により腫瘍の局在診断や画像診断を行う（図1）．腫瘍の診断は病理組織診断で確定する．

**リハ介入のポイント**

脊椎腫瘍と同様に，経過中にも神経症状の増悪を認める可能性がある．リハビリテーション介入時の理学所見のわずかな変化も見落とすことなく担当医に報告する必要がある．

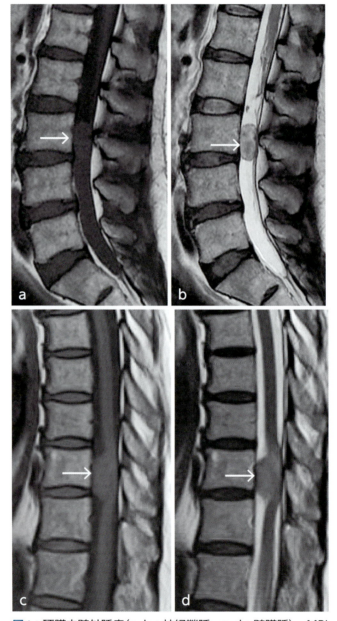

**図1：硬膜内髄外腫瘍（a, b：神経鞘腫，c, d：髄膜腫） MRI**
a：MRI T1強調矢状断像
b：MRI T2強調矢状断像
第3腰椎レベルにT1強調像で低信号，T2強調像で等信号と高信号が混在する内部が不均一で辺縁明瞭な楕円形の腫瘤を認める。
c：MRI T1強調矢状断像
d：MRI T2強調矢状断像
第10胸椎レベルの脊髄の腹側にT1強調像，T2強調像でともに低信号の内部が均一で辺縁明瞭な楕円形の腫瘤を認める。

# 肩関節の正常像

X線像，MRI

　X線像では肩鎖関節の変性による変形や骨棘，肩峰下骨棘や烏口肩峰下靱帯肥厚による肩峰下面の石灰化，棘上筋腱の消失による上腕骨の上方変位なども評価する．また，Y viewを加えることでそれらの評価が容易な場合が多く，肩峰の形も把握が容易になる．

　MRIでは，棘上筋腱を含めた肩板や上腕二頭筋腱や関節唇などの軟部組織を評価することができ，関節液や滑液包の貯留の程度の把握も容易になる．

## X線 正面像

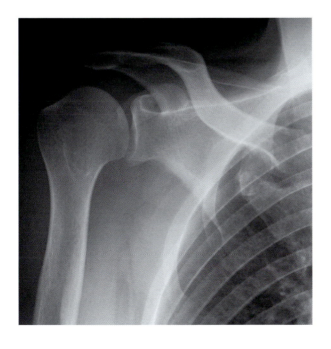
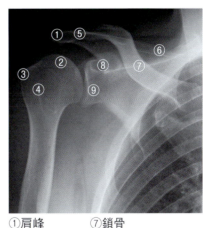

①肩峰
②上腕骨頭
③大結節
④小結節
⑤肩鎖関節
⑥肩甲棘
⑦鎖骨
⑧烏口突起
⑨関節窩

## X線像 Y view

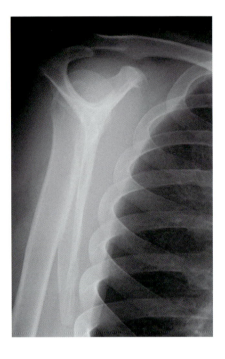
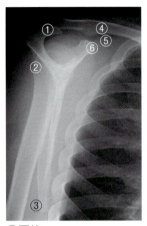

①肩峰
②上腕骨頭
③肩甲骨下角
④鎖骨
⑤肩甲骨上角
⑥烏口突起

## MRI T2強調冠状断像

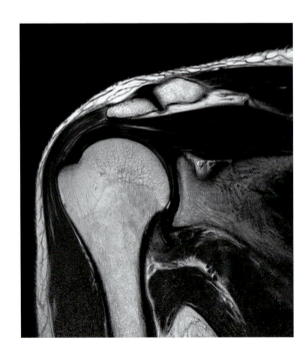
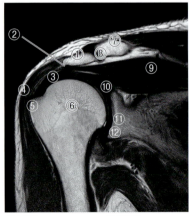

①肩峰　　　　　　⑦鎖骨
②烏口肩峰靱帯　　⑧肩鎖関節
　（付着部）　　　⑨棘上筋
③棘上筋腱　　　　⑩関節唇（上部）
④三角筋　　　　　⑪関節窩
⑤大結節　　　　　⑫関節唇（下部）
⑥上腕骨頭

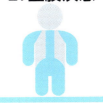

## II. 上肢疾患　肩・上腕

# 肩関節周囲炎

**概念**

　肩関節周囲炎は，広義では烏口突起炎，上腕二頭筋長頭腱炎，肩峰下滑液包炎，肩関節腱板炎，石灰沈着性腱板炎，いわゆる五十肩（凍結肩），肩関節拘縮などの総称である[3]。

　ここでは，狭義の肩関節周囲炎である，いわゆる五十肩（凍結肩）について述べる。

　中高年にみられ，明らかな原因がなく，肩の痛みと可動域制限を引き起こす疾患で，なおかつ既知の疾患を除外したあとに残る疾患である。

**臨床所見**

**炎症期(Freezing stage)：2〜9カ月**
　疼痛を特徴とする初期の病態。安静時痛，動作時痛があり，夜間痛のため睡眠障害を起こす場合が多い[4]。

**拘縮期(Frozen stage)：3〜12カ月**
　疼痛が軽快し，全方向性に関節可動域の制限が出現する。

**回復期(Thawing stage)：数カ月〜数年**
　関節可動域が徐々に改善し，大きな機能障害が改善するため，愁訴が減少する。

**治療**

**炎症期**：疼痛の軽減に主眼を置いた治療が行われる。非ステロイド性抗炎症薬（NSAIDs），経口オピオイドの内服薬投与や，ステロイド，ヒアルロン酸ナトリウムの関節内，肩峰下滑液包内への注射を行う。除痛が得られない状態で関節可動域訓練やストレッチを行うと，症状を増悪させることがある。

**拘縮期〜回復期**：疼痛が軽減され，関節可動域制限が残存するため，物理療法，理学療法を中心とした治療が行われる。

　保存療法に抵抗する一部の症例に，関節授動術（マニピュレーション）[5]，鏡視下関節包切離術[6]などの手術が行われる。

**画像所見**

**X線像**：明らかな異常は認められない。
**超音波像（図1）**：結節間溝に水腫を認めることがある。
**MRI（図2）**：肩甲上腕関節内，肩峰下滑液包内，結節間溝に，（脂肪抑制）T2強調像で高信号の水腫を認めることがある。

**リハ介入のポイント**

　炎症期では疼痛に伴う運動制御能の異常を引き起こすため，症状増悪をきたさない運動範囲を管理しながら，正常な運動感覚の維持を図る。拘縮〜回復期では烏口上腕靱帯，下方関節包を中心とした非収縮性軟部組織の拘縮改善，肩甲骨上腕リズムなどに配慮した動的安定性の確保が重要である。

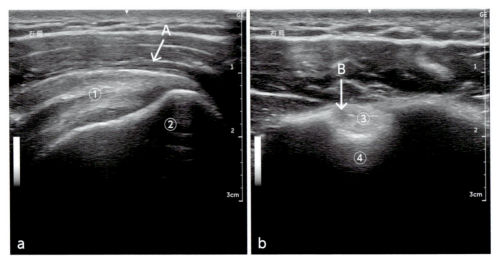

**図1：肩関節周囲炎　超音波像**
a：棘下筋腱長軸像
b：上腕二頭筋長頭腱短軸像
矢印A：棘上筋腱の連続性は保たれている。
矢印B：結節間溝の水腫を認める。
① 棘上筋腱　② 上腕骨大結節　③ 上腕二頭筋長頭腱　④ 結節間溝

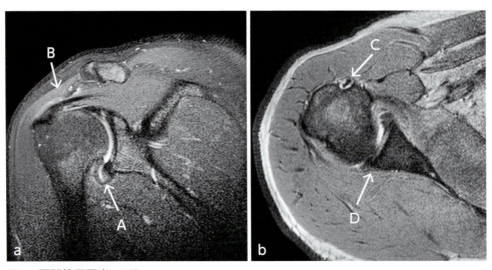

**図2：肩関節周囲炎　MRI**
a：脂肪抑制MRI T2強調斜位冠状断像
b：MRI T2強調横断像
矢印A・D：肩甲上腕関節内の水腫を認める。関節包炎を呈している。
矢印B：肩峰下滑液包内の水腫を認める。肩峰下滑液包炎を呈している。
矢印C：結節間溝の水腫を認める。上腕二頭筋長頭腱の腱鞘炎を呈している。

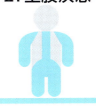

## II. 上肢疾患　肩・上腕

# 肩腱板断裂

**概念**

腱板は前方から肩甲下筋，棘上筋，棘下筋，小円筋の4つの腱からなり，それぞれの腱が一体化し上腕骨頭を覆っている．腱板断裂の背景には，腱板の老化と，腱板が肩峰と上腕骨骨頭に挟まれているという解剖学的構造があり，40歳以降で発症する．発症年齢のピークは60歳代である．断裂は棘上筋腱に多くみられる．外傷性と変性による断裂がある．断裂形態は完全断裂と不全断裂があり，不全断裂は関節包側，滑液包側，腱内断裂に分類される．若年者では投球障害で関節包側不全断裂が発症することがある．

**臨床所見**

夜間痛，運動時痛，肩の運動障害を呈する．夜間痛は仰臥位で寝ると強く，一時的に起き上がり，肩を動かしたり，座ると軽減することが多い．多くの症例は肩の挙上が可能であるが，拘縮を呈することもある．痛みのない無症候性断裂もある．

**治療**

**保存療法**：断裂部が自然治癒することはないが，保存療法で症状が軽快することがある．安静時痛，夜間痛が強い場合は，消炎鎮痛薬，経口オピオイドの内服，肩峰下滑液包内にステロイド，ヒアルロン酸ナトリウムの注射を行う．残存腱板の機能を賦活させる機能訓練を行う．

**手術療法**：比較的年齢の若い症例，活動性が高い症例で，疼痛がおよそ3カ月以上続く場合は手術療法を行うことが多い．

直視下または鏡視下に腱板修復術を行う．修復不可能な広範囲断裂には，腱板部分修復術[7]，腱移行術[8]，パッチ法[9]，上方関節包再建術[10]，70歳以上で肩外転制限がある症例では，リバース型人工肩関節置換術（図1）の適応がある．

**画像所見**

**X線像**（図2）：肩峰下骨棘を認める症例あり．大〜広範囲腱板断裂では，肩峰上腕骨頭間距離が狭小化する．

**超音波像**（図3）：非侵襲的かつ短時間で，肩関節を動かしながら行える検査である．棘上筋腱から棘下筋腱にかけての断裂，肩甲下筋腱断裂，上腕二頭筋長頭腱の脱臼を確認できる．

**MRI**（図4）：腱板断裂部の部位，範囲，筋萎縮の評価に有用である．

**リハ介入のポイント**

断裂腱板の種類と断裂サイズ，筋萎縮および脂肪変性の程度から断裂腱板の機能予後を推測する．画像所見から推測した機能予後と現状の理学所見から残存機能を正確に把握し，肩関節の動的安定性確保に向けた介入戦略を立てることが重要である．

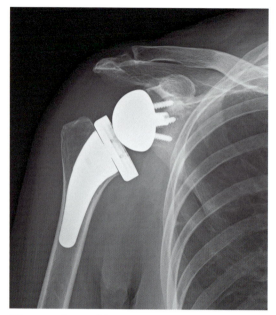

**図1：リバース型人工肩関節置換術後　X線像**
X線正面像

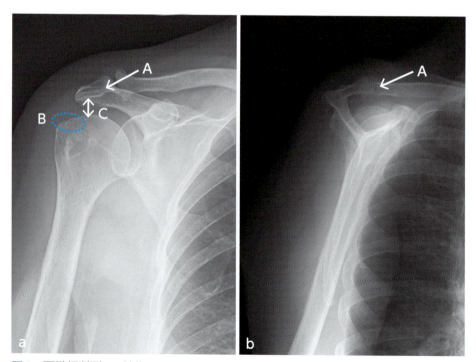

**図2：肩腱板断裂　X線像**
a：X線正面像
b：X線肩甲骨Y撮影像（Scapula Y）
矢印A：肩峰下骨棘を認める。
領域B：上腕骨大結節部の骨棘を認める。
矢印C：肩峰上腕骨頭間距離：大～広範囲腱板断裂の症例では狭小化する。

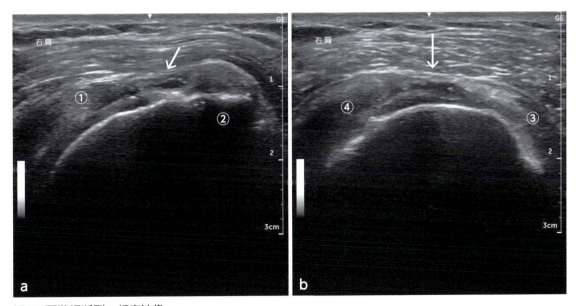

図3：肩腱板断裂　超音波像
a：棘上筋腱長軸像
b：棘上筋腱短軸像
棘上筋腱の連続性が途絶しており，断裂を認める（矢印）。
① 棘上筋腱　② 上腕骨大結節　③ 肩甲下筋腱　④ 棘下筋腱

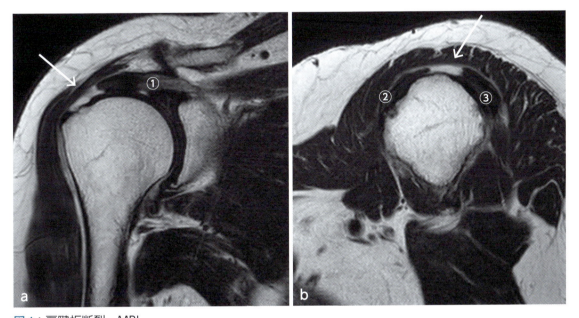

図4：肩腱板断裂　MRI
a：MRI T2強調斜位冠状断像
b：MRI T2強調斜位矢状断像
棘上筋腱の連続性が途絶しており，断裂を認める（矢印）。
① 棘上筋腱　② 肩甲下筋腱　③ 棘下筋腱

## II. 上肢疾患 肩・上腕

# 肩関節脱臼

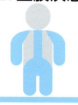

**概念**

　全関節の中で最も脱臼頻度が高く，約50%を占めるといわれている。約95%が前（下）方脱臼である。そのうち20歳以下では90%，20歳代では80%，30歳代では50%が再発し，反復性に移行する。後方脱臼は頻度が少ないが，見逃がすことがあるので注意が必要である。以下，頻度の高い前（下）方脱臼について述べる。

　典型的な病態として関節唇-前下関節上腕靱帯の肩甲関節窩からの剥離（Bankart損傷）と，上腕骨頭後上方の圧挫（陥没）骨折（Hill-Sachs損傷）が起こる。

　ラグビーなどコンタクトスポーツの高エネルギー外傷による受傷では，関節窩前縁の骨折を伴うことが多く，脱臼を繰り返した症例では同部の骨欠損を認めることがある。

　スポーツや転倒などの外傷により，肩関節が外転・外旋強制され受傷することが多い。脱臼を繰り返すと寝返りなど軽微な動作で脱臼することもある。

**臨床所見**

**新鮮例**：脱臼時には強い疼痛とともに，上腕骨頭の偏位を認める。腋窩神経麻痺により上腕外側の知覚異常を認める場合がある。

**反復例**：挙上時や外転外旋時に脱臼不安感や疼痛を自覚する。それにより日常生活動作やスポーツ活動が制限される。

**治療**

**新鮮例**：前方脱臼はX線像や理学所見から診断は容易である。速やかに徒手整復を行う。その後，3週間の外固定（外旋位固定または内旋位固定）を行う。

**反復例**：脱臼の既往や理学所見により診断を行う。破綻した関節唇-前下関節上腕靱帯複合体の治癒は保存療法では期待できず，日常生活動作やスポーツ活動に支障をきたす場合は手術療法が選択される。現在，鏡視下手術が一般的である。

**画像所見**

**新鮮例**：受傷機転の問診と圧痛，変形を評価する。画像検査は肩関節の**X線検査**を行う（**図1**）。後方脱臼を疑う場合には軸写像を撮影する。

**反復例**：受傷機転，脱臼回数や現在行っているスポーツなどの問診と，疼痛や不安定性を生じる肢位を評価する。画像検査は肩関節の**X線検査**（下方牽引，ストライカービューなど，**図2**），**3D-CT**（**図3**），**MRI**（**図4**）を行う。

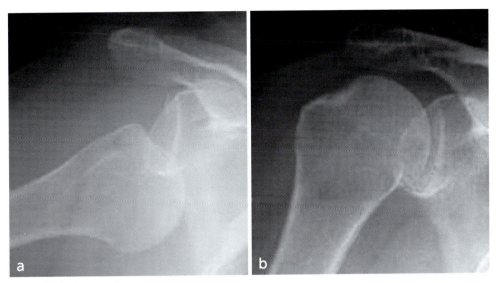

**図1：新鮮例　X線像**
a：脱臼位　b：整復位

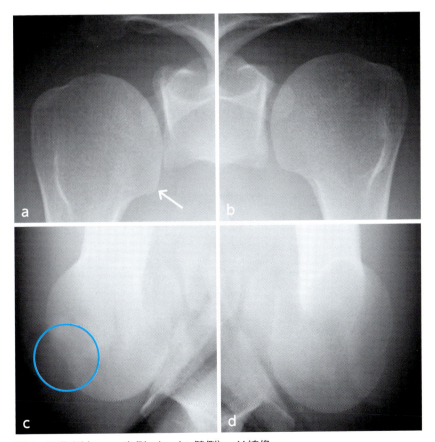

**図2：反復例（a, c：患側　b, d：健側）　X線像**
a, b：下方牽引。患側で骨頭の下降を認める（矢印）。
c, d：ストライカービュー。患側でHill-Sachs病変を認める（○印）。

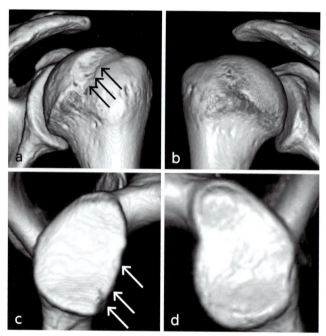

図3：3D-CT（a, c：患側　b, d：健側）
a：Hill-Sachs損傷
c：関節窩前縁の骨欠損
患側では骨病変がみられる（矢印）。

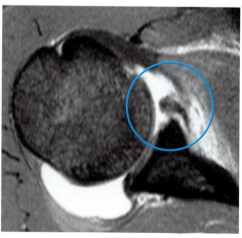

図4：MRI
MRI横断像。前下関節上腕靱帯の関節窩からの剥離を認める（○印）。

リハ介入のポイント

　急性期では，肩甲上腕関節の安静を確保し肩甲骨周囲および肘関節遠位の筋力維持強化を行う。回復期では肩甲上腕関節の可動域獲得とあわせて，肩甲骨運動と連動した動的安定性の回復を促す。深部感覚低下が問題となるため，肩関節に加わる外力に抗する収縮反応の回復が重要となる。

## II. 上肢疾患　肩・上腕

# 肩鎖関節脱臼

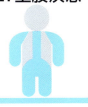

**概念**

　肩を下にして転倒するような直達外力で発生することが多い。そのためラグビーなどのコンタクトスポーツや，自転車，バイクの転倒などで好発する。
　肩鎖靱帯，烏口鎖骨靱帯，軟部組織の損傷の程度により分類される。Rockwood分類（図1）を用いるのが一般的である。

**臨床所見**

　肩鎖関節部の圧痛と鎖骨遠位端の上方への突出を認める。鎖骨遠位端骨折，肩峰骨折などと鑑別する。受傷機転の問診を行い，徒手検査で圧痛，変形，piano key sign（鎖骨遠位端を上方から圧迫すると整復され，離すと脱臼する）を評価する。

**治療**

　以下，Rockwood分類のタイプごとに，治療について述べる。
TypeⅠ，Ⅱ：三角巾固定（体幹固定）を2～3週間行う。
TypeⅢ：保存療法と手術療法でいまだに議論の分かれるところである。
TypeⅣ，Ⅴ，Ⅵ：手術療法にて整復位で固定する。
　しかしさまざまな手術方法が報告されており，標準的な方法は確立していないのが現状である。近年，鏡視下手術も普及してきている。

**画像所見**

　X線像（図2）：正面像で鎖骨遠位端の上方転位，軸写像で前後方向の転位の程度を評価する。左右の肩鎖関節を比較すると脱臼の有無が明確となる。

**リハ介入のポイント**

　急性固定期では肩関節内転内旋位で肩関節周囲筋の筋力維持を図り，回復期にあわせて肩関節挙上などの可動域改善を進める。胸椎-胸郭および胸鎖関節の可動制限が肩鎖関節や肩甲上腕関節へのストレス増大につながるため，肩関節複合体としての包括的な運動療法が重要となる。

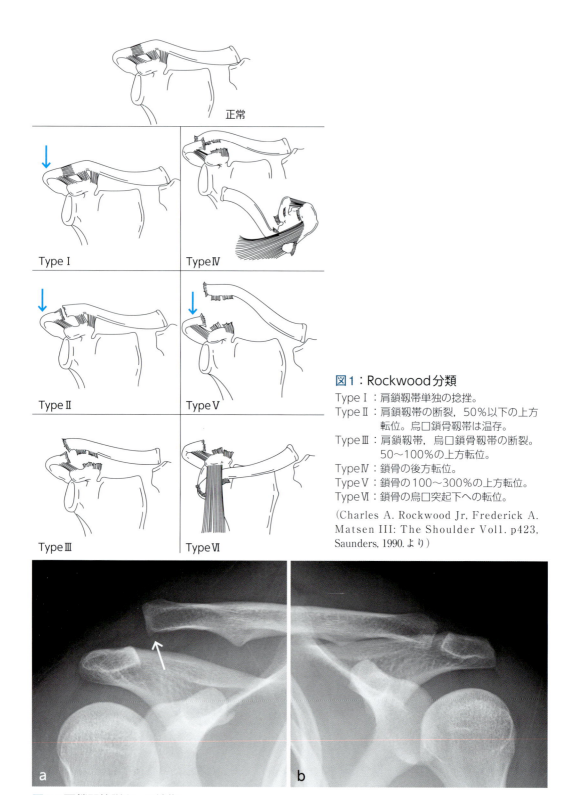

図1：Rockwood分類

Type Ⅰ：肩鎖靱帯単独の捻挫。
Type Ⅱ：肩鎖靱帯の断裂，50％以下の上方転位。烏口鎖骨靱帯は温存。
Type Ⅲ：肩鎖靱帯，烏口鎖骨靱帯の断裂。50～100％の上方転位。
Type Ⅳ：鎖骨の後方転位。
Type Ⅴ：鎖骨の100～300％の上方転位。
Type Ⅵ：鎖骨の烏口突起下への転位。

(Charles A. Rockwood Jr, Frederick A. Matsen III: The Shoulder Vol1. p423, Saunders, 1990. より)

図2：肩鎖関節脱臼　X線像
a：患側　b：健側
患側で鎖骨遠位端の上方転位を認める(矢印)。

# II. 上肢疾患

**肩・上腕**

# 上腕骨近位端骨折

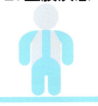

## 概念

上腕骨近位端骨折は全骨折の4〜5%，上腕骨骨折の45%を占める。女性は男性の2倍の頻度であり，特に高齢女性の骨粗鬆症を基盤とした骨折が増加傾向である。

若年者では高所からの転落や高エネルギー外傷などの大きな外力によるもの，高齢者では立位からの転倒など比較的軽微な外傷によるものが多い。

## 臨床所見

腫脹，変形，動作時痛など骨折に共通する症状を認める。転位の大きな症例では腕神経叢損傷や血管損傷も稀ではない。

受傷機転の問診，徒手検査で圧痛，変形を評価する。

分類はNeer分類(図1)を用いるのが一般的である。

上腕骨頭，大結節，小結節，骨幹部の4つに分け，骨折部位と転位の程度によって分類する。骨片の転位が1cm以下かつ45°以下であれば転位なし，それ以上を転位ありとして，2〜4-part骨折に分ける(図2)。外傷性腱板断裂などと鑑別する。

## 治療

**転位が1cm以下かつ角状変形が45°以下の骨折**：保存療法が適応となる。拘縮予防のために早期に振り子運動などを開始する。

**転位の大きな2-part骨折や3〜4-part骨折**：手術療法が選択されることが多い。スクリュー，プレート，髄内釘や人工骨頭置換術など骨折型により適切な手術方法を選択する(図3a〜c)。

**4-part骨折**：骨頭への血行障害のため骨頭壊死となることが多く，注意が必要である。近年，リバース型人工肩関節置換術(RSA)が行われる場合が増えてきている(図3d)。

## 画像所見

**X線像**：画像検査は肩関節正面像，肩甲骨Y像，軸写像の単純X線3方向を撮影する。

**CT**：骨折型の詳細な評価には3D-CTが有用である。血管損傷が疑われる場合には造影CTが必要である。

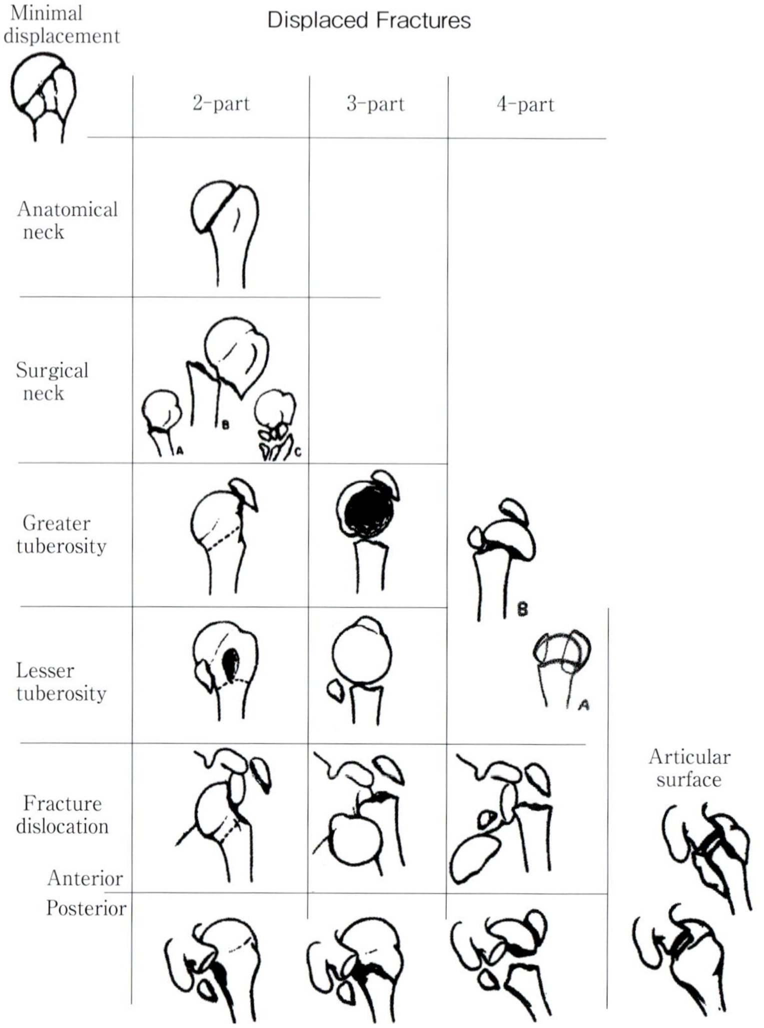

図1：Neer分類
（Neer CS II: Four-segment classification of proximal humeral fractures; purpose and reliable use. J Shoulder Elbow Surg 11: 389-400, 2002. より）

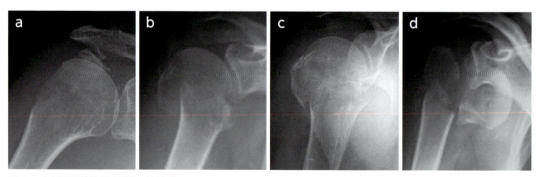

図2：上腕骨近位端骨折　X線像
a：大結節骨折　b：2-part　c：3-part　d：4-part

上腕骨近位端骨折

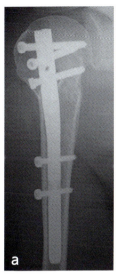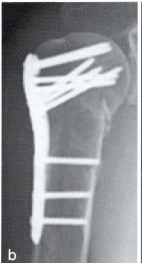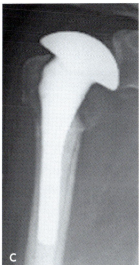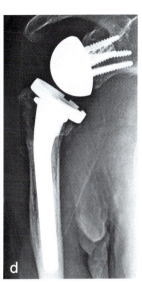

図3：術後　X線像
a：髄内釘
b：プレート
c：人工骨頭
d：リバース型人工肩関節（RSA）
骨折型により適切な手術方法を選択する。

リハ介入のポイント

　骨折の分類，手術による固定性によって術後のリスク管理が異なるため，担当医との情報共有が欠かせない。4-part骨折に対する骨接合術後は，骨頭壊死のリスクが高く，十分な骨癒合が認められるまでは愛護的に運動療法を進める。主な受傷機転とされる転倒に対する予防的介入も実施する。

## 肘関節の正常像

X線像，MRI

　X線像では骨折や骨棘の判定などに加えて，関節裂隙の拡大(靱帯損傷など)や狭小化(X線像では描出されない関節軟骨の消失など)も評価する。

　MRIでは関節軟骨の状態が直接に描出されるので評価が容易であり，靱帯や筋も描出されるので損傷の判定などが容易になる。MRIの軸位断像での尺骨神経の評価は肘部管症候群の原因の把握にも役立つ。

### X線 正面像

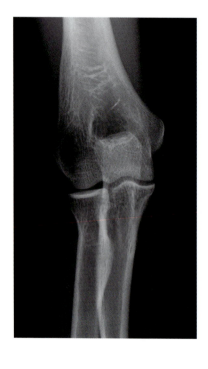
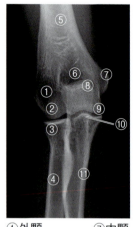

① 外顆
② 上腕骨小頭
③ 橈骨頭
④ 橈骨
⑤ 上腕骨
⑥ 肘頭窩
⑦ 内顆
⑧ 肘頭
⑨ 上腕骨滑車
⑩ 鉤状突起
⑪ 尺骨

肘関節の正常像

## MRI T1強調冠状断像

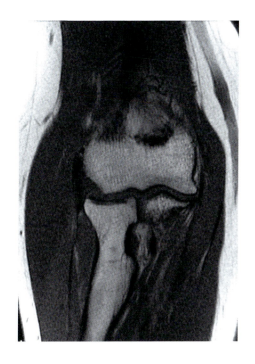
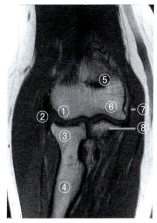

①上腕骨小頭　⑦内側側副靱帯
②外側側副靱帯　⑧鉤状突起
③橈骨頭
④橈骨
⑤肘頭窩
⑥上腕骨滑車

## MRI T2強調横断像：肘関節近位側

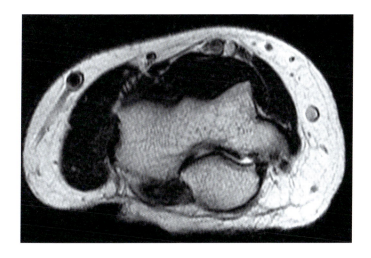
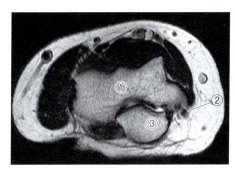

①上腕骨
②尺骨神経
③肘頭（尺骨）

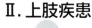
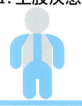

# 変形性肘関節症

**概念**　肘関節炎の患者の1〜2％を占める。男性に多く，男女比は4：1とされる。好発年齢は50歳代であるが，20〜65歳の幅広い年齢に発生する。上肢を過度に使用する職業，スポーツに関連して発生することが多い。

**臨床所見**　可動域制限が主訴になることが多い。伸展・屈曲制限が主である。回内外可動域は保たれることが多い。疼痛の訴えは比較的軽度である。肘部管症候群を合併することが多い。

**治療**
**保存療法**：NSAIDs投与，ステロイド関節内注射，生活動作指導を行う。
**手術療法**：関節内遊離体，骨棘を切除する関節形成術を行う（図1）。可動域改善，疼痛軽減を目的とする。手術方法には直視下手術と関節鏡視下手術がある。スポーツ選手では早期復帰が期待できる関節鏡手術が好まれる。人工関節手術が行われるのは稀である。

**画像所見**
**X線像**：肘関節正面と側面の2方向像撮影を行う（図1，2）。

**リハ介入のポイント**　疼痛に配慮しながら，自動・他動運動を組み合わせて関節可動域を維持・確保する。肘部管症候群の合併を背景とした小指側の握力低下にも留意する。さまざまな上肢ADLに影響を及ぼす握力とあわせて，肘関節周囲筋の維持・回復のための運動療法を実施する。

変形性肘関節症

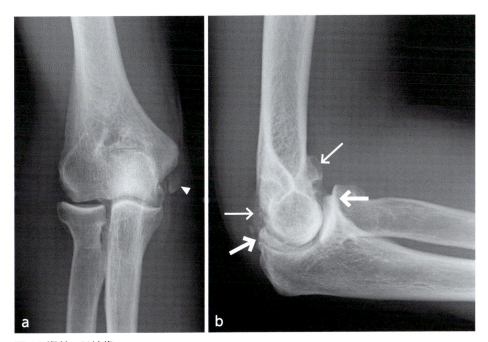

**図1：術前　X線像**
a：X線正面像。遊離体（矢頭）が認められる。
b：X線側面像。上腕骨（細矢印），尺骨（太矢印）に骨棘形成が認められる。関節裂隙は比較的保たれている。

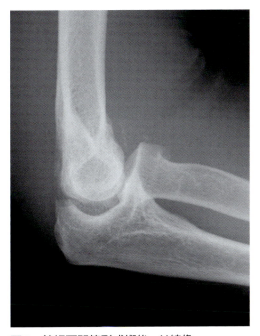

**図2：鏡視下関節形成術後　X線像**
X線側面像。上腕骨，尺骨の骨棘が切除されている。

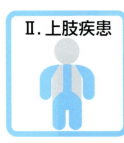

## Ⅱ. 上肢疾患　肘・前腕

# 野球肘

**概念**

10～16歳の野球少年に好発する。投手や捕手に多い。投球動作の加速期では肘に強い外反ストレスが加わる。肘関節内側には牽引力，外側には圧迫力が加わることによる。症状の発生する部位により内側型と外側型に分類される。

**内側型**：内側側副靱帯の牽引力による上腕骨内側上顆の裂離骨折。

**外側型**：上腕骨小頭の離断性骨軟骨炎。病状により，透亮期（図1），分離期（図2），遊離期（図3）に分類される。

**臨床所見**

投球時，投球後に疼痛を訴える。可動域制限，関節遊離体がはさみ込まれることによるlockingを生じることもある。投球数の制限による予防，早期発見が重要である。

**治療**

**保存療法**：炎症と関節腫脹が消退するまで投球を中止する。同時に肩甲胸郭関節，下肢の可動域訓練，投球フォームの矯正を念頭に置いた運動療法を行う。症状消退後には握力増強，筋力強化訓練を行い，投球フォームの矯正に取り組む。

**手術療法**：保存療法が奏効しない離断性骨軟骨炎の分離期，遊離期では，遊離体切除，ドリリング，骨釘移植，骨軟骨柱移植などを行う。

**画像所見**

**X線像**：肘関節正面と側面の2方向像に加え，肘関節45°屈曲位正面像（tangential view）を撮像すると，上腕骨小頭のやや前方に存在する病変部が接線像で描出される（図1）。

**CT**：関節面の詳細な検討にCTは有用である（図2c）。

**リハ介入のポイント**

肘関節外反ストレスが野球肘の発生メカニズムとされている。投球動作時の外反ストレスの増大要因となる，胸椎後弯姿勢や肩甲骨外転筋力の低下は介入対象である。踏み込み脚の股関節内旋制限などの，投球フォームの不良因子となる身体機能も改善し，適正な投球フォーム獲得を図る。

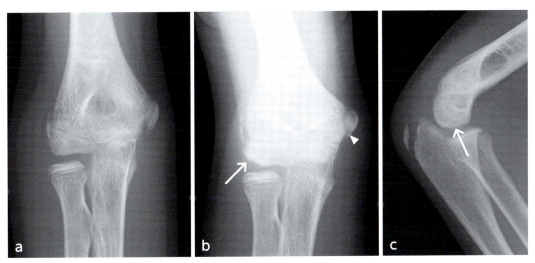

**図1:上腕骨小頭離断性骨軟骨炎—透亮期　X線像**
a:X線正面像。異常は明らかではない。
b:X線45°屈曲位正面像。上腕骨小頭の透亮像(矢印)と内側上顆の裂離骨片(矢頭)が認められる。
c:X線側面像。上腕骨小頭の軽度の変形が認められる(矢印)。

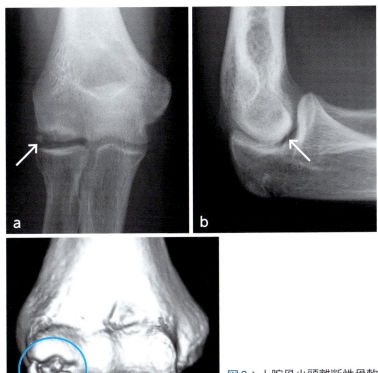

**図2:上腕骨小頭離断性骨軟骨炎—分離期
　　　X線像，3D-CT**
a:X線45°屈曲位正面像。上腕骨小頭外側の辺縁硬化を伴う欠損
　像と分離骨片が認められる(矢印)。
b:X線側面像。小頭遠位前方に変形が認められる(矢印)。
c:3D-CT。上腕骨小頭病変(○印)がより明確に同定される。

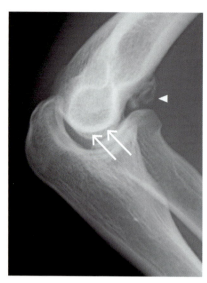

**図3：上腕骨小頭離断性骨軟骨炎—遊離期　X線像**
X線側面像。鉤突窩に遊離骨片（矢頭）が認められる。上腕骨小頭には変形（矢印）が認められる。

## II. 上肢疾患

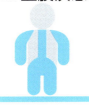

**肘・前腕**

# 上腕骨顆上骨折

**概念**

小児の肘関節周辺骨折の60%を占める頻度の高い骨折である。3〜8歳に好発する。

**臨床所見**

上腕骨顆上部から肘関節の腫脹・疼痛・変形，上腕骨顆上部の圧痛，肘関節運動障害を認める。骨折型は大部分が伸展骨折である。

**伸展骨折**（図1）：肘関節伸展位で倒れ，手を突いたときに発生する。末梢骨片は後上方に転位する。

**屈曲骨折**：肘関節屈曲位で倒れ，肘関節を叩打したときに発生する。末梢骨片は前方に転位する。

末梢骨片は内反・内旋・過伸展方向に転位する。

骨折部の速やかな解剖学的整復が重要である。

内反変形や回旋変形の自然矯正はほとんど起こらない。

**治療**

治療は，徒手整復，牽引，外固定，経皮的鋼線固定（図2），観血的整復と内固定を行う。術者により治療方針が異なる。

合併症としては，神経麻痺（4〜25%）や血行障害について注意する。最も重篤なものはVolkmann拘縮である。内反肘変形が10〜30%に発生する。

**画像所見**

**X線像**：X線検査における肘関節正面像と側面像の2方向撮影は治療方針決定のため必要な検査である（図1）。両斜位を含めた4方向撮影が有用である。

X線検査で上腕骨顆上部に骨折線を認める。骨折の有無の判断は必ず健側と比較して行う。

肘関節正面像で遠位骨片の側方と回旋の転位を評価する。側面像で遠位骨片の前後と屈曲・伸展の転位を評価する。

**リハ介入のポイント**

保存療法および手術による固定手法を理解し，骨片離開が発生するような外力には十分に留意した肘関節可動域訓練を進める。前腕回内・回外も含め，肘関節拘縮に対する早期からの予防的介入は重要である。異所性骨化の予防のため，疼痛の生じない範囲での可動域訓練が必要である。

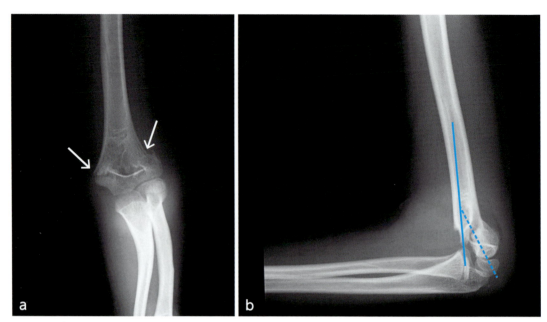

**図1：上腕骨顆上骨折（伸展骨折）術前　X線像**
a：X線正面像。上腕骨顆上部に骨折線を認める（矢印）。
b：X線側面像。遠位骨片は後方に転位し，上腕骨軸（実線）に対して過伸展位（破線）を呈する。

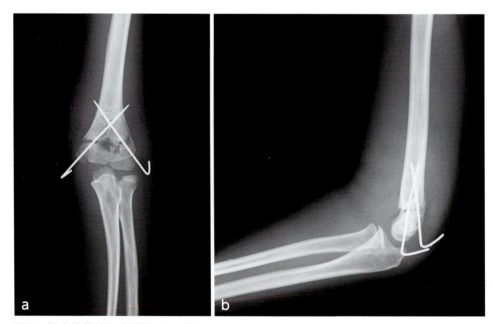

**図2：経皮的鋼線固定術後　X線像**
a：X線正面像
b：X線側面像
遠位骨片は正面像と側面像で整復位を保っている。

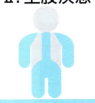

## II. 上肢疾患　肘・前腕

# 上腕骨外顆骨折

### 概念

上腕骨外顆部を含み，骨折線が骨端線を横切る小児期の骨折である（図1）。骨端軟骨を含むため，X線像で診断しにくい。小児肘関節周囲骨折では顆上骨折について頻度が高く，6歳前後に最も多く発生する。

### 臨床所見

上腕骨外側部の腫脹と圧痛，肘関節の可動域が制限されるが，本外傷に特異的な症状ではない。指で押すと軋轢音を認めることがある。また，手関節を屈曲すると痛みが増強することがある。

骨折型は，骨折線の部位と転位の程度により，2型に分類される（Milch分類）。

I型：骨折線は上腕骨滑車に及ばず，骨折部は安定。転位は2mm以内。
II型：骨折線は上腕骨滑車に及び，骨折は不安定。転位は2mm以上。

### 治療

上腕骨外顆骨折の40％では転位がほとんどなく，外固定のみで治療される。転位のある場合には，その程度により治療法が異なる。

I型：前腕回旋中間位，肘関節90°屈曲位で3週間の副子固定を行う。
II型：手術となる。全身麻酔下で骨折部が安定なら経皮的鋼線固定，不安定なら観血的整復の後に鋼線固定または8の字鋼線固定術（テンションバンドワイヤリング法）を行う（図2）。

### 画像所見

**X線像**：X線検査は肘関節正面と側面の2方向撮影が必要であるが，両斜位を含めた4方向撮影が望ましい。健側と比較することも骨折を見逃さない手段として有用である。上腕骨外顆部に骨端線を横切るか骨端線に沿った骨折線が認められる（図1）。転位がほとんどない場合でも，正面像で骨幹端部に骨細片を認めることがある。また，正面像では異常なく，斜位像のみで骨折線が判明することがある。骨片の外側転位の有無は，上腕骨と尺骨の関節面の関係に注意する。

**MRI**：上腕骨外顆部が骨化していない幼児期には，X線検査では骨折線の有無の判断が困難であり，骨折が疑わしい症例では関節造影検査やMRIが診断に有用である。

本項の**リハ介入のポイント**については，「上腕骨顆上骨折」（p.173）を参照のこと。

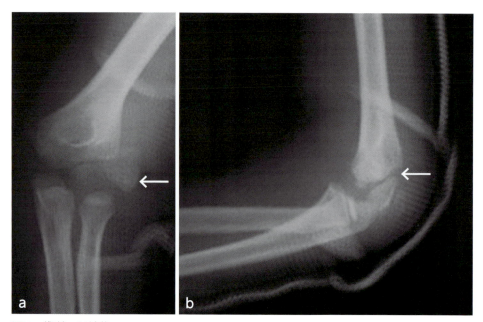

**図1：術前　X線像**
a：X線正面像。骨片は外方に転位している(矢印)。
b：X線側面像。骨折線は骨端線より近位にあり，骨片が回旋転位している(矢印)。

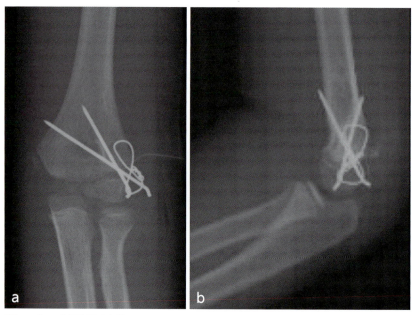

**図2：8の字鋼線固定術(テンションバンドワイヤリング法)術後　X線像**
a：X線正面像
b：X線側面像
骨片は整復され，鋼線2本と軟鋼線を用いた固定法により保持されている。

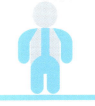

## II. 上肢疾患　肘・前腕

# 肘頭骨折

**概念**

肘屈曲位での転倒など，肘後面への直達外力が原因となり，肘頭が二分される骨折である（図1）。近位骨片には上腕三頭筋が付着しており，近位方向に転位することが多い。

**臨床所見**

肘頭部の腫脹と疼痛，肘後面に陥凹を伴った変形が認められる。皮膚が薄い部分であり，開放創の有無に注意が必要である。すべての骨折型が関節内骨折であり，転位および粉砕の有無により2型に分類される（Mayo分類）。

I型：転位がない，または軽度なもの。
II型：転位があるもの。
　それぞれ，粉砕の有無によりA（粉砕なし）とB（粉砕あり）に細分される。
　脱臼骨折例では，X線検査で橈骨頭脱臼の合併がないことを確認する。

**治療**

転位が認められる症例では観血的治療が必要であり，転位の程度および粉砕の有無により術式が選択される。転位のない症例では3～4週間の副子固定を行う。転位があるが粉砕のない症例では，8の字鋼線固定術（テンションバンドワイヤリング法）を行う（図2）。粉砕のある症例では，プレート固定の適応となり，骨移植が併用される場合もある。

**画像所見**

X線像：X線検査で肘関節正面と側面の2方向撮影が必要である。正面像では橈骨頭脱臼の合併の有無を必ず確認する。側面像では骨折部の転位の程度および粉砕の有無が明瞭である（図1）。

CT：骨折線が関節面に及び高度な粉砕を伴った症例では，CTおよび3D-CTによる評価が必要となる。それにより，関節面の整復法と骨移植の要否が判断される。

本項の リハ介入のポイント については，「上腕骨顆上骨折」（p.173）を参照のこと。

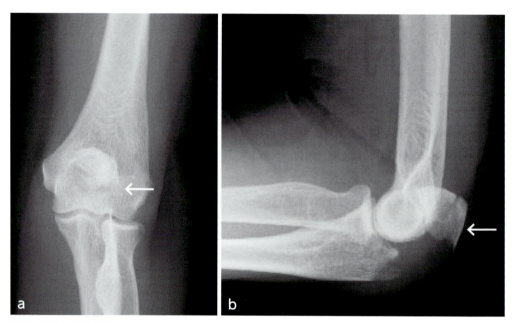

**図1：術前　X線像**
a：X線正面像。肘頭に横走する骨透亮像が認められる(矢印)。
b：X線側面像。肘頭の近位骨片は近位方向に転位し，骨折部は大きなギャップとなっている(矢印)。

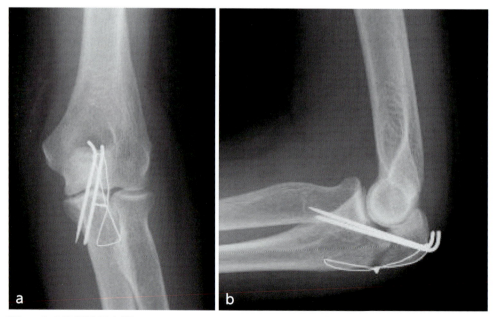

**図2：8の字鋼線固定術(テンションバンドワイヤリング法)術後　X線像**
a：X線正面像
b：X線側面像
骨片は整復され，8の字鋼線固定術により保持されている。

## II. 上肢疾患　肘・前腕

# Monteggia 骨折

**概念**

　尺骨近位部骨折に橈骨頭脱臼を伴った外傷である。転落や転倒により発症し，小児に多いが成人例もある。小児の場合には尺骨骨折が完全な骨折ではなく若木骨折（greenstick fracture）や塑性変形（plastic deformity）となることがあり，見逃されやすいので注意が必要である（図1）。

**臨床所見**

　骨折型は，**Bado分類**が用いられる。
Ⅰ型：尺骨骨折前方凸変形＋橈骨頭前方脱臼
Ⅱ型：尺骨骨折後方凸変形＋橈骨頭後方脱臼
Ⅲ型：尺骨骨折橈側凸変形＋橈骨頭橈側脱臼
Ⅳ型：Ⅰ型＋橈骨近位骨折

　橈骨頭の前方または橈側脱臼では尺骨骨幹部骨折，橈骨頭の後方脱臼では尺骨の近位骨幹端骨折となることが多い。橈骨頭骨折や外側側副靱帯損傷を合併することがあるので注意が必要である。また，橈骨頭脱臼により橈骨神経麻痺を合併することがある。

**治療**

　治療は，小児例ではまず徒手整復を行ってみる。尺骨骨折の整復ができれば，橈骨頭脱臼も自然に整復されることが多い。整復位が保たれれば，そのままギプス固定を行う。整復不能例，整復位が保持できない症例では手術を行う。尺骨の骨折部を整復したのちに鋼線固定またはプレート固定を行う（図2）。

**画像所見**

　**X線像**：肘関節正面と側面の2方向撮影とともに，前腕の2方向撮影も必要である（図1）。小児では健側も撮影し比較する。X線検査で尺骨近位部に骨折線があり，橈骨頭の脱臼が確認できる。小児では，完全な骨折ではなく，若木骨折や塑性変形などの不全骨折になる場合があるので注意が必要である。不全骨折が疑われる場合には，前腕骨全長の確認が必要である。健側と比較すると変形の確認が容易になる。

　**CT**：橈骨頭の脱臼方向の診断にはCTや3D-CTが有用である。3D-CTは，橈骨頭の脱臼の方向や骨折の程度を知るために有用である。

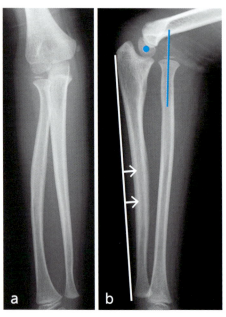

**図1：術前 X線像**
a：X線正面像。異常を見出しにくい。
b：X線側面像。橈骨の骨軸（青直線）が上腕骨小頭骨端核の中央（●）より前方を通るので，橈骨頭の前方脱臼があることがわかる。また，尺骨背側の骨皮質が前方に歪んでおり，尺骨の塑性変形が認められる（矢印）。本症例はBado分類のI型である。

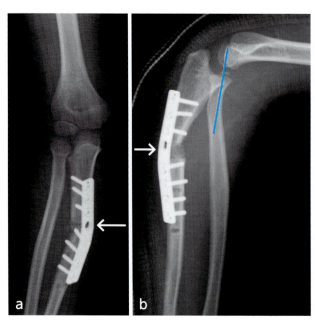

**図2：陳旧性Monteggia骨折に対する橈骨頭脱臼整復および尺骨矯正骨切り術後 X線像**
a：X線正面像
b：X線側面像
尺骨の近位1/3で骨切りが行われている（矢印）。側面像で，尺骨は後方凸になるように矯正され，プレート固定されている。橈骨頭の脱臼は整復され，橈骨の骨軸は上腕骨小頭骨端核の中央を通る（青直線）。

橈骨頭脱臼を伴っており，整復後の不安定性の有無により術後のリスク管理が異なるため，担当医との情報共有が欠かせない。前腕回内・回外制限が生じやすいことを考慮に入れ，予防的な介入が重要である。

# 手関節の正常像

X線像, MRI

　X線像では手根骨の変性や損傷の有無などにも留意して読影する。特に，月状骨や舟状骨は他の手根骨に比べて病変が生じる頻度が高いので注意する。

　MRIは，X線像では判定の難しい病変の把握に有用であり，TFCC（三角線維軟骨複合体）の損傷の判定にも有用である。

## X線 正面像

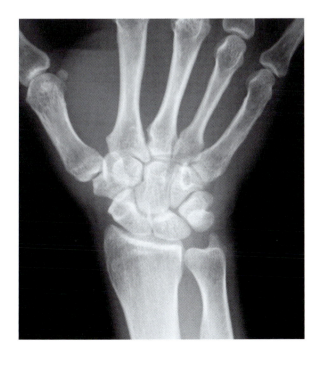
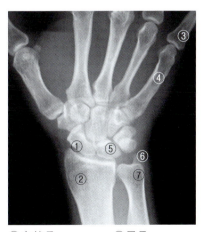

①舟状骨　　　⑦尺骨
②橈骨
③基節骨
④中手骨（第5指）
⑤月状骨
⑥茎状突起

## MRI T2強調冠状断像

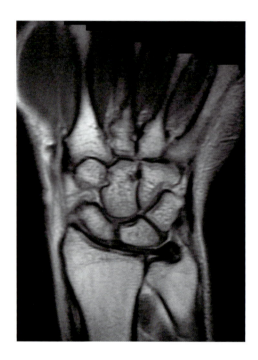

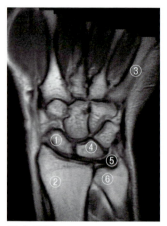

① 舟状骨
② 橈骨
③ 中手骨（第5指）
④ 月状骨
⑤ TFCC
⑥ 尺骨

## Ⅱ. 上肢疾患　手関節・手

# TFCC損傷

**概念**

三角線維軟骨複合体（TFCC）を構成する靱帯や関節円板の損傷である（図1）。

手関節背屈位で手掌をつくなどの急性外傷で生じる。

回内，背屈，握り動作の負荷による尺骨突き上げ症候群（尺骨頭が手根骨に衝突して変性をきたす症候群）に伴って生じる。

**臨床所見**

手関節尺側部痛，力強い握りや前腕回旋運動の制限を認める。ドアノブをひねる，タオルをしぼるなどの動作に支障をきたす。

月状三角骨靱帯損傷，尺側手根伸筋腱鞘炎，Kienböck病など，手関節尺側部痛をきたす外傷や疾患が鑑別すべき疾患となる。

**治療**

**保存療法**：部分損傷例に対して4〜6週間のカックアップスプリント固定やサポーター固定を行う。

尺骨突き上げ症候群に対しては，同様の治療に加えて橈骨手根関節腔内へのステロイド注射を併用する。

**手術療法**：直視下または鏡視下に，剝脱した遠位橈尺靱帯を尺骨小窩に縫着する。Disc proper損傷部の鏡視下デブリドマンを行う。

尺骨が橈骨より長い例や，尺骨突き上げ症候群の例では，尺骨短縮術を行う。

**画像所見**

**X線像**：X線手関節正面・側面像で，骨折の合併や橈骨に対する尺骨の相対的な長さ（尺骨バリアンス）や遠位橈尺関節の不安定性をみる（図2，3）。

**MRI**：TFCC実質の評価のためにはMRIや関節造影が必要となる（図4〜6）。

**リハ介入のポイント**

保存療法や縫合術後ともに，2〜3週間の長上肢キャスト固定，その後2〜3週間の短上肢キャスト固定を行う。固定除去後から手関節掌背屈の自動運動を開始し，回内外運動は術後6〜8週より開始する。疼痛が強い場合は，無理な可動域訓練は行わず，自動運動を中心に愛護的に実施する。

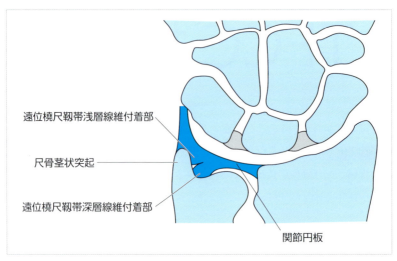

図1：TFCCのシェーマ（左手関節冠状断像）

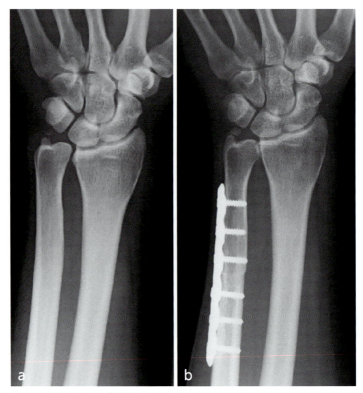

図2：尺骨突き上げ症候群　X線像
a：術前　単純X線像。尺骨が橈骨に対して相対的に長い尺骨プラスバリアントを呈している。
b：尺骨短縮術後　単純X線像

TFCC損傷

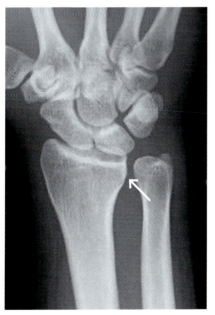

図3：遠位橈尺靱帯深層線維剥脱例
　　　X線像
X線正面像。関節不安定性のために遠位橈尺骨関節裂隙が軽度開大している。

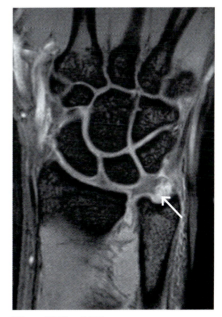

図4：術前　MRI
MRI T2*強調冠状断像。遠位橈尺靱帯深層線維が剥脱し，尺骨小窩付着部の高信号変化を認める。

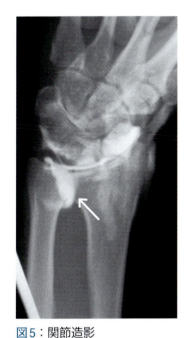

図5：関節造影
橈骨手根関節腔内へ注入した造影剤が遠位橈尺関節腔へ漏出している。TFCC関節円板の断裂を示唆する所見である。

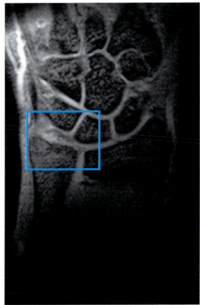

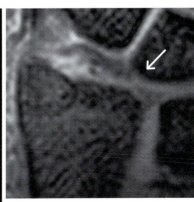

拡大

図6：術前　MRI
MRI T2*強調冠状断像。関節円板中央部に高信号変化があり，断裂を認める（矢印）。

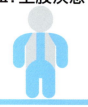

# Ⅱ. 上肢疾患　手関節・手

# Kienböck 病

## 概念

月状骨無腐性骨壊死で月状骨軟化症とも呼ばれる。手根骨壊死のなかで最多である。肉体労働従事者に多く，男女比は4：1である。月状骨の虚血が原因とされる。

## 臨床所見

手関節の自発痛，運動時痛，握力低下を生じる。

手関節背側の圧痛(月状骨部に一致する)と手関節可動域制限(特に掌屈が制限される)を認める。

X線所見に基づくLichtman(リヒトマン)分類が汎用されている。

Stage 1 ：正常像(線状骨折を認める場合あり。MRIでは異常像を認める)。
Stage 2 ：骨硬化像，形状は変化なし。
Stage 3A：分節状変化，圧壊所見あり。
Stage 3B：圧壊進行による舟状骨掌側回転などの手根骨配列異常を認める(図1)。
Stage 4 ：Stage 3の所見に加えて，関節症変化を伴う。

## 治療

**保存療法**：Stage 1に適応となる。手関節固定装具を用いる。

**手術療法**：Stage 2〜4に適応となる。

Stage 2, 3 ：血行再建術(血管柄付き骨移植，血管移植：図2)，レベリング手術(橈骨短縮骨切り術：図3, 5，楔状骨切り術など)，月状骨摘出＋腱球移植術。
Stage 3B, 4：部分手根骨関節固定術，近位手根列切除術(図4)。
Stage 4 ：手関節固定術

合併症として手根管症候群，腱断裂の発生が知られている。

## 画像所見

**X線像**：月状骨の硬化，分節化，圧壊を認める(図1)。
**MRI**：T1, T2強調像ともに低信号を呈する(図6)。

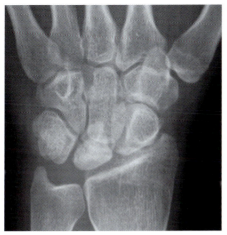

図1：Kienböck病［Stage 3B］　X線像
X線正面像。月状骨の硬化，圧壊，舟状骨掌側へ回転してX線像でリング状に写る(cortical ring sign)。

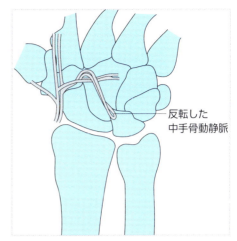

図2：血行再建術のシェーマ

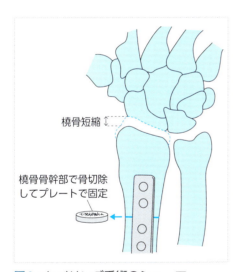

図3：レベリング手術のシェーマ

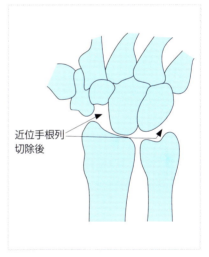

図4：近位手根列切除術のシェーマ

リハ介入の
ポイント

　橈骨短縮骨切り術などでプレート固定を行った場合，プレートと周囲の腱の癒着による，手関節・手指の拘縮が問題となるため，術後の予防的介入が重要である。関節拘縮が生じた場合は，疼痛が生じない範囲での持続伸長による，愛護的な可動域訓練を実施する。

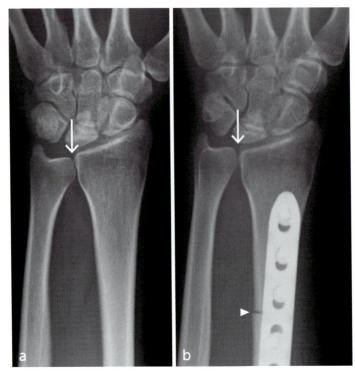

**図5：橈骨短縮骨切り術　X線像**
a：術前 X線像。
b：術後 X線像。2 mmの橈骨短縮骨切り術を施行した（矢頭）。
術前の尺骨バリアンス（ulnar variance）が-2 mmから±0 mmに矯正された（矢印）。

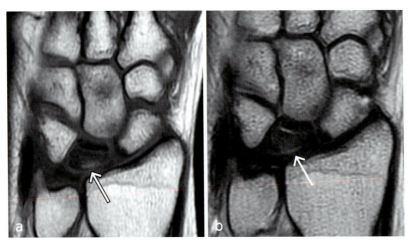

**図6：Kienböck病　MRI**
a：MRI T1強調冠状断像
b：MRI T2強調冠状断像
T1強調像，T2強調像ともに低信号を呈する（矢印）。

## II. 上肢疾患

手関節・手

# 橈骨遠位端骨折

**概念**

骨粗鬆症関連骨折のうち3番目に発生頻度が高く，55歳以上の女性に好発する（図1）。
転倒して手掌や手背をつくなどの急性外傷で生じる。骨質のよい青壮年では，転落や交通事故などの高エネルギー外傷で生じる。

**臨床所見**

合併損傷として尺骨遠位端骨折，遠位橈尺関節脱臼，TFCC損傷，手根骨間靱帯損傷，正中神経麻痺などを認める。

**治療**

**保存療法**：転位の軽微な例や徒手整復後に整復位が保持される例が適応となる。4～6週間の前腕ギプスやカックアップスプリントによる外固定を行う。

**手術療法**：観血的に骨折を整復し，プレートやスクリューで内固定を行う（図2）。

**画像所見**

**X線像**：X線手関節正面・側面像により評価する（図1）。遠位骨片の転位，骨折部の粉砕，短縮，関節面の骨折を評価する。

**CT**：関節内骨折では骨折型や転位の程度の評価にCTが有用である（図3）。

**MRI**：不全骨折や骨挫傷を描出できる（図4）。

術後に背屈転位の遺残やプレート遠位端が掌側や遠位に突出すると長母指屈筋腱断裂のリスクとなる（図5）。

**リハ介入のポイント**

掌側ロッキングプレートにより強固な内固定がされている場合は，早期より手関節の可動域訓練が可能である。また，骨折部において，母指・手指の屈筋腱が癒着しやすいため，早期より自動・他動運動を行い腱癒着・関節拘縮を予防すべきである。

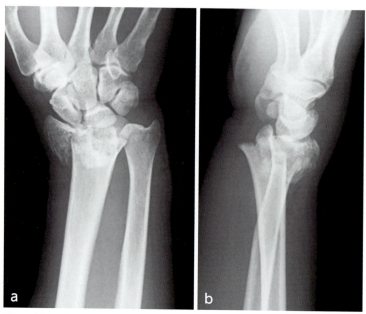

図1：橈骨遠位端関節内骨折例　X線像
a：X線正面像。橈骨の短縮と遠位骨片の橈屈，近位骨片の尺側偏位を認める。
b：X線側面像。遠位骨片の背屈転位を認める。

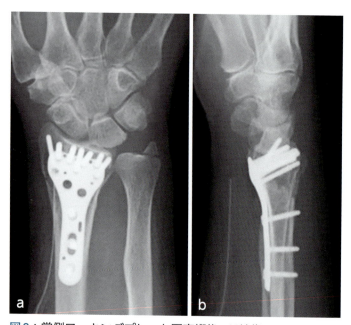

図2：掌側ロッキングプレート固定術後　X線像
a：X線正面像
b：X線側面像

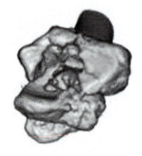

図3：関節内骨折例　3D-CT
粉砕した橈骨遠位関節面を遠位側より描出している。

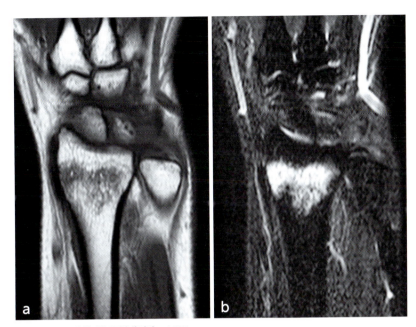

**図4：橈骨遠位端骨挫傷例　MRI**
a：MRI T1強調像
b：MRI STIR像
T1強調像とSTIR像で，各々低信号と高信号を呈する骨髄浮腫を示す。

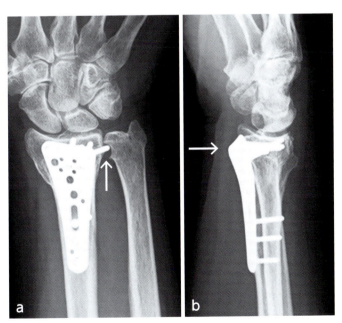

**図5：長母指屈筋腱断裂例　X線像**
a：X線正面像。術後の矯正損失によりスクリューが遠位橈尺関節腔内に穿破(矢印)し，尺骨遠位を損傷している。
b：X線側面像。遠位骨片が背屈位で変形治癒し，プレートの遠位端が相対的に掌側に突出している(矢印)。

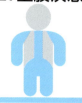

## II. 上肢疾患

### 手関節・手

# 舟状骨骨折

**概念**

手根骨の骨折のなかでは，最も頻度の高い骨折である（図1）。転倒して手関節背屈位で手をついて受傷することが多い。スポーツに関連した外傷，交通事故，高所転落などに生じやすい。転位の小さいものは，X線検査のみでは診断が困難な場合が少なくない。適切な治療が行われなければ骨癒合が得られず偽関節となり（図2），二次性の手関節変形の原因となる。

**臨床所見**

Anatomical snuff box（解剖学的嗅ぎタバコ入れ；長母指伸筋腱，長母指外転筋・短母指伸筋腱，橈骨茎状突起で囲まれる三角形の凹み）部，舟状骨結節の腫脹・圧痛を認める。

中央部（腰部）での骨折が圧倒的に多く，次いで近位1/3で，遠位1/3が最も少ない。近位骨折は無腐性壊死に陥り，治癒しにくいことがある。

**治療**

治療は，転位のない安定型骨折はギプス固定による保存治療が一般的である。しかし，骨癒合が遷延する場合があることや，長期のギプス固定自体が日常生活に苦痛を生じるため，近年は早期手術が好まれる傾向にある。転位が小さいものは経皮スクリュー固定が行われ（図1g, h），転位のあるものは観血的骨接合が行われる。偽関節例には自家骨移植（図2g, h）が併用される。

**画像所見**

X線正面像，側面像，手関節尺屈位にて軽度回内位，回外位を撮影する（図1a〜c）。舟状骨5方向撮影（図1d）も有用である。健側との比較も大いに参考になる。

転位のない舟状骨骨折はX線検査のみでの診断は困難である。たとえX線像で骨折が判明しなくとも，臨床症状で舟状骨骨折が疑われる場合は，CT，MRI等の追加検査を考慮するべきである（図1e, f）。

骨折型によりさまざまな固定方法が選択されるため，画像により固定方法・状況を確認することが必要となる。偽関節等の後遺障害に配慮しながら，関節運動学に基づく自動・他動運動を組み合わせて関節可動域を確保する。可動域とあわせて手指巧緻動作獲得のための運動療法を実施する。

舟状骨骨折

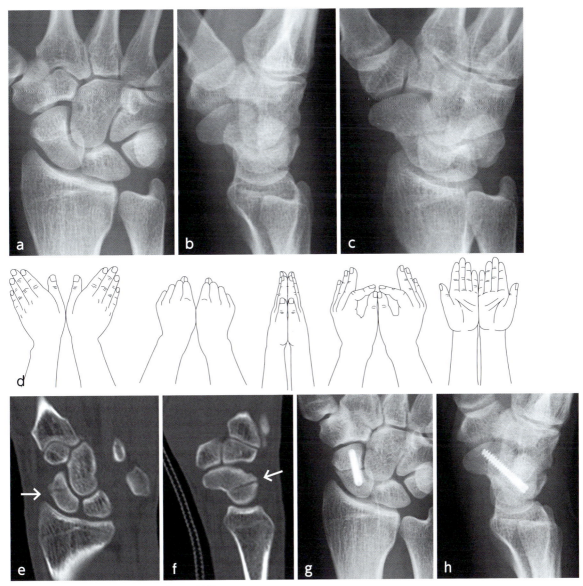

図1：舟状骨骨折（新鮮骨折例）　X線像，CT
a：受傷時 X線正面像（手関節中間位）
b：受傷時 X線側面像
c：受傷時 X線正面像（手関節尺屈位軽度回内位）。単純X線像では，骨折線がはっきりしない。
d：舟状骨5方向撮影のシェーマ
e：CT冠状断像
f：CT矢状断像。舟状骨腰部での骨折が明らかである（矢印）。
g：術後 X線正面像
h：術後 X線側面像。ヘッドレススクリューにて背側より経皮固定を行った。

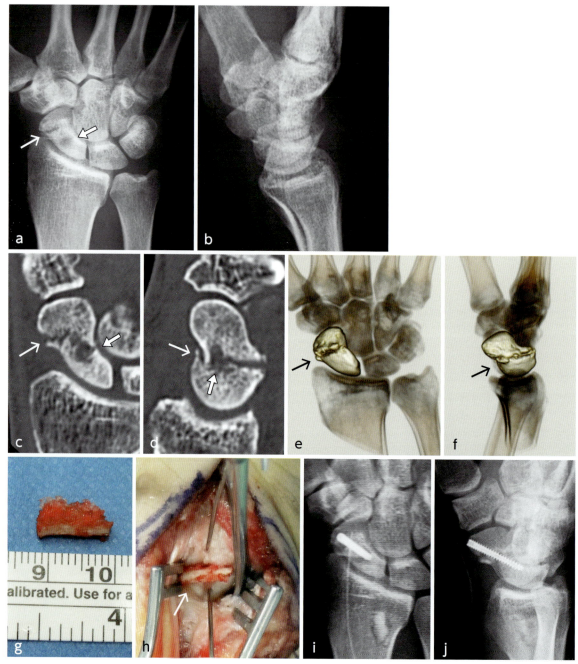

図2：舟状骨偽関節(受傷から1年経過した陳旧骨折例)　X線像，CT，3D-CT
a：初診時 X線正面像。舟状骨腰部に偽関節を認める(矢印)。偽関節部に骨嚢胞(太矢印)を形成。
b：初診時 X線側面像
c：CT冠状断像
d：CT矢状断像。偽関節(矢印)，骨嚢胞(太矢印)。
e：3D-CT正面像
f：3D-CT側面像。偽関節(矢印)。
g, h：術中所見。橈骨遠位より自家骨を採取し，偽関節部に移植した(矢印)。
i：術後 X線正面像　j：術後X線側面像。遠位よりヘッドレススクリューで固定した。

## II. 上肢疾患　手関節・手
# 中手骨・指節骨骨折

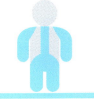

**概念**

局所を強打する，固いものに挟まれる，交通事故，スポーツ外傷などのさまざまな受傷機転による直達外力・介達外力により，多種多様な骨折型を呈する。

**臨床所見**

受傷部位の腫脹・圧痛がみられる。手指の短縮，変形，特に回旋方向の変形を生じている場合は，屈曲位にて変形がより明瞭となり，隣接指との重なり変形（cross finger変形）（図1a）を呈する。

部位により遠位端，骨幹部，近位端に大別される。

**遠位端骨折**（図1, 2）：骨頭骨折，顆部骨折，頚部骨折に分けられる。関節に隣接するため関節内骨折を呈することが多い。

**骨幹部骨折**（図3～5）：受傷機転により，らせん骨折，斜骨折，横骨折，粉砕骨折など，さまざまな形態を呈する。

**近位端骨折**（図6～8）：遠位端同様，多くは関節内骨折である。脱臼に伴う場合も少なくない（図6, 8）。側副靱帯（図7）や掌側板付着部の剥離骨折（図6b）を呈することも多い。

**特異な骨折型**：骨性マレット指（伸筋腱付着部の剥離骨折）（図9），boxer骨折（環指・小指に多く，拳で殴った際に生じる中手骨頚部骨折）（図10），Bennett骨折・Roland骨折（母指中手骨のCM関節内骨折）（図11）。

**治療**

治療は一般的に，関節内骨折では観血的骨接合術が行われる。ラグスクリュー固定，プレート固定，テンションバンドワイヤリング法等が行われている。骨幹部骨折では，単純骨折で転位が少なく，骨折部の安定が得られているものは，Burkhalter法に代表される保存療法が行われる。転位が大きく，不安定なものは，手術の適応となる。骨折型により，鋼線固定，ラグスクリュー固定，プレート固定などが行われている。

**画像所見**

ほとんどの骨折型が，X線の2方向像（正面像，側面・斜位像）にて診断可能である。

X線像のみで判別しにくい場合は，CTによる評価が有用である。特に関節内骨折ではより詳細な情報が得られ，手術の計画に役立つ。

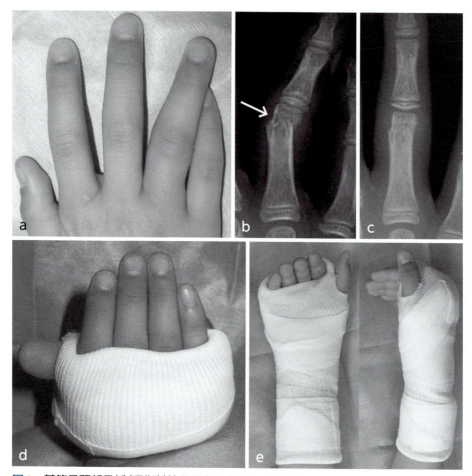

**図1：基節骨頚部骨折（環指基節骨頚部骨折例） X線像**
a：受傷時 外観。環指の小指への指の重なり（cross finger変形）を認める。
b：受傷時 X線像
c：整復後 X線像
d：徒手整復後 外観。Cross finger変形の改善が認められる。
e：Burkhalter型ギプスにて固定した。

本項の リハ介入のポイント については，「舟状骨骨折」（p.192）を参照のこと。

中手骨・指節骨骨折

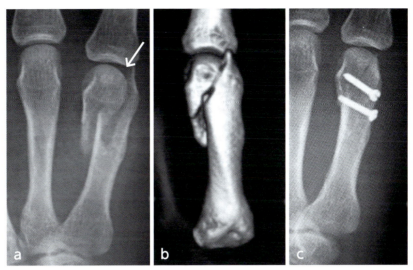

**図2：中手骨骨頭骨折（小指中手骨骨頭骨折例） X線像，3D-CT**
a：受傷時 X線像
b：3D-CT
c：術後 X線像。骨折部を整復し，ラグスクリューにて固定した。

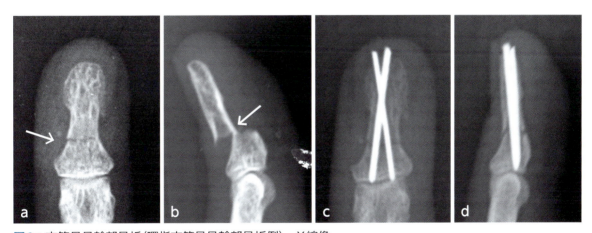

**図3：末節骨骨幹部骨折（環指末節骨骨幹部骨折例） X線像**
a：受傷時 X線正面像
b：受傷時 X線側面像。正面像ではわかりにくい転位が明らかである（矢印）。
整復後に指尖部より鋼線固定を行った。
c：術後 X線正面像
d：術後 X線側面像

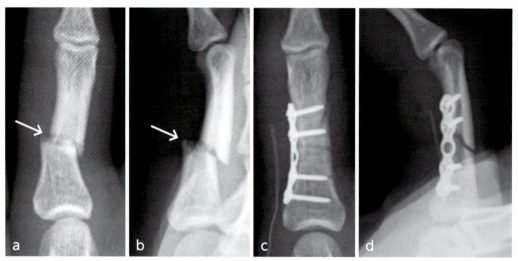

**図4：基節骨骨幹部骨折（示指基節骨骨幹部骨折例）　X線像**
a：受傷時 X線正面像。骨幹部の横骨折を認める（矢印）。
b：受傷時 X線側面像
プレートによる圧迫固定を行った。
c：術後 X線正面像
d：術後 X線側面像

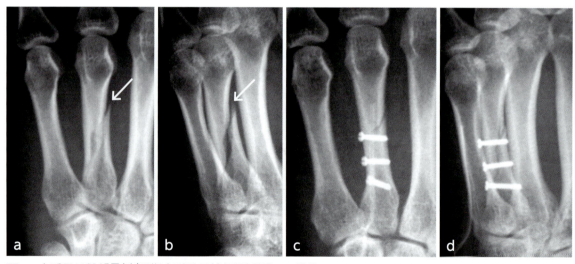

**図5：中手骨骨幹部骨折（環指中手骨骨幹部骨折例）　X線像**
a：受傷時 X線正面像
b：受傷時 X線斜位像。骨幹部のらせん骨折を認める（矢印）。
ラグスクリューにて固定を行った。
c：術後 X線正面像
d：術後 X線斜位像

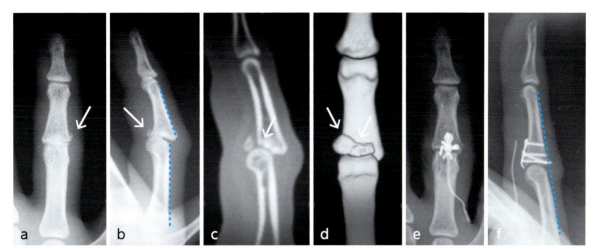

**図6**：環指中節骨関節内骨折（PIP関節内骨折）　X線像，CT，3D-CT
a：受傷時X線正面像。中節骨に骨折（矢印）を認めるが，正面像のみではPIP関節の転位は明らかではない。
b：受傷時X線側面像。PIP関節の背側亜脱臼が明らかであり（破線），掌側板付着部の剥離骨片を認める。
c：CT矢状断像。関節面の陥没を認める（矢印）。
d：3D-CT。掌側の剥離骨片の粉砕を認める。
掌側よりバットレスプレート固定を行った。
e：術後X線正面像
f：術後X線側面像。PIP関節の背側亜脱臼が整復されている（破線）。

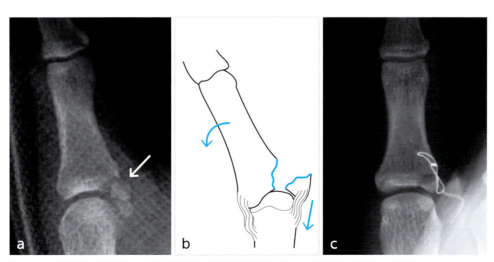

**図7**：母指基節骨剥離骨折（母指基節骨側副靱帯付着部の剥離骨折例）　X線像
a：受傷時X線像。
b：側副靱帯剥離骨折のシェーマ。関節の外転時に側副靱帯付着部が牽引され，剥離骨折を生じる。
c：術後X線像。テンションバンドワイヤリング法にて固定を行った。

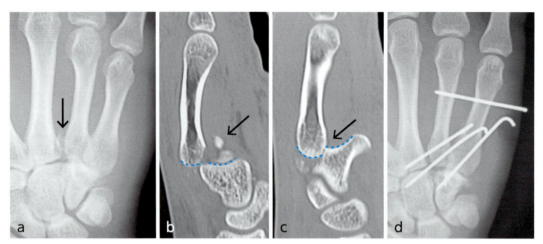

**図8：CM関節脱臼骨折（環指・小指CM関節の脱臼骨折例） X線像，CT**
a：受傷時 X線像。環指中手骨基部に骨折を認める（矢印）が，転位の状態は明らかではない。
b：環指CT矢状断像　c：小指CT矢状断像。環指・小指の中手骨がCM関節で背側に脱臼・骨折している（矢印，破線）。
d：術後 X線像。ラグスクリューおよび鋼線固定を行った。

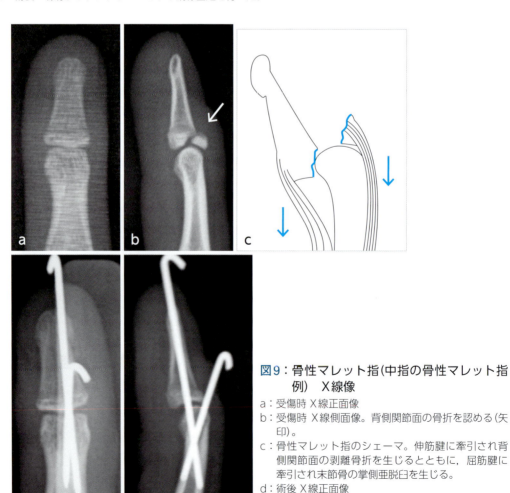

**図9：骨性マレット指（中指の骨性マレット指例） X線像**
a：受傷時 X線正面像
b：受傷時 X線側面像。背側関節面の骨折を認める（矢印）。
c：骨性マレット指のシェーマ。伸筋腱に牽引され背側関節面の剥離骨折を生じるとともに，屈筋腱に牽引され末節骨の掌側亜脱臼を生じる。
d：術後 X線正面像
e：術後 X線側面像。石黒法（変法）にて鋼線固定した。

中手骨・指節骨骨折

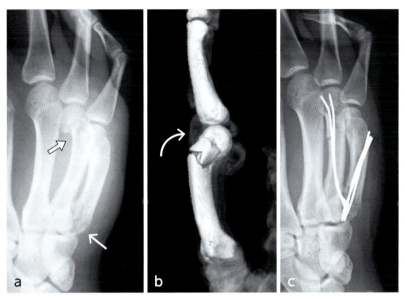

**図10：Boxer 骨折（右環指のboxer 骨折例）　X線像，3D-CT**
a：受傷時 X線像。環指中手骨頚部のboxer 骨折を認める（太矢印）。小指中手骨基部の骨折も合併していた（矢印）。
b：環指 3D-CT。中手骨頚部の屈曲変形が明らかである。
c：術後 X線像。環指中手骨頚部の屈曲変形を整復し，近位より髄内鋼線固定を行った。小指も遠位より髄内鋼線固定を行っている。

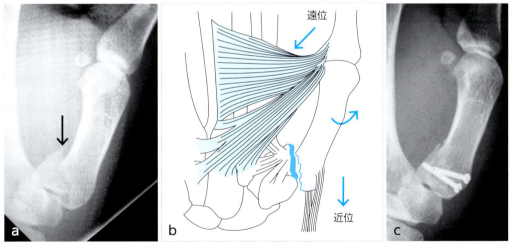

**図11：Bennett 骨折（左母指のBennett 骨折例）　X線像**
a：受傷時 X線像。母指中手骨基部の骨折を認める（矢印）。
b：Bennett 骨折のシェーマ。靱帯が付着する遠位骨片は元の位置に留まるが，近位骨片は母指内転筋・外転筋に牽引され，骨折部が転位する。
c：術後 X線像。骨折部を整復しラグスクリューにて固定した。

# 股関節の正常像

X線像，MRI

　X線像では股関節の変形性関節症，大腿骨頭壊死や仙骨不全骨折による骨硬化，大腿骨頚部骨折などに留意して読影を行う。骨折による変位がわずかな場合は多方向の撮影が必要な場合もあるが，それでも検出が難しい場合も多い。

　MRIは不全骨折や骨挫傷などの，骨の変位がわずかあるいは変位がみられない損傷においても骨髄浮腫を検出することで判定が容易になる場合があり，関節唇や筋の損傷の把握も容易になる。

### X線 正面像

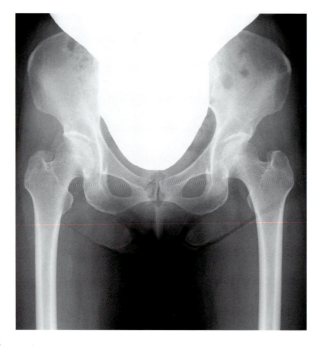
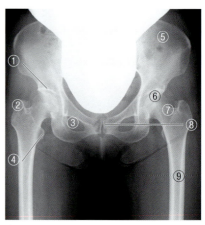

①臼蓋　　⑥大腿骨頭
②大転子　⑦大腿骨頚部
③閉鎖孔　⑧恥骨結合
④小転子　⑨大腿骨
⑤腸骨

### 股関節の正常像

**MRI T2強調冠状断像**

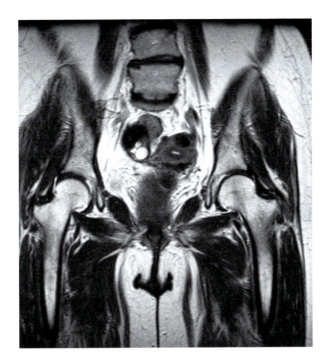
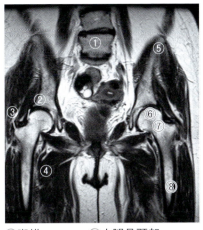

①脊椎
②臼蓋
③大転子
④内転筋群
⑤腸骨
⑥大腿骨頭
⑦大腿骨頸部
⑧大腿骨

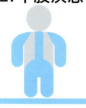

## III. 下肢疾患　股関節・大腿

# 変形性股関節症

### 概念

　股関節に発生する非炎症性で進行性の変性疾患である。関節軟骨の変性と減少・消失，骨の増生と吸収により関節が変形する。病期が進行すると，股関節痛が生じ，股関節機能が低下する。

　一次性と二次性に分類される。

**一次性**：原因となる基礎疾患を認めず，骨構築に異常がない股関節に発生する関節症であり，欧米に多い。

**二次性**：何らかの原因と考えられる先天性か，後天性変形に続発する股関節症で，本邦に多い（図1）。主に寛骨臼形成不全，ペルテス病，大腿骨頭壊死，外傷等に続発する。

### 臨床所見

　股部痛，膝痛，大腿部痛，下肢の短縮。初期では股関節の内旋制限，外転筋力の低下。末期では，内転外旋屈曲拘縮を認める。

**硬性墜下跛行**：下肢の短縮により歩行時に身体が上下に動揺する。

**軟性墜下跛行**：中殿筋の筋力の低下により対側の骨盤が左右に揺れる。

### 治療

**保存療法**：安静，免荷（減量，杖の使用），薬物療法（非ステロイド性消炎鎮痛薬内服），理学療法（中殿筋の筋力強化）を行う。

**手術療法**：関節温存術と人工股関節置換術（図2）に分けられる。

**関節温存術**：前，初期股関節症に対しては，寛骨臼回転骨切り術を行う。進行期，末期に対しては，大腿骨外反骨切り術を行う。

**人工股関節置換術**：骨セメント使用と非使用の人工股関節がある。人工股関節の耐用年数は20〜25年といわれている。

### 画像所見

　二次性股関節症の画像所見について，図1に述べる。

**リハ介入のポイント**

　関節裂隙の狭小化を認める時期では骨性の制限因子に注意した可動域訓練を実施する。寛骨臼形成不全例では股関節安定化のために体幹・股周囲筋力の強化は重要となる。股置換術後は脚長変化やインプラント設置部の骨性変化に留意しながら脱臼肢位を避けた段階的な荷重動作獲得を進める。

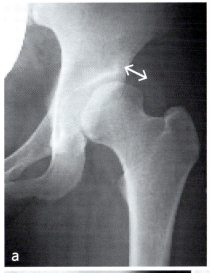
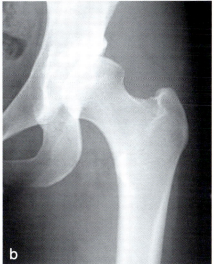
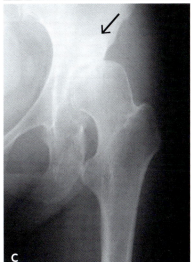
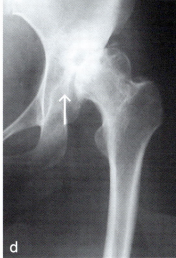

図1：二次性股関節症のX線所見

a：前股関節症。寛骨臼形成不全を呈している。(両矢印)で示した寛骨臼部分に骨性要素がなく，骨頭被覆が不足。関節裂隙は狭小化していないことから，関節軟骨は保たれている。

b：初期。関節裂隙の若干の狭小化と荷重部の骨硬化像(骨が白くみえる)が出現している。

c：進行期。骨頭は寛骨臼に対して外上方に移動し，荷重部の関節裂隙の一部が消失，骨頭と寛骨臼が接触し，骨嚢胞(矢印)がみられる。

d：末期。骨頭はさらに上方に転位し，関節裂隙は消失している。骨頭にも骨嚢胞が出現し，臼底には骨棘(矢印)もみられる。

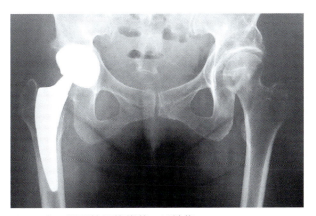

図2：人工股関節置換術後　X線像
右：人工股関節置換術後，左：寛骨臼回転骨切り術後

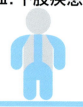

## III. 下肢疾患

### 股関節・大腿

# 大腿骨頭壊死
（特発性大腿骨頭壊死）

**概念**

非外傷性に大腿骨頭の無菌性，阻血性壊死をきたし，大腿骨頭の圧潰，変形が生じると二次性の股関節症に至る疾患である。ただし，Perthes病，二次性の大腿骨頭壊死は除外する。ステロイド性，アルコール性，特発性があり，男性40歳代，女性60歳代がピークでステロイド性が約半数を占める。酸化ストレスや血管内皮細胞障害，脂肪塞栓などが原因とする説もあるが，いまだ不明な点が多く，原因は特定されていない。

**臨床所見**

臨床症状は，基本的に圧潰が生じなければ無症状のことが多い。圧潰が生じると，急激な疼痛や可動域制限が生じることがある。

**治療**

治療は，免荷などの保存療法は無効であることが多く，いまだ有効な薬剤は確立されていない。手術療法として，骨切り術や人工関節置換術などがあるが，近年は治療期間の短縮やインプラントの向上により，後者を比較的若い世代でも選択する国や施設が増加しているのが現状である。しかし，わが国は骨切り術の先進国であることを忘れてはならない。

**画像所見**

X線像，MRI，骨シンチグラフィなどが診断に有用である。
**X線像**（図1, 2）：骨頭圧潰，crescent sign（骨頭軟骨下骨折線），骨頭内の帯状硬化像（関節裂隙が狭小化しておらず，臼蓋に異常所見がない）を認めることが多い。
**MRI**（図3）：T1強調像でのlow signal band pattern（帯状低信号像）を認める。
**骨シンチグラフィ**（図4）：骨頭のcold in hot像＊を認める。

＊Cold in hot像：集積のある（hot）健常組織の中に壊死部分（cold）が存在し，ドーナツ状にみえる。

**リハ介入のポイント**

骨頭圧潰に伴う骨性の可動域制限に対しては愛護的な可動域訓練に留める。骨頭の変形による関節適合性不良例では，疼痛や軋音などの関節症状を回避した肢位にて筋力訓練を実施する。骨切り術では骨癒合が得られるまでの間，荷重訓練や筋力増強運動を徐々に進める。

# 大腿骨頭壊死（特発性大腿骨頭壊死）

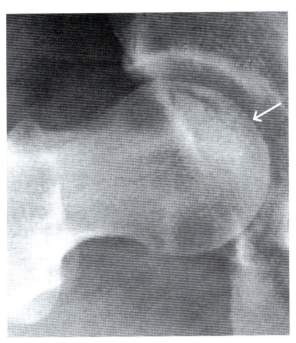

図1：X線像
X線側面像。Crescent sign（骨頭軟骨下骨折線）がみられる（矢印）。関節裂隙の狭小化はみられない。

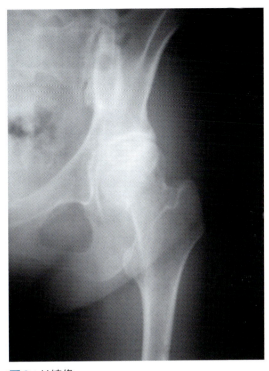

図2：X線像
左股関節X線正面像。骨頭が圧潰しているが，関節裂隙は狭小化していない。

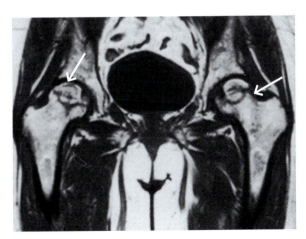

図3：MRI
MRI T1強調像。Low signal band pattern（帯状低信号像）が両側でみられる（矢印）。

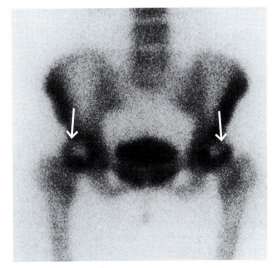

図4：骨シンチグラフィ
骨頭のcold in hot像を呈している（矢印）。

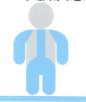

# Ⅲ. 下肢疾患

## 股関節・大腿

# Perthes病

### 概念

小児大腿骨近位端部(成人の大腿骨頭に相当)の血行障害に起因して発生する骨端症である。病態は、骨端核の骨壊死である。4～7歳の活発な男児に好発する。この時期は、骨頭核は外側の頸部被膜から骨頭に入る外側骨端動脈のみで栄養されるので、阻血性壊死になりやすい。両側性は15～20%で、1万人に1人の発生頻度といわれている。

### 臨床所見

運動時痛を訴え、跛行を呈する。徐々に進行することが多い。

膝痛を主訴に来院することが多い。膝に異常所見がないときは股関節疾患を疑う。股関節可動域は内旋制限がみられる。

### 治療

**保存療法**と**手術療法**があるが、Perthes病での壊死した骨頭は必ず再生するため、臼蓋の丸みを「鋳型」として骨頭の再生を待つことが治療の基本である。発症が若いほど予後は良い。6歳以下、特に4歳以下、あるいは、壊死の範囲(Catterall分類)が小さければ骨頭の形態的予後はよいが、10歳以上では関節症に進展しやすい。

**装具療法**：各種あるが大きな違いは、荷重を許可するか、しないかである。
**Atlanta装具**：荷重させる代表的装具(図1)
**Tachdjian装具**：非荷重の代表装具(図2)

### 画像所見

**X線像**：発症後の時期によりX線所見が変化する。

**滑膜炎期(発症後1～3週、図3)**：軽度の関節裂隙拡大や骨頭が外方化する。しかし、軽微な変化であるため、この時期のX線像による診断は難しい。

**壊死期(数カ月～1年、図4)**：骨端核の扁平化(骨端核の高さが減少)、濃影化(骨硬化)が現れる。

**再生期、分節期(1～4年、図5)**：壊死骨が吸収され始め、同時に骨性修復が起こり、骨頭が再生される。骨頭の内側半分が吸収されている。

**残余期(3～4年、図6)**：分節期に吸収された内側の骨頭に骨が再生し、骨頭が球形に回復する。

Perthes病

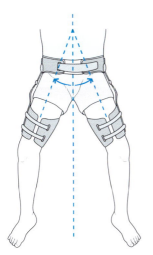

図1：Atlanta装具

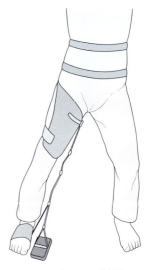

図2：Tachdjian装具

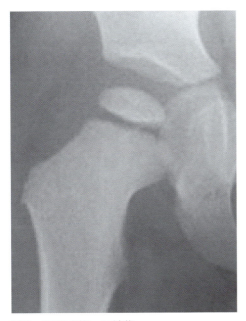

図3：滑膜炎期　X線像
軽度の関節裂隙の拡大と骨頭の外方化を認める。

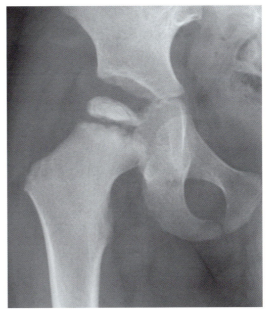

図4：壊死期　X線像
骨端核の濃影化を認める。

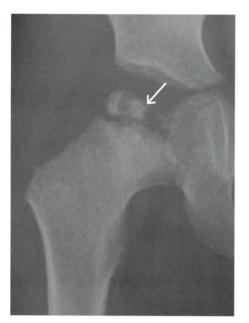# 
図5：再生期，分節期　X線像
壊死骨の吸収を認める(矢印)。

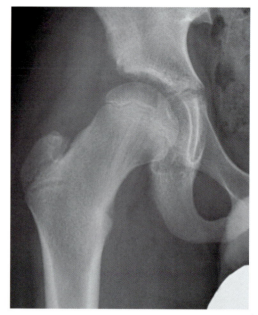
図6：残余期　X線像
骨端核の骨の再生を認める。

**リハ介入のポイント**　免荷装具着用時期は，廃用予防目的の筋力訓練が重要であり，股関節周囲筋は等尺性運動から開始する。股関節可動域訓練は，骨頭へのストレス増悪を回避するため，軽度牽引を加えながら愛護的に実施する。

## III. 下肢疾患 / 股関節・大腿

# 大腿骨頭すべり症

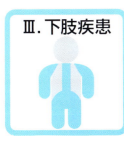

### 概念

　成長軟骨帯(骨端軟骨)の肥大軟骨細胞層の脆弱化により、骨端(大腿骨頭)が骨幹端(頸部)に対して後内方にすべる。通常、骨端は骨幹端に対して後内方に転位することが多い(図1, 2)。10～13歳の男児に多い。男女比は4：1で、男児に多い。肥満児に多く、二次性徴障害などの性ホルモン異常を合併することもある。しかし、ホルモン異常が検出されない症例が多い。10万人に0.3～0.5人の発生頻度で、両側発生例は約25%である。

　以下の3つの型に分類される。

**急性型**：前駆症状がなく、外傷をきっかけとして強い股関節痛で発症し、患肢に荷重できない。

**慢性型**：股関節痛や膝痛が数カ月続き、運動により悪化する。

**慢性型の急性増悪**：慢性の経過中に急に股関節痛が生じる。

### 臨床所見

　臨床症状は、股関節痛、膝痛である。初期には、股関節の内旋が制限される。Drehmann徴候は、すべり症に特徴的で、股関節を屈曲すると股関節が自然に外転・外旋する現象である。

### 画像所見

　画像所見について、図3, 4に述べる。

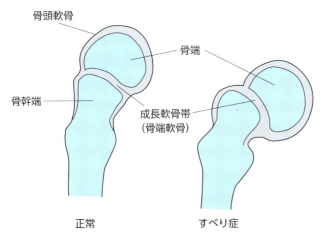

図1：正常例とすべり症例のシェーマ

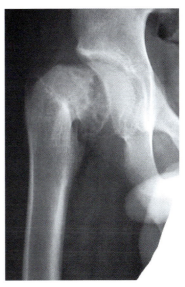

図2：大腿骨頭すべり症のX線像

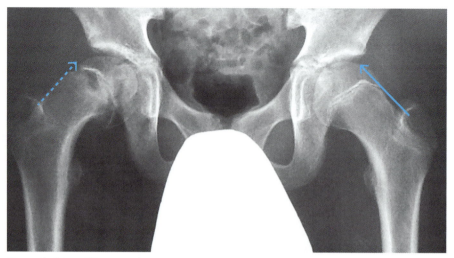

**図3:右大腿骨頭すべり症のX線所見　Trethowan徴候(Klein徴候)**[11]

両股関節X線正面像。Trethowan徴候(Klein徴候)とは,両股関節正面像で,骨頭が大腿骨頸部外側接線外へのはみ出しが消失するサイン。正常な右側股関節では頸部外側接線(実線矢印)が骨頭を通過するが,左側股関節では頸部外側接線(破線矢印)は骨頭を通過せず,骨頭が内方に転位していることがわかる。

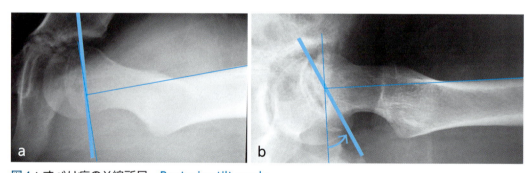

**図4:すべり症のX線所見　Posterior tilt angle**
a:正常側。股関節X線側面像。
b:すべり症例。股関節X線側面像。
正常股とすべり症の比較。股関節側面像において,大腿骨頭が頸部に対して後方に傾斜した角度を計測すると,骨頭すべりの程度が明らかとなる。すべり症例は,40°のposterior tilt angleを呈している。

手術方法により免荷期間が異なるが,すべりが大きく骨切り術を行った場合は長期の免荷期間となるため,廃用予防のための筋力訓練,免荷を守るための安定した動作獲得が必要である。骨切り術後の関節可動域訓練は,臼蓋と頸部の接触を回避するため,深屈曲を避けて実施する。

# III. 下肢疾患

## 股関節・大腿

# 大腿骨近位部骨折
## （頚部/転子部/転子下骨折）

**概念**

年間約175,000人に発生し，発生率は男性より女性が多く約3.7倍，70歳を過ぎると増加するが，近年では70歳代，80歳代での発生率は低下傾向にある。これは骨粗鬆症に対する認識が一般化されたこと，薬物治療が進歩してきたことが考えられる。下肢の骨折で最も多い骨折といわれている。

原因としては，転倒が最も多い。その他，骨密度の低下，脆弱性骨折の既往が危険因子である。

**臨床所見・治療**

骨折型は，頚部骨折と転子部骨折に分けられる。

**頚部骨折**：関節内骨折であり，一般的には非転位型には骨接合術，転位型には人工骨頭置換術が推奨される（図1）が，近年は人工股関節全置換術を推奨する報告もある（図2）。

**転子部骨折**：関節包外骨折であり，一般的に骨接合術が推奨される（図3）。

**画像所見**

X線像，MRI，CT（3D-CT）が有用である。

**X線像**：骨頭基部から転子部，転子下に骨折線がみられる。頚部骨折の場合，稀にX線像で骨折線が不明瞭なことがある（図4, 6）。

**MRI**：T1強調像で低信号線，T2強調像で頚部に広がるびまん性な高信号変化がみられる。X線像で骨折線が不明瞭な場合，診断に有用なことがある（図5）。

**CT**：骨折線や転位方向の把握，術中の整復操作の目安となる（図7）。近年では，3D-CTを術前計画として用いることがある（図8）。

**リハ介入のポイント**

術後の理学療法は可及的早期に受傷前のADL能力の再獲得を目的に実施する。ただし，人工骨頭置換術の場合，進入路によって異なる脱臼肢位（前外側進入路：伸展・外旋，後方進入路：屈曲・内転・内旋）への配慮が必要になる。特に，靴の着脱動作等の過度な前屈姿勢は回避する。

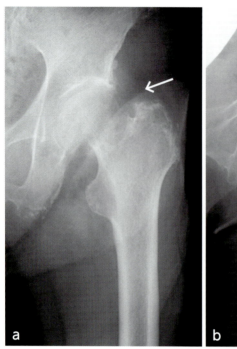
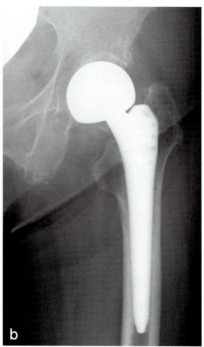

**図1：頚部骨折（転位型）　X線像**
a：術前 X線正面像
b：人工骨頭置換術後 X線正面像

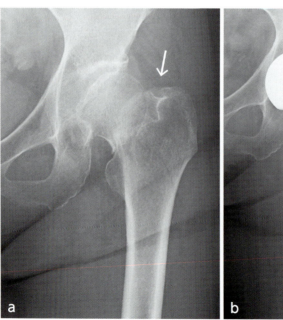
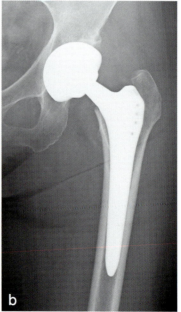

**図2：頚部骨折（転位型）　X線像**
a：術前 X線正面像
b：人工股関節全置換術後 X線正面像

大腿骨近位部骨折（頚部/転子部/転子下骨折）

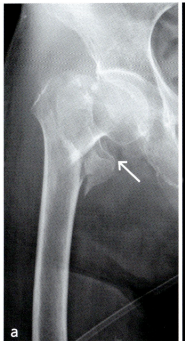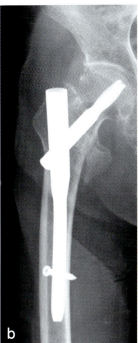

図3：転子部骨折　X線像
a：術前 X線正面像
b：骨接合術後 X線正面像

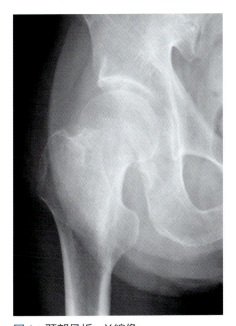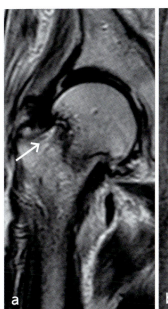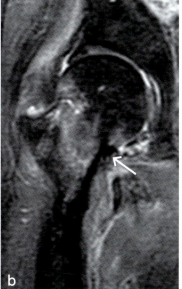

図4：頚部骨折　X線像
X線正面像。頚部での骨折線がはっきりしない。

図5：MRI
a：MRI T1強調像。頚部に低信号領域があり骨折線と思われる（矢印）。
b：MRI T2強調像。周囲に高信号領域があり反応層と思われる（矢印）。

215

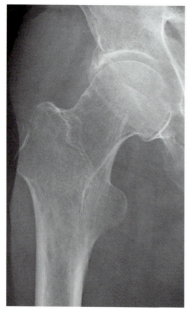

図6：X線像
X線正面像。転子部での骨折線がはっきりしない。

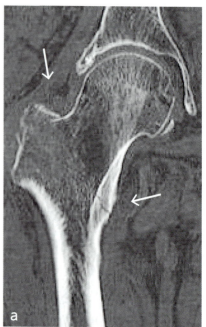

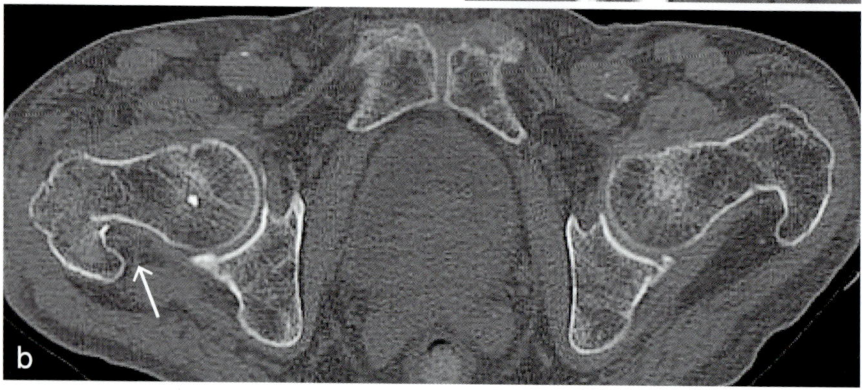

図7：CT
a：CT冠状断像
b：CT横断像
転子部で数カ所骨折線が明らかである。

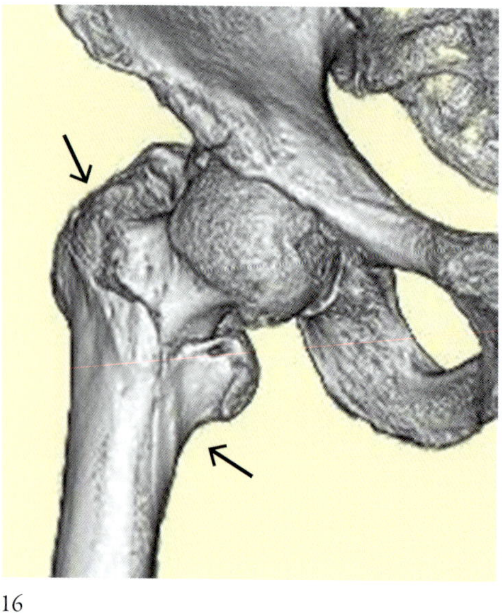

図8：3D-CT
骨折部がより明らかである。

# III. 下肢疾患　股関節・大腿

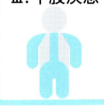

# 骨盤骨折

## 概念

　骨盤骨折には，骨盤輪骨折と寛骨臼骨折がある．骨盤輪骨折は骨盤を構成しているリングの連続性が破綻したもので，関節外骨折である．一方，寛骨臼骨折は，股関節臼蓋の骨折を含むもので関節内骨折である．近年では，高齢者の脆弱性骨盤輪骨折を別物として扱うようになっている．

　一般に高所墜落や交通事故などの高エネルギー外傷によって生じることが多いが，近年では高齢者の転倒などの低エネルギー外傷によるものが増加している．

## 臨床所見

　骨盤部の疼痛（骨折部位の圧痛，運動時痛など），下肢の内旋・外旋・脚長差などを認める．腫脹は体表からはわからないことが多い．出血性ショックが唯一の初期症状のこともあるので注意が必要である．脆弱性骨折では体動時の疼痛や歩行時痛のみのことが多い．

　以下の3つの骨折に分類される．

**骨盤輪骨折**：前後圧迫型骨折，側方圧迫型骨折，垂直剪断型骨折など．
**寛骨臼骨折**：前柱骨折，後柱骨折，後壁骨折，両柱骨折など．
**高齢者の脆弱性骨盤輪骨折**：前方要素のみの骨折，片側の前方後方要素の骨折，両側の後方要素の骨折など．

## 治療

　高エネルギー外傷による骨盤輪骨折，寛骨臼骨折では，急性期には出血性ショックにより死亡することがあるため，迅速な診断と止血操作が必要である．

　治療は転位の程度，不安定性の程度によって保存療法，手術療法の選択を行う．高齢者の脆弱性骨折の場合，骨折型と臨床症状を加味し，長期臥床を避けるために，早期に手術療法の判断を行う必要がある．

### 手術療法

**骨盤輪骨折**：創外固定，閉鎖的整復と経皮的内固定，観血的整復と内固定などを行う．
**寛骨臼骨折**：観血的整復と内固定を行う．
**高齢者の脆弱性骨盤輪骨折**：骨折型と症状を勘案し，症状の強いものに対し，低侵襲での内固定を行う．

　合併症として，急性期には出血性ショック，神経損傷，骨盤内臓器損傷など，慢性期には変形性股関節症，大腿骨頭壊死，異所性骨化などが挙げられる．

## 画像所見

### X線像・CT・MRI

**骨盤輪骨折**：X線正面像，入口像，出口像（図1）。

**寛骨臼骨折**：X線正面像，両斜位像（閉鎖後斜位，腸骨翼斜位）（図2）。

　いずれも詳細な評価にはCT（横断，冠状断，矢状断，3D）が必要である。

**高齢者の脆弱性骨盤輪骨折**：単純X線正面像，入口像，出口像，CT（横断，冠状断，矢状断，3D）が必要。症例によってはMRIも必要である（図3）。

**リハ介入のポイント**　術後早期は，固定部の疼痛に留意しながら積極的な離床を促す。筋力訓練に際しては，神経損傷合併の有無や，それに伴う下肢筋の運動麻痺の評価に基づき有効な手段を用いる。荷重動作は，荷重ストレスが増大する部位を念頭に置き，段階的に獲得を目指す。

骨盤骨折

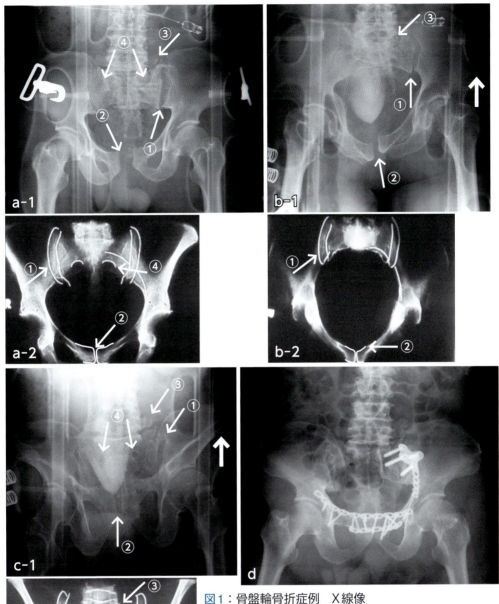

**図1：骨盤輪骨折症例　X線像**

a：骨盤正面像（a-2は正常骨盤正面像）。ここでは①仙腸関節，②恥骨結合，③第5腰椎横突起，④仙骨孔をみる。この症例は①②③の破綻を認める。

b：骨盤入口像（b-2は正常骨盤入口像）。この像では骨盤の前後の転位をみることができる。この症例では左寛骨が後方に転位しているのがわかる。

c：骨盤出口像（c-2は正常骨盤出口像）。この像では骨盤の上下の転位をみることができる。この症例では左寛骨が上方転位しているのがわかる。

d：術後 正面像。この症例は恥骨結合離開，左仙腸関節離開で，左寛骨が後方，上方に転位していたので，前方アプローチで恥骨結合，左仙腸関節のプレート固定を行った。

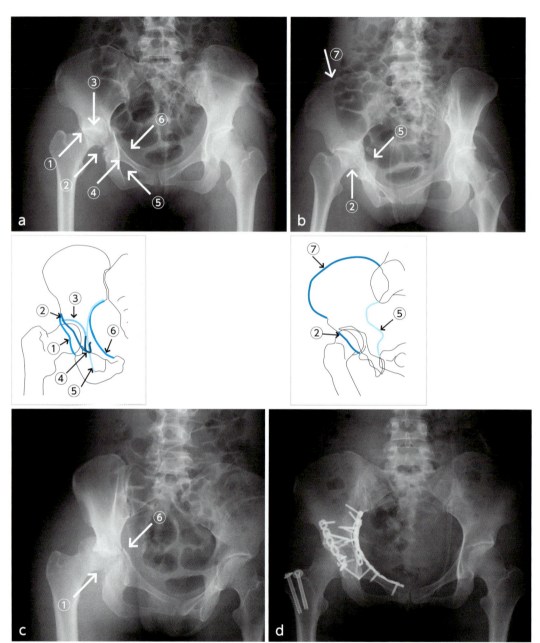
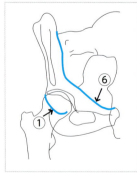

**図2：寛骨臼骨折症例　X線像**

a：骨盤正面像。ここでは①臼蓋後縁，②臼蓋前縁，③ルーフ，④涙痕，⑤腸骨坐骨線，⑥骨盤入口縁をみる。この症例では①②⑤⑥が破綻し，大腿骨頭が脱臼位であることがわかる。

b：腸骨翼斜位像。ここでは②⑤に加え，⑦腸骨稜の状態を確認する。この症例では⑤が破綻しているのがわかる。

c：閉鎖孔斜位像。この像では①⑥の連続性を確認する。この症例では①⑥ともに破綻している。

d：術後　正面像。この症例は両柱骨折＋後壁骨折であったので，前方後方からのアプローチでプレート固定を行った。

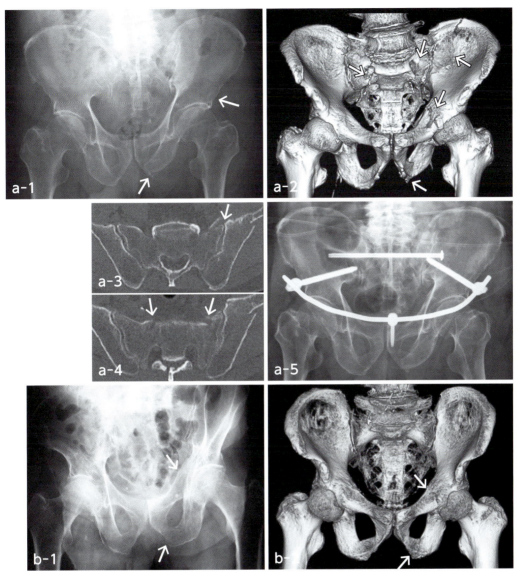
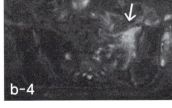

**図3：高齢者脆弱性骨盤輪骨折症例　X線像，3D-CT，CT**

a：手術治療例

a-1) X線正面像。左の恥坐骨骨折が明らかで，左寛骨が内旋しているのがわかる。
a-2) 3D-CT。左恥坐骨骨折に加えて，左腸骨翼，左仙骨翼，右仙骨孔に骨折線を認める。
a-3, 4) CT横断像。S1レベルでは左仙骨翼の圧迫骨折像(a-3)，S2レベルでは，左仙骨翼の圧迫骨折に加えて右仙骨孔部の離開像を認める。
a-5) 術後X線正面像。経皮的に腸骨貫通スクリューと皮下創内固定での手術を行った。

b：保存治療例

b-1) X線正面像。左坐骨骨折は明らかだが，左恥骨は変形が認められる程度である。
b-2) 3D-CT。左恥坐骨に転位のない骨折を認めるが，後方要素の損傷は認められない。
b-3) CT横断像。CTでは後方要素の損傷を認めない。
b-4) MRI SPAIR*横断像。腰仙部痛があったため，MRIまで撮影したところ，左仙骨翼に輝度変化を認め，骨挫傷の存在が明らかとなった。

*SPAIR：spectral attenuated inversion recovery

# 膝関節の正常像

X線像，MRI

　X線像では骨折や骨棘の判定などに加えて，関節裂隙の拡大（靱帯損傷など）や狭小化（X線像では描出されない関節軟骨の消失など）の評価も行う。

　MRIでは半月板，靱帯，関節軟骨などの構造が直接に判定できるので損傷の有無やその程度の評価が容易になる。また，それらの構造の立体的な形を念頭に置いて複数の撮像方向の画像を相互に参照しながら判定を行うことでMRIの診断精度が向上する。

## X線 正面像

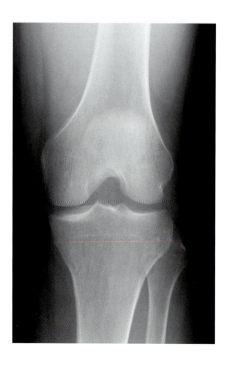
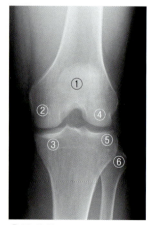

①膝蓋骨
②大腿骨内顆
③脛骨内顆
④大腿骨外顆
⑤脛骨外顆
⑥腓骨頭

## 膝関節の正常像

### X線 側面像

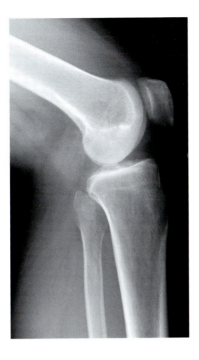
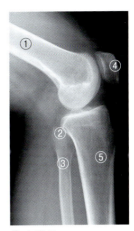

① 大腿骨
② 腓骨頭
③ 腓骨
④ 膝蓋骨
⑤ 脛骨

### MRI T2強調冠状断像

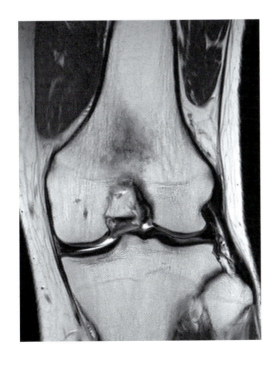
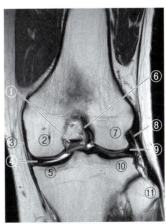

① 後十字靱帯
② 大腿骨内顆
③ 内側側副靱帯
④ 内側半月板
⑤ 脛骨内顆
⑥ 前十字靱帯
⑦ 大腿骨外顆
⑧ 外側側副靱帯
⑨ 外側半月板
⑩ 脛骨外顆
⑪ 腓骨頭

### MRI T2強調矢状断像

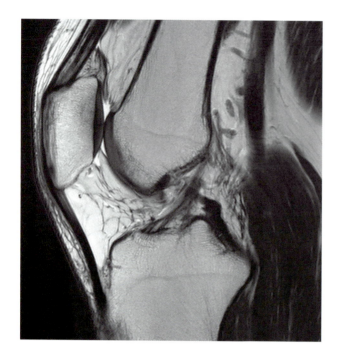
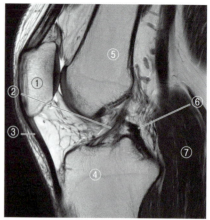

①膝蓋骨　　⑦腓腹筋
②前十字靱帯
③膝蓋靱帯
④脛骨
⑤大腿骨
⑥後十字靱帯

## Ⅲ. 下肢疾患

膝・下腿

# 変形性膝関節症

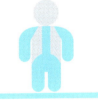

**概念**

膝関節軟骨の変性と摩耗,また軟骨および骨の増殖が混在した慢性関節疾患であり,その原因は加齢と長年にわたる力学的負荷異常と考えられている。男性よりも女性に多い。高齢者に多く,60歳以上の日本人女性の約70%でX線像による変形性膝関節症が認められる。

**臨床所見**

膝関節の痛み(動作開始時や階段昇降時の痛み),可動域制限(正座ができない),外観上の下肢変形(O脚,X脚),関節腫脹(水腫)などを認める。

視診・触診による理学所見が重要である。圧痛点の部位,関節可動域測定などが必要である。

**治療**

**保存療法**:膝への負担軽減(減量,杖など),薬物療法(NSAIDs),ヒアルロン酸関節内注射,運動療法(大腿四頭筋,股関節外転筋強化),足底板処方を行う。

**手術療法**:関節鏡視下デブリドマン,高位脛骨骨切り術,遠位大腿骨骨切り術,単顆型人工膝関節,人工膝関節全置換術を行う。

**画像所見**

X線撮影を行う(図1〜3)。必要に応じてCTやMRI撮影も行う。

### X線像(膝関節立位正面像)におけるKellgren & Lawrence病期分類
Grade 0:正常(図1)。
Grade 1:関節裂隙の狭小化が疑わしい。わずかな骨棘。
Grade 2:明らかな骨棘。関節裂隙の狭小化の可能性。
Grade 3:中程度の骨棘。関節裂隙の狭小化が明確。中程度の骨硬化像(図2)。
Grade 4:著明な骨棘。関節裂隙の狭小化が著しい。骨硬化像が著明で関節変形が明確(図3)。

**リハ介入のポイント**

関節裂隙の狭小化を認める時期では骨性の制限因子に注意した可動域訓練を実施する。X線正面像では,荷重に伴うアライメント変化に注意し,動的アライメント不良を修正するための筋力訓練,動作練習を実施する。骨切り術後は荷重ストレスに伴う骨癒合遅延を生じないよう留意する。

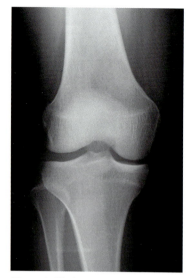

**図1**：正常膝関節　X線像
X線正面像（立位）

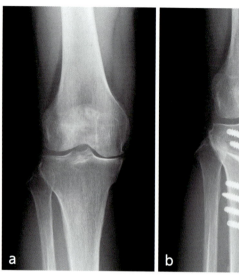

**図2**：変形性膝関節症［Grade 3］　X線像
a：術前 X線正面像。内側関節裂隙の狭小化と骨棘形成を認める。
b：高位脛骨骨切り術後 X線正面像

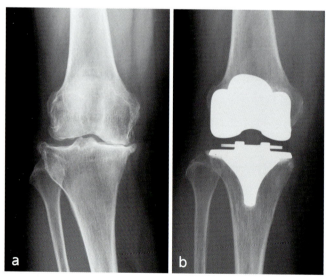

**図3**：変形性膝関節症［Grade 4］　X線像
a：術前 X線正面像。内側関節裂隙の消失と著明な骨棘形成，骨硬化と関節変形を認める。
b：人工膝関節全置換術後 X線正面像

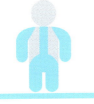

# III. 下肢疾患　膝・下腿
# 前十字靱帯損傷

**概念**

スポーツ動作に伴って発生することが多い。特にサッカーやバスケットボールで発生頻度が高く，男女における発生率はいずれのスポーツも2～3倍，女性に多い。身体が他人とぶつかるような接触型損傷よりも，フェイントやストップ動作時の急激な下肢への荷重による非接触型損傷が多い。損傷肢位は膝過伸展や，軽度屈曲位で外反位（knee-in, toe-out）が代表的なものである。

**臨床所見**

受傷の状況を詳しく聞くことが重要である。徒手検査では，Lachman testや前方引出しテストにより，膝前方不安定性の有無を評価する。

**治療**

前十字靱帯損傷の治療は，腱の移植による再建術が主である。再建術後のスポーツ完全復帰には，半年以上を要する（図1, 2）。

**画像所見**

画像検査としては，X線検査やMRI検査を行う。
**X線像**：X線像では，骨折などがないことを確認する。
**MRI**（図3, 4）：MRIは，前十字靱帯損傷の診断に非常に有用である。前十字靱帯損傷だけでなく，半月板や側副靱帯などの合併損傷についてもチェックする。

**リハ介入のポイント**

術後の早期運動療法では再建靱帯への伸張ストレスを避け，移植腱と骨孔の癒合不全を助長させることなく愛護的な可動域訓練や段階的な筋力訓練を実施する。また，運動療法を行う際には移植腱採取部に関連する疼痛，筋力低下，可動域制限などの特徴を理解することが重要である。

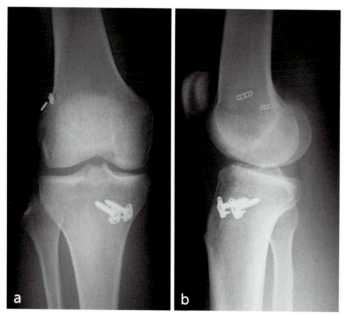
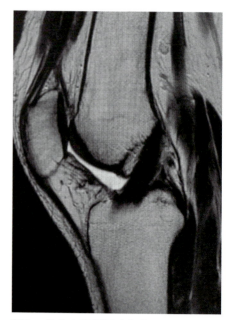

図1：前十字靱帯再建術後　X線像
a：X線正面像
b：X線側面像
ハムストリング腱を用いた前十字靱帯再建術後である。移植腱は大腿骨と脛骨に作製された骨孔内を通され，スクリューやボタンなどの金属で固定されている。

図2：前十字靱帯再建術後2年　MRI
MRI T2強調矢状断像。前十字靱帯の解剖学的位置に，再建された靱帯が存在している。

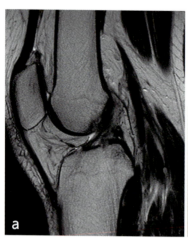
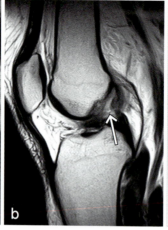
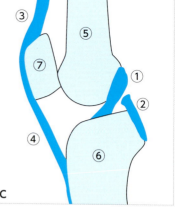

図3：前十字靱帯を含むMRIとそのシェーマ
a：正常。MRI T2強調矢状断像
b：前十字靱帯損傷。MRI T2強調矢状断像
c：正常膝のMRI（a）のシェーマ
aとbを比較すると，損傷した前十字靱帯はその走行のたるみや，途絶を認める（矢印）。また，靱帯自体が白っぽく高信号となる。

① 前十字靱帯　　　⑤ 大腿骨
② 後十字靱帯（一部）　⑥ 脛骨
③ 大腿四頭筋腱　　⑦ 膝蓋骨
④ 膝蓋腱

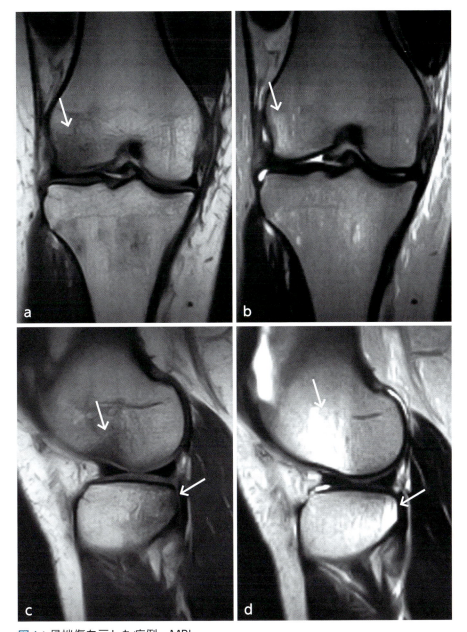

**図4：骨挫傷を示した症例　MRI**
a：右膝MRI プロトン強調冠状断像
b：右膝MRI T2強調冠状断像
c：右膝MRI プロトン強調矢状断像
d：右膝MRI T2強調矢状断像

前十字靱帯を損傷した場合，MRIで骨挫傷を認めることがある(矢印)。この病変はMRIでは，T1やプロトン強調像で低信号，T2強調像では高信号となる。これは靱帯損傷時に膝が亜脱臼した際の骨のダメージと考えられている。矢状断像でも大腿骨外側顆の中央と脛骨後方が接触したと考えられる信号変化を認める(c, d矢印)。この部位に生じた骨挫傷は，前十字靱帯損傷を示唆する所見である。

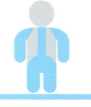

## Ⅲ. 下肢疾患　膝・下腿

# 半月損傷

**概念**

　手術を必要とする膝外傷として，最も代表的な疾患である．主に外傷と変性の2つの損傷型がある．

　外傷は若年者でスポーツ中に膝を捻る，高いところから飛び降りる，膝を深く強く曲げるなど，過度の負担をかけた場合に発生することがある．前十字靱帯損傷に合併することが多くみられる．変性は，膝の靱帯損傷の既往がある場合には，関節不安定性を背景に軽度の負荷が繰り返されて発生することがある．また円板状半月などによる関節適合性異常を認める場合や，半月自体の変性を基盤とする場合には，はっきりとした受傷機転がない場合がある．

**臨床所見**

　歩行時や運動時の膝関節の痛み，腫脹だけでなく，catching（何となく引っかかるが膝を動かせる）や，locking（引っかかる感じがして膝を動かせない）といった症状が特徴的である．

**画像所見**

**X線像**：所見がないことが多い．Lockingを呈する場合に，関節裂隙の狭小化や円板状半月で関節裂隙の開大，長方形様にみえることがある．

**MRI**（図1〜5）：損傷部位，断裂形態の把握に重要である．断裂部辺縁部に生じるcyst（囊胞）や骨髄病変も診断の手助けとなる．半月の断裂が重症化しhoop機能が破綻すると関節外へ逸脱し急速に変形性関節症や骨壊死に悪化するため重要な所見である．

**リハ介入のポイント**

　半月板縫合術後は，断裂形態によって免荷期間が異なるため主治医への確認が必要である．断裂部位や術式により，追加の皮切部の癒着防止，関節外の縫合糸による表層組織との摩擦軽減，荷重動作時の縫合部ストレス増大肢位などに留意が必要である．

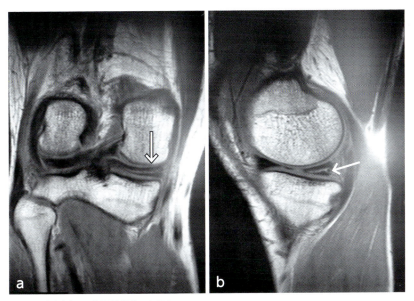

**図1：内側半月水平断裂　MRI**
a：右膝MRI T1強調冠状断像
b：MRI 矢状断像
内側半月の後節に水平方向に輝度変化を認める（矢印）。比較的頻度の多い内側半月水平断裂である。この症例は関節鏡視下半月縫合術を施行した。

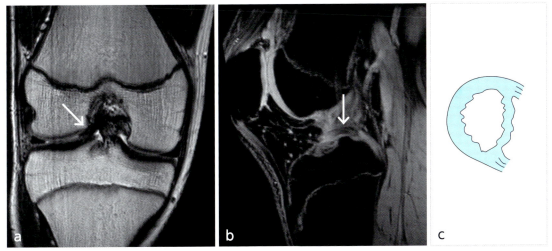

**図2：外側半月バケツ柄状断裂（locking症例）　MRIとそのシェーマ**
a：右膝MRI T2強調冠状断像
b：脂肪抑制MRI T2強調矢状断像
c：バケツ柄状断裂のシェーマ
外側半月の内縁部が顆間窩に嵌頓している（矢印）。膝関節自動伸展不能である。可及的速やかに関節鏡視下整復＋半月縫合術を施行した。

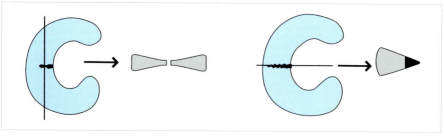

図3：外側半月中節横断裂症例　スライスのイメージ
スライスによっては，断裂が描出されないこともある。この断裂型は難治性で，スポーツ復帰を困難にさせる。冠状断では，cyst(図4b矢頭)を認めることが多い。

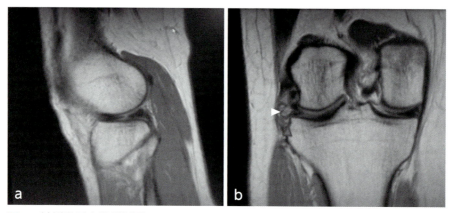

図4：外側半月中節横断裂　MRI
a：右膝MRI T1強調矢状断像　b：MRI 冠状断像

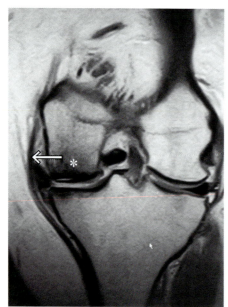

図5：内側半月後節横断裂に伴う逸脱 MRI
内側半月は内側近位脛骨端から逸脱(矢印)し，大腿骨内顆の骨内病変と軟骨損傷を認める(＊)。この逸脱量と臨床所見の相関が注目されている。

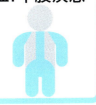

## III. 下肢疾患　膝・下腿

# 離断性骨軟骨炎

### 概念

　成長期のスポーツ選手に稀に起こり，繰り返されるストレスや外傷により，軟骨下骨に負荷がかかることが原因と考えられている．まず軟骨下骨に離断病変が生じ，続いて関節軟骨亀裂，遊離体へと進行する．性別では約2：1で男性に多く，10歳代が好発年齢である．

　大腿骨内顆に最も多く，特に内側顆間窩部はclassical siteと呼ばれ好発部位である．次いで，大腿骨外顆，膝蓋大腿関節の順であるが，脛骨関節面発生例も稀に報告されている．外側例では円板状半月を合併することが多い．

### 臨床所見

　初期では軟骨片は遊離せず，運動後の不快感や鈍痛のほかは特異的な症状は出ない．関節軟骨の表面に亀裂や変性が生じると疼痛も強くなり，スポーツなどで支障をきたす．骨軟骨片が遊離すると，引っかかり感やズレ感を訴える．大きな骨軟骨片が遊離すると，嵌頓(locking)症状をきたす．

### 治療

　病期によって治療法を選択するが，年齢や病巣の大きさ・部位なども考慮する必要がある．病期の分類には種々あるが，病巣の病態よりみると関節軟骨に亀裂が生じる前の安定期，関節軟骨に亀裂が発生した不安定期，病変が遊離体となった遊離期と大別できる．骨端線閉鎖以前の安定期では，保存的治療で十分治癒が得られるが，骨端線閉鎖後や骨硬化例では，関節鏡視下ドリリングを選択する．

### 画像所見

**X線像**(図1)：初期ではX線所見による発見が難しい(図1a)とされているが，顆間窩撮影やRosenberg撮影などのような膝屈曲位撮影により診断率は向上する．病変部は，関節面に一致して円形もしくは楕円形の周囲輪郭が硬化した透明像を認める(図1b)．

**MRI**(図2)：不明瞭な軟骨変化や軟骨下骨信号変化を描出可能であり，超早期病変の検出に有効である．また，病期分類や病変の広がりを把握し，治療方法を決定するためにも必須の検査である．病変部はT1強調像で低信号(図2a, c)，T2強調像(図2b, d)，T2*強調像で高信号を呈する．しかし進行すると骨硬化や壊死性変化を反映し，いずれの画像も低信号となる．

**リハ介入のポイント**

　骨穿孔術適応の場合は術後，軟骨の再形成や骨癒合を促すために免荷を徹底し，一定期間荷重・活動を制限する必要がある．荷重開始後は膝関節面に過剰な圧縮・剪断ストレスを加えないよう配慮した可動域訓練と筋力強化訓練，動作指導を実施する．

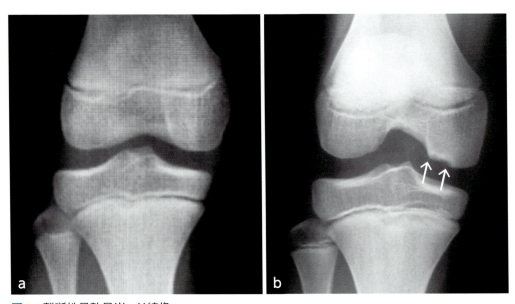

**図1：離断性骨軟骨炎　X線像**
a：X線正面像（膝伸展位）　b：Rosenberg 撮影

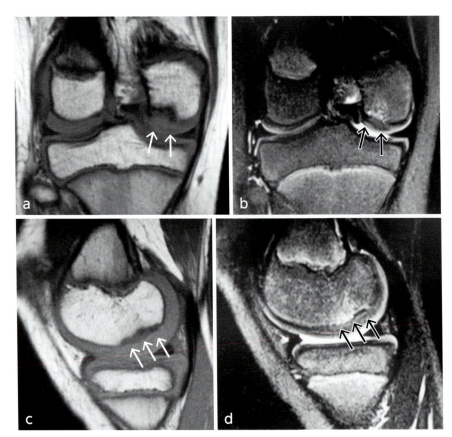

**図2：離断性骨軟骨炎　MRI**
a：MRI T1強調冠状断像　b：MRI T2強調冠状断像　c：MRI T1強調矢状断像
d：MRI T2強調矢状断像

## III. 下肢疾患 膝・下腿

# Osgood-Schlatter 病

**概念**
　男子で12〜15歳，女子で8〜12歳頃のスポーツを活発に行う成長期に多くみられる。脛骨結節の二次骨化中心に，繰り返し牽引力が加わることによって，脛骨結節の骨端炎が生じることで発症する。

**臨床所見**
　スポーツ活動，特にジャンプ，キック，ダッシュ動作時に強い膝前面痛を生じる。脛骨結節部に腫脹，圧痛を認める。
　骨端線の閉鎖後には，症状は消退することが多い。遺残した骨片は，成人後も症状再発の原因になりうる。

**治療**
**保存療法**：局所の安静とアイシング，消炎鎮痛薬，ストラップ装具固定等がある。膝伸筋群とハムストリングのストレッチングも，予防の面から重要である。
**手術療法**：現在ではほとんど行われていないが，疼痛の頑固なもの，再発を繰り返す等，保存療法抵抗性のものには骨片の除去，周囲のデブリドマン等を行う。
**予後**：骨端線の閉鎖後には症状は消退することが多い。遺残した骨片は成人後も症状再発の原因になりうる。

**画像所見**
**X線像**：圧痛等の所見とX線像の特徴的所見があれば，確定診断可能である。
　膝関節側面像で脛骨粗面の不整，分断化，不規則な骨端核等を認める。早期に骨端部が分断化すると経過とともに，脛骨粗面上に骨片様の陰影を認めることがある。図1は後期（骨端線閉鎖後）の遺残骨片である。成長終了後にも症状を残しやすい。
**MRI（図2）**：病期（初期，進行期，終末期，治癒期）の判定に有用である。脛骨粗面周囲の浮腫像，骨片周囲の炎症の程度等がわかる。
**超音波像（図3）**：脛骨粗面の発達や骨片，ドプラ像を用いれば血流の増加（炎症）所見がわかる。検診で特に有用である。

**リハ介入のポイント**
　炎症期では患部の安静を優先させ，脛骨結節の牽引ストレスを低減させるために大腿四頭筋の柔軟性改善を図る。下肢筋力バランスの修正や動作安定化を目的にハムストリングスや殿筋群の筋力訓練を積極的に行い，患部の炎症症状や疼痛に応じて荷重動作練習も実施する。

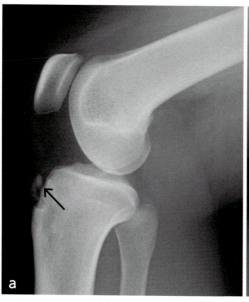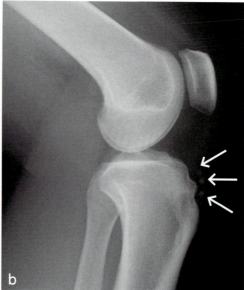

**図1：Osgood-Schlatter病　X線像**
a：右膝 X線側面像
b：左膝 X線側面像
多数の遊離骨（軟骨）を認める。

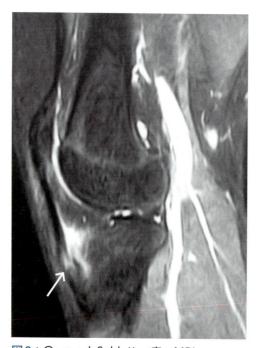

**図2：Osgood-Schlatter病　MRI**
右膝MRI T2強調矢状断像。膝蓋腱の脛骨付着部側で、腱実質部の腫大（矢印）と高信号域を認める。付着部周囲の骨髄にも著明な高信号を認める。

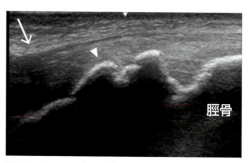

**図3：Osgood-Schlatter病　超音波像**
脛骨結節部の長軸超音波像。エコーは左近位、右遠位に配置する。Fibrillar patternを示す膝蓋腱（矢印）の脛骨側付着部の骨輪郭の不整像を認める（矢頭）。経過観察中の本症例は骨片が癒合傾向の状態である。

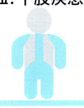

## III. 下肢疾患　膝・下腿

# 膝蓋骨骨折

**概念**

膝蓋骨は膝関節の伸展機構を担い，また膝蓋大腿関節を構成する重要な種子骨である。膝蓋骨骨折は下肢骨折の3％に発生する。受傷機転は膝前面への直達外力，あるいは非常に稀ではあるが，完全伸展した膝に突然屈曲が加わる介達外力によって生じることもある。

**臨床所見**

膝前面の腫脹・疼痛・変形を認め，触診により膝前面に陥凹を触知する。膝自動伸展が障害されることもある。

骨折型は横骨折，星状骨折，垂直骨折の3つに分類される。横骨折（図1）のなかに上棘，下棘骨折が含まれる。星状骨折は粉砕骨折である。垂直骨折は稀であり，大きな転位を生じることは少ない。膝蓋骨内側関節面に生じる骨折は骨軟骨骨折と呼ばれ，膝蓋骨外側脱臼に伴って起こるため注意を要する。

OTA（Orthopaedic Trauma Association）分類では，45-Aは関節外骨折，45-Bは伸展機構の正常な部分関節内骨折，45-Cは伸展機構の破綻した完全関節内骨折である。

**治療**

膝関節機能の早期回復を目指す。3mm以上の骨折部離開，2mm以上の関節面の転位，膝伸展機構の破綻のあるものは手術療法を選択する。上記以外の症例および合併症のある患者には保存療法を選択する。手術では，Kirschner鋼線を併用した鋼線締結法が最も多く行われている（図2）が，螺子圧迫固定法に鋼線締結法を併用した固定法などが用いられることもある。

**画像所見**

### X線像・CT・MRI

X線検査で膝正面像と側面像を撮影する（図1a）。CT撮影は骨折部を詳細に把握し，手術計画を立てるうえで必要である。X線検査ではわからないような粉砕骨折がみつかることがある（図1b）。MRI撮影は，不全骨折や下棘の骨折の診断に有用である。また，膝蓋骨軟骨の評価にも有用である。

**リハ介入のポイント**

保存療法では可動域訓練が許可されるまで浮腫管理に努め，膝蓋骨周囲筋や膝蓋上嚢のストレッチを行う。可動域訓練は自動介助運動から開始し，骨癒合が得られた後に膝蓋大腿関節の可動性を改善する。手術療法では早期より自動介助運動，パテラセッティング等の筋力訓練を実施する。

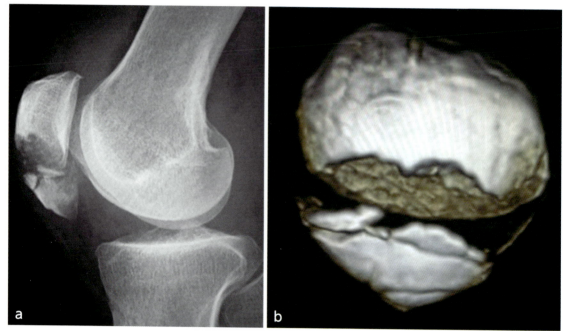

図1：膝蓋骨横骨折症例　X線像，CT
a：単純X線側面像。大腿四頭筋の牽引力が働き，骨折部が離開するため，単純X線側面像で容易に診断がつく場合が多い。
b：3D-CT。CTを三次元構築すると，骨折部の詳細な把握や術前計画に有用である。

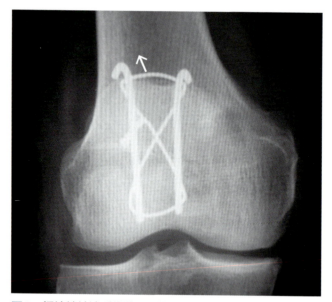

図2：鋼線締結法手術後　X線像
単純X線正面像。Kirschner鋼線を併用した鋼線締結法の術後である。強固な固定に加え，膝屈曲の際に膝前方にかかる牽引力が関節面の圧縮力に変換される。

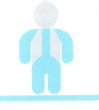

# III. 下肢疾患
## 膝・下腿
# 脛骨近位部骨折

**概念**

脛骨近位部骨折は，脛骨骨端部から骨幹端部にかけての骨折であり，関節外骨折と脛骨高原骨折と呼ばれる関節内骨折に分類される．転落や転倒にて受傷することが多い．

**臨床所見**

膝関節から下腿の腫脹・疼痛・変形を認める．
開放骨折や軟部組織損傷の程度が強い場合は，緊急手術が必要になることがあるため，視診・触診が必要である．

**治療**

関節面転位が3mm未満で，不安定性のない骨折型の場合は保存的治療が選択される．一方，関節面転位や陥没があり，骨折型が不安定なものは手術的治療を要する．手術はプレート固定が広く用いられている．開放骨折や軟部組織損傷の程度が強い場合は，一時的に創外固定が必要となる．

**画像所見**

X線像・CT・MRI

X線像による骨折型把握(図1)のほかに，関節内骨折の状態をより詳細に把握するためにCT検査が有効である(図2, 3)．また，膝関節靱帯損傷や半月板損傷を合併することがあるため，MRIでの膝関節内評価が必要である．

**リハ介入のポイント**

術後の免荷期間は関節面に軸圧をかけないよう膝関節の転がり・すべり運動を考慮した可動域訓練を行い，創部周囲の軟部組織の癒着や屈曲拘縮の防止に重点を置く．荷重開始後は関節面への局所的なストレスの低減につながるよう下肢アライメントの修正や立位，歩行時の動作指導を実施する．

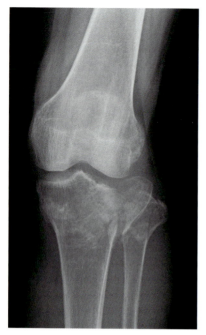

図1：X線像
膝関節X線正面像。脛骨高原骨折を認める。

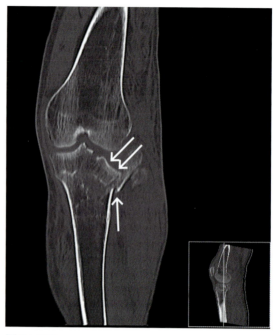

図2：CT
膝関節CT冠状断像。脛骨外側顆関節面の陥没と外側骨皮質の縦割れが確認できる。

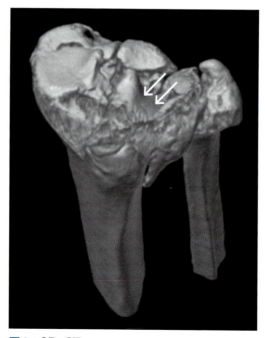

図3：3D-CT
脛骨3D-CT（近位前方より）。脛骨外側顆関節面前方の陥没が著しい。

# 足関節の正常像

X線像，MRI

　X線像では足根骨や趾節骨の変性や損傷の有無などにも留意して読影する。特に，距骨の足関節部は他の骨に比べて病変が生じる頻度が高いので注意する。

　MRIは，X線像では判定の難しい病変の把握に有用であり，X線像では異常所見のみられない距骨離断性骨軟骨炎や，日常臨床で比較的多く遭遇する外側側副靱帯（前距腓靱帯，踵腓靱帯，後距腓靱帯）の損傷の判定や評価にも有用である。

### X線 正面像：足関節

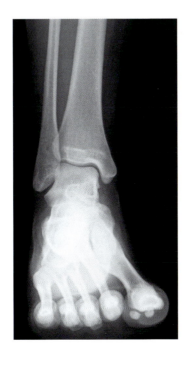
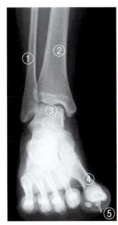

① 腓骨
② 脛骨
③ 距骨
④ 中足骨（第1趾）
⑤ 種子骨

## X線 側面像：足関節

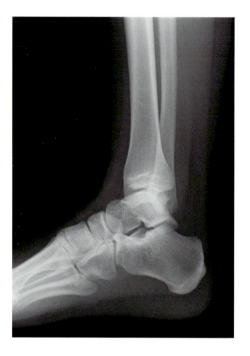
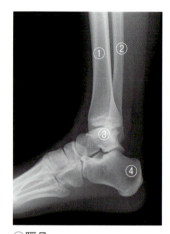

① 脛骨
② 腓骨
③ 距骨
④ 踵骨

## X線 正面像：足部

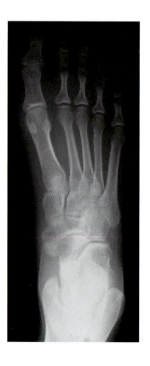
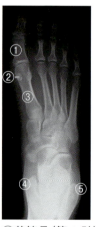

① 基節骨（第1趾）
② 種子骨
③ 中足骨（第1趾）
④ 内果（脛骨）
⑤ 外果（腓骨）

## 足関節の正常像

### MRI T2強調冠状断像：足関節

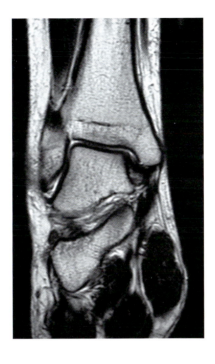
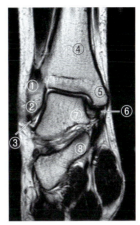

①腓骨　　⑦距骨
②外果　　⑧踵骨
③前距腓靱帯
④脛骨
⑤内果
⑥三角靱帯

### MRI T2強調矢状断像：足関節

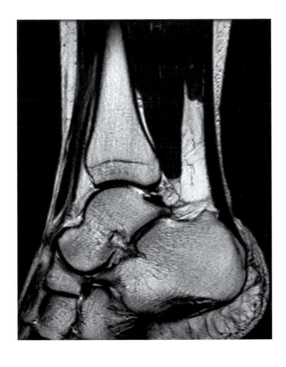
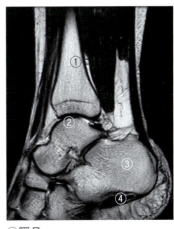

①脛骨
②距骨
③踵骨
④足底筋膜

# Ⅲ. 下肢疾患　足関節・足
## 扁平足

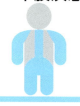

**概念**

足はアーチ構造を有しており，これは内・外側縦アーチと横アーチの3つからなる。この足アーチが低下した状態を扁平足という。実際にはアーチの低下のみならず，後足部の外反や前足部の外転を伴い，三次元的な変形をきたすことが多い（図1）。

扁平足の成因は多岐にわたるが，成人扁平足については先天性の要因と後天性の要因に分けられる。このうち後天性の要因で最も多いのは，後脛骨筋腱機能不全である。

**臨床所見**

慢性の足部痛や，足部内側の腫脹・後脛骨筋腱に沿った疼痛を生じる。症状は立位や歩行の持続で増悪する。また，つま先立ちが困難になる。

**治療**

**保存療法**：アーチを保持する機能を有する足底挿板が用いられる。また運動療法として，後脛骨筋を含む足部筋の強化を行う。アキレス腱のストレッチングも行われる。

**手術療法**：後脛骨筋腱機能不全の軽症例では，後脛骨筋腱の滑膜切除を行う。変形が軽度であれば腱移行術や骨切り術，部分関節固定術が適応となる。関節症性変化が進行した例では，変形を矯正しての関節固定術が行われる（図2a）。

**画像所見**

**X線像**：X線検査では荷重位の足部背底像，側面像で変形の程度を評価する（図2b）。また，足部関節の関節症性変化の有無にも注意する。関節裂隙の狭小化や骨棘形成，骨硬化，関節面の不整像などをチェックする。後足部外反の評価には，立位の後足部撮影法（Cobey法）を行う（図2c）。足アーチの評価には，距骨第1中足骨角やcalcaneal pitchなどの計測を行う（図3）。

**CT**：骨の形状や関節面を，断層像として観察することができるので有用である。関節症性変化の有無をより詳細に観察できる（図4a）。また，画像を三次元構成することで変形の状態をより直感的に理解できる（図4b）。

**MRI**：軟部組織の変性や関節水腫が描出可能である。後脛骨筋腱機能不全では腱鞘内の水腫，腱の信号変化や腫脹を認める（図5）。

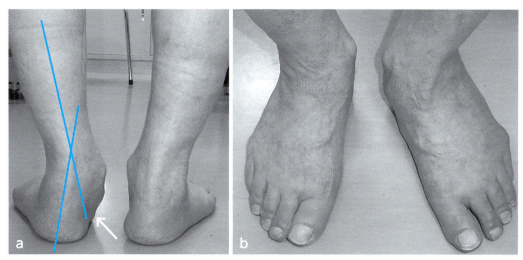

図1：左扁平足例
a：下腿の軸に対して後足部が外反している。足縦アーチが低下している（矢印）。
b：前足部は左で外転している。

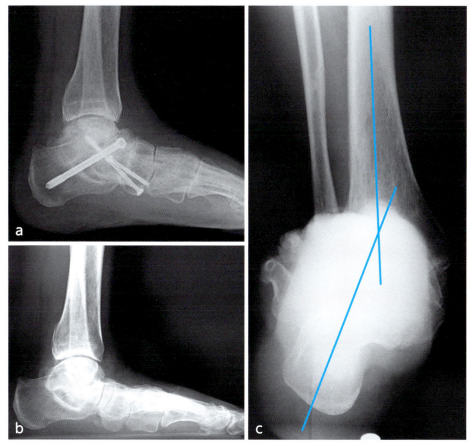

図2：成人扁平足　X線像
a：三関節固定術（距骨下関節，距舟関節，踵立方関節の固定術）術後 X線側面像
b：X線側面像。距骨は底屈し舟状骨は底側へ落ち込んでおり，足縦アーチが低下している。また，距骨下関節に関節症性変化を認める（図4a 参照）。
c：X線 後足部撮影。脛骨の軸に対し踵骨の軸が外反している。

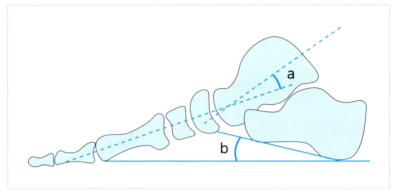

図3：足アーチの各種評価法
a：距骨第1中足骨角。距骨と第1中足骨長軸のなす角度（正常値：-4°〜4°）。
b：Calcaneal pitch。踵骨下縁の接線と，踵骨と第1中足骨頭底面を結んだ線とのなす角度（正常値：10°〜30°）。

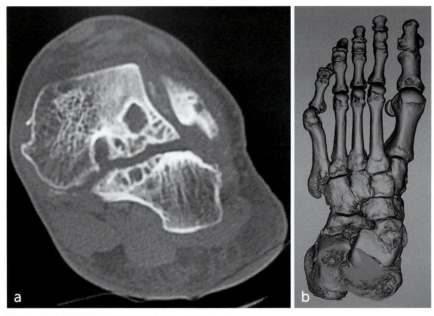

図4：成人扁平足　CT（図2と同一症例）
a：左足部CT冠状断像。距骨と踵骨との間の関節は表面が不整で，骨嚢胞や骨硬化を認める。
b：3D-CT。距骨に対し舟状骨や踵骨が外側に偏位していることがわかる。

扁平足

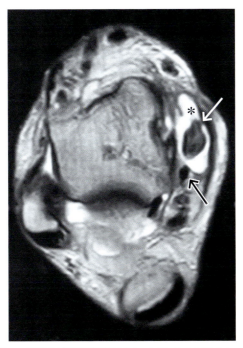

**図5：後脛骨筋腱機能不全による成人扁平足 MRI**

MRI T2強調横断像[右足関節レベル]。後脛骨筋腱（矢印）は肥厚し，低信号と高信号が混在している。形状もでこぼこしており，腱の変性所見である。太矢印は長趾屈筋腱である。正常の腱は低信号となるので，両者を比較すると，その信号変化がわかりやすい。後脛骨筋腱は長趾屈筋腱よりも太い腱であるが，本症例では後脛骨筋腱の断面積は正常よりも増大している。＊で示した腱を取り囲む高信号の領域は，後脛骨筋腱腱鞘内の水腫である。

**リハ介入のポイント**

　保存療法では，足底挿板等によるアライメント補正と足底内在筋や後脛骨筋力強化によるアーチ機能の回復に加え，足部剛性を高めながら下腿三頭筋機能の回復も図る。後脛骨筋の腱移行術後は足趾機能の回復，移行腱の滑走不全や創部の癒着改善を図り，アーチ機能再獲得を目指す。

# III. 下肢疾患　足関節・足

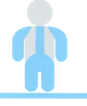

# 外反母趾

## 概念

外反母趾とは，第1中足趾節関節で母趾が外反した変形である。第1中足骨は内反し，しばしば母趾基節骨の回内変形，種子骨の外側偏位，幅広の足（開張足）を認める（図1）。

外反母趾の半数以上に家族歴を認める。また，男性に比べて女性に多い。扁平足や開張足に外反母趾が多く発生するとの報告もある。外的要因としては靴が挙げられる。特に，先細のハイヒールはその発生原因となりうる。

## 臨床所見

第1中足骨頭の内側隆起部はバニオンと呼ばれ，靴による圧迫を受け疼痛が生じる。また，足底に皮膚の肥厚である胼胝（べんち）を生じ，有痛性となる。この胼胝は，母趾以外の中足骨頭底部に生じることも多い。

外反母趾の明確な定義はないが，X線像では後述の外反母趾角が20°以上を外反母趾とすることが多い。また，『日本整形外科学会診療ガイドライン』では，外反母趾角が20°〜30°を軽度，30°〜40°を中等度，40°以上を重度としている[12]。

## 治療

**保存療法**：バニオン部の圧迫を避けるためにtoe-boxの広い靴を勧める。ただし，中足部はゆるすぎずにしっかりと固定された形状のものがよい。装具療法として，外反矯正装具や内側アーチや中足パッドのついた足底挿板が有効である。運動療法としては母趾外転運動がある。

**手術療法**：骨切りにより変形矯正を行う（図1c）。骨切り部位は第1中足骨遠位部，近位部，骨幹部のほか，基節骨での骨切り法など多種の術式が報告されている。変形が強い例では，母趾内転筋や関節包などに対する軟部組織手術も併用される。

## 画像所見

**X線像**：X線検査では，足部背底像，側面像を荷重位で撮影することが勧められる。これらにより外反母趾の程度，扁平足の有無などを評価する。背底像のほかに，種子骨の軸写撮影で種子骨の偏位の程度を評価する（図1a, b, 図2）。

**CT・MRI**：必要に応じてCTやMRIなど他の画像検査も行うが，外反母趾の場合はX線検査が主な画像診断法である。

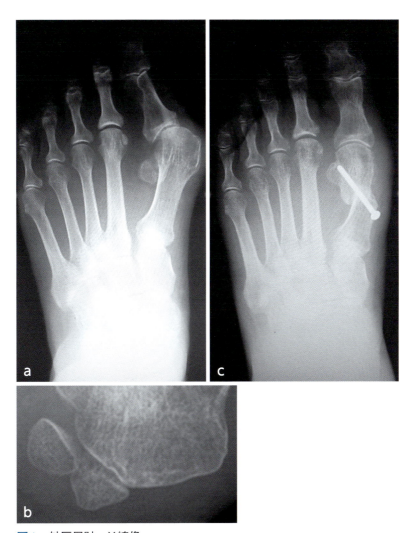

**図1：外反母趾　X線像**

a：X線 左足部背底像(荷重位)。第1中足骨は内反し，幅の広い足(開張足)であることがわかる。

b：種子骨のX線軸写像。種子骨は外側に偏位しており，Ⅲ度と判定できる(図2b参照)。

c：第1中足骨遠位骨切り術による外反母趾矯正手術。母趾の基節骨には回内変形も認め，術後は外反変形とともに回内も矯正されていることがわかる。骨切り部をスクリューで固定している。

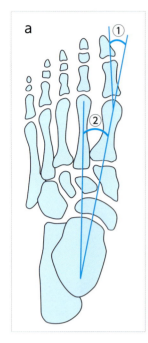
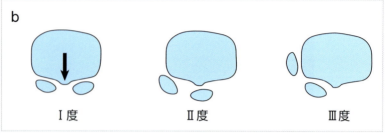

**図2：外反母趾における各種評価法**
a：足部背底像による評価
①外反母趾角（第1中足骨と基節骨骨軸とのなす角）
②中足骨間角
b：種子骨の軸写像による種子骨の偏位度
Ⅰ度：2つの種子骨は第1中足骨頭の底側中央の突出部（crista，矢印）の両側に存在。
Ⅱ度：内側種子骨がcristaの直下に存在。
Ⅲ度：2つの種子骨がcristaを越えて外側に存在。
（加藤　正：外反母趾．整形外科37：372, 1986.より抜粋，改変）

保存療法では母趾外転筋機能改善，アーチ機能の再獲得を図ることが有用である。骨切り術後早期は，患部の免荷のため後足部歩行に必要な足関節背屈可動域拡大や膝・股関節筋力訓練を実施する。また，固定部へのストレスを回避しつつ，運動可能な関節は積極的に可動域訓練を行う。

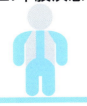

## III. 下肢疾患

**足関節・足**

# 足関節靱帯損傷

### 概念

足関節捻挫と同義語であるが，病態としては靱帯損傷である。スポーツ外傷としての発生が多く，スポーツ整形外科外来を受診した患者のうち，5.6％が足関節靱帯損傷であったという報告がある。

足関節内がえしの肢位により外側靱帯（前距腓靱帯，踵腓靱帯）損傷が発生し，外がえしの肢位により内側靱帯（三角靱帯）損傷が発生する。

### 臨床所見

足関節の腫脹と疼痛を認める。皮下出血を伴うことが多い。

**足関節外側靱帯損傷の重症度分類**を以下に示す。

Grade 1：前距腓靱帯，踵腓靱帯の部分損傷のみで不安定性なし
Grade 2：前距腓靱帯断裂
Grade 3：前距腓靱帯断裂，踵腓靱帯断裂

問診にて受傷肢位を確認する。視診にて腫脹，皮下出血の有無を確認する。触診で損傷した靱帯部位の圧痛点を確認することが最も重要である。

### 治療

受傷直後は**RICE処置**を行う。

**R**est：安静，**I**cing：冷却，**C**ompression：圧迫，**E**levation：挙上

Grade2，3はシーネ，もしくはギプス固定が必要となる。固定後は，理学療法による筋力強化と固有感覚刺激トレーニングを行う。不安定性の強い場合は，手術による靱帯修復術や再建術が必要となる。

### 画像所見

画像検査としては**X線撮影**を行い骨折がないことを確認する。**超音波像**は前距腓靱帯の描出に優れ，低侵襲で有用である（図1）。陳旧例の不安定性評価として**X線ストレス撮影**を行うことがある（図2）。MRIは骨軟骨損傷など合併損傷の確認に有用である。

**リハ介入のポイント**

保存療法，手術療法にかかわらず理学療法の役割は関節安定化を図り機能障害を残さないことである。固定期間後，損傷靱帯に伸張ストレスを与える足関節の運動方向に留意し，炎症，腫脹を抑制しながら可及的早期より可動域，筋機能，固有知覚の改善を促す運動療法を実施する。

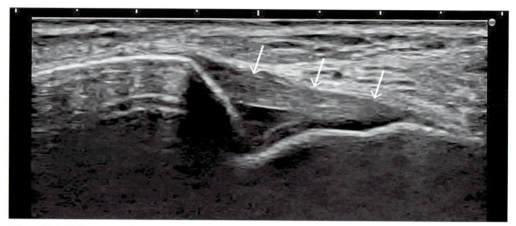

図1：超音波像による前距腓靱帯の描出

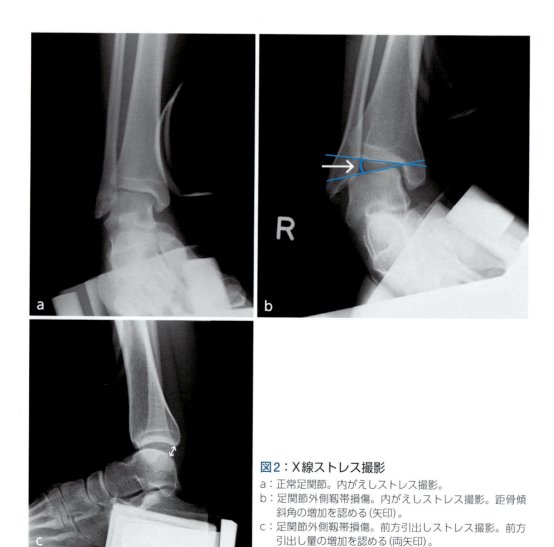

図2：X線ストレス撮影
a：正常足関節。内がえしストレス撮影。
b：足関節外側靱帯損傷。内がえしストレス撮影。距骨傾斜角の増加を認める(矢印)。
c：足関節外側靱帯損傷。前方引出しストレス撮影。前方引出し量の増加を認める(両矢印)。

## III. 下肢疾患 — 足関節・足

# 足関節骨折

**概念**

　足関節骨折は，下腿や足部が固定された状態で直接外力や捻転力等が加わることにより生じる比較的頻度の高い骨折である。

**AO分類**：腓骨(外果)の骨折部位で大きく3つに分類される。骨折部が近位に位置するほど脛腓間開大のリスクが高くなる(図1)。

　Type A：前距腓靱帯より遠位での骨折。受傷機転は足関節捻挫と同様である。
　Type B：靱帯結合レベルでの骨折で最も頻度が高い。
　Type C：靱帯より近位部での骨折。脛腓間の骨間膜損傷を伴っている可能性も考えられる。

**臨床所見・治療**

　骨折部の疼痛，腫脹が生じる。疼痛と足関節の不安定性により歩行は困難となる。
　足趾の自動運動，足背動脈の触知を確認する。腫脹軽減のためRICE処置を行う。

**保存療法**：脛腓間の開大がなく，骨折部の転位が少ない場合，外固定を行う。

**手術療法**：多くの場合に必要となる。骨折部を整復し内固定金属による固定を行う(図2)。脛腓骨間の開大，不安定性が残存する場合はスクリューやタイトロープ等で脛腓間固定を追加する。また軟部組織の状態が悪い場合は1週間程度，創外固定を実施後に内固定を行う場合もある。術後は患肢の自動運動を早期から行い深部静脈血栓症の予防に努める。また脛腓間固定を行った場合，荷重開始は術後4〜12週と一般に通常より遅くなる。

**画像所見**

**X線像**：正面像，側面像，両斜位像を撮影することが推奨される(図3a)。場合によって健側の撮影も行い患側と比較する。腓骨を地面に向けた側臥位で撮影する正面像(gravity stress view)は前距腓靱帯損傷(脛腓間開大)の診断に役立つ(図4)。

**CT**：骨折型の三次元的な詳細の把握に努める(図3b)。関節面の評価にも有用である。

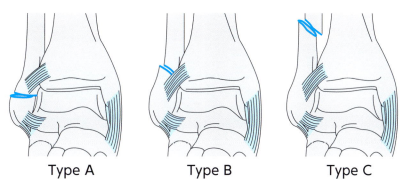

図1：AO分類(足関節果部)

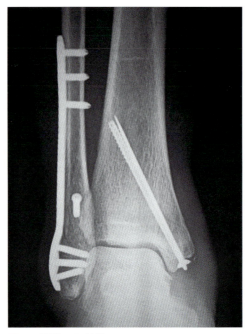

**図2：術後　X線像**
外果はプレート固定，内果はスクリュー固定で各々整復位が得られている。

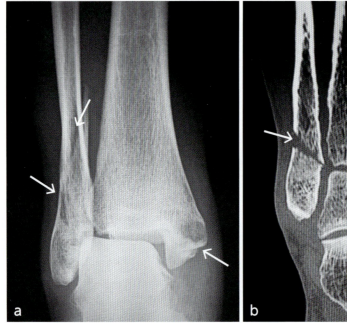
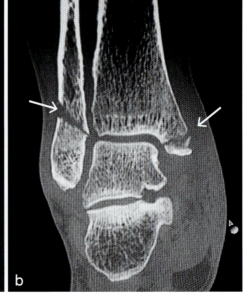

**図3：足関節果部骨折受傷時　X線像，CT**
a：X線像
b：CT
外果，内果ともに骨折線(矢印)が認められる。

足関節骨折

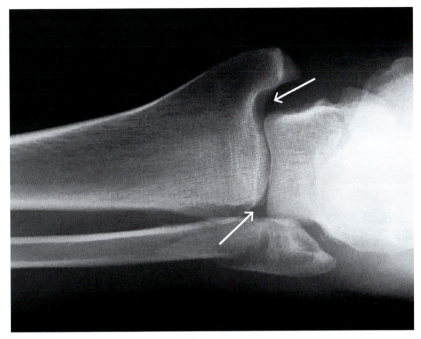

図4：X線像（gravity stress view）
外果を地面方向に向けたgravity stress陽性例では，脛腓間と内果・距骨滑車間（medial clear space）に開大がみられる（矢印）。

リハ介入の
ポイント

　固定装具の装着期より底背屈の可動域訓練を開始するが，骨癒合が得られるまで内外反，内外転の関節運動を控える。背屈制限に伴う荷重位下腿前傾時の足部外転は脛腓関節を開大させるため，足部剛性を担保した下腿前傾角度の拡大を図ることが重要である。

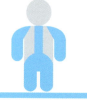

## Ⅲ. 下肢疾患

足関節・足

# アキレス腱断裂

**概念**
好発年齢は30〜40歳代で，発生数は人口10万人あたり6〜37人である[13]。スポーツの際の急激な腓腹筋の収縮が原因で，打撲感や断裂音とともに生じる。受傷部位は中央部が最も多いが，踵骨付着部や筋腱移行部にも発生する。

**臨床所見**
アキレス腱断裂部の陥凹の確認や，Thompson test（図1）などの徒手検査を行う。また，踵骨付着部裂離骨折の有無をX線像で確認する。超音波検査やMRI検査も有用である。

**治療**
**保存療法**：6〜8週間のギプス固定，または装具使用により，最大底屈位から徐々に背屈と荷重を行う。手術療法と比較して，治療期間や筋力の回復の程度に大きな差はない。

**手術療法**：端端縫合が多く行われ，下腿以下のギプス固定後，術後2週から足関節可動域練習を開始し，中間位が可能となった時点で徐々に荷重を開始する（3〜4週）。全荷重開始後，6週間以降につま先立ちを行い，片脚つま先立ちが可能となったらジョギングを許可する[14]。

**画像所見**
**X線像**：踵骨付着部裂離骨折の有無を確認する。
**MRI**：アキレス腱中央部にT2強調像で高信号を呈し，完全断裂を認める（図2）。アキレス腱付着部炎や腓腹筋不全断裂（肉ばなれ）との鑑別が可能である。

**リハ介入のポイント**
固定期は癒着予防のため足趾運動や患部外トレーニングを行う。装具装着期はアキレス腱の過度な伸張を避け膝屈曲位で背屈運動を進める。底屈筋群の筋力強化は自動運動に留める。装具除去後は足関節周囲筋の抵抗運動やアキレス腱の他動的な伸張，自重によるストレッチングを実施する。

アキレス腱断裂

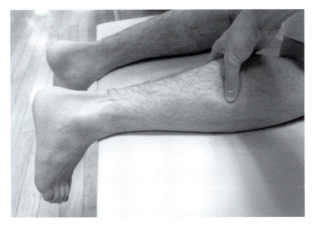

図1：Thompson test
Thompson testでは膝屈曲90°で立て膝をつき，下腿後面を把握し，足関節が他動底屈しなければ陽性である。

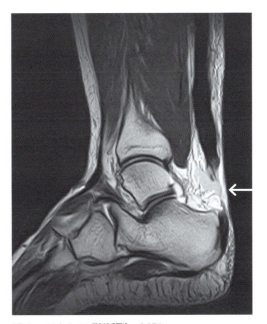

図2：アキレス腱断裂　MRI
MRI T2強調矢状断像。アキレス腱部の完全断裂を認める（矢印）。

## III. 下肢疾患　足関節・足

# 骨端症
## （Köhler病・Sever病・Freiberg病）

### 概念

　成長期の骨端部は力学的に脆弱であり，繰り返す外力によって骨化障害をきたすことがある．足部にみられる骨端症は舟状骨のKöhler病，踵骨のSever病，中足骨のFreiberg病が代表的である．

**Köhler病**：学童期前半（小学校低学年）の男子に多く，扁平足との関連が指摘されている．

**Sever病**：学童期後半（小学校高学年）の男子に多く，成長期スポーツ障害の一つである．

**Freiberg病**：思春期の女子に多く，足部形態や靴との関連が指摘されている．

### 臨床所見・治療

　歩行時や歩行後，スポーツ活動に伴う疼痛を認める．

**Köhler病**：スポーツ活動の制限やアーチサポートの装着を行う．疼痛が強い場合はギプス固定や免荷が必要なことがある．

**Sever病**：スポーツ活動の制限やヒールパッドの装着を行う．アキレス腱や足底腱膜のストレッチングが有効である．

**Freiberg病**：靴の指導を行う．特にハイヒールを避け，アーチサポートと中足骨パッドを装着する．保存療法が無効で壊死となり変形性関節症に進行した場合は中足骨頭または頚部での骨切り術が行われる．

### 画像所見

　画像検査としては**X線撮影**を行い，健側の骨端部と比較する．

**Köhler病**：舟状骨が不整となり，扁平化がみられる（図1）．分節化や骨硬化がみられることもある．

**Sever病**：踵骨骨端部の分節化や骨硬化がみられる（図2）．健側と比較して明らかな異常所見を認めないこともある．

**Freiberg病**：中足骨頭内に骨吸収像を認める．進行に伴い，骨頭の亀裂や分離，骨棘形成を伴った変形性関節症の所見を認める（図3）．初期の診断には**MRI**が有効である．

### リハ介入のポイント

　いずれの骨端症に対しても，アーチ機能の向上，内外反筋力強化，下腿三頭筋の柔軟性改善が有効である．特にSever病に対しては下腿三頭筋のマッサージによる踵骨付着部への牽引ストレス低減を図る必要がある．

骨端症（Köhler病・Sever病・Freiberg病）

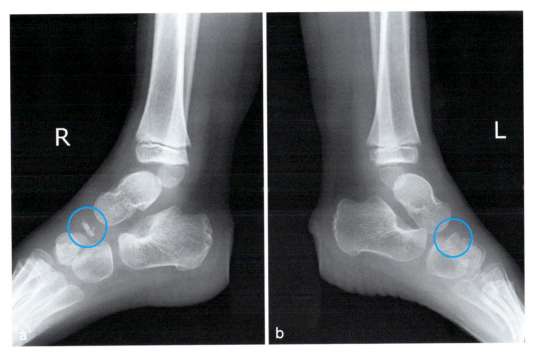

図1：Köhler病　X線像
a：患側。舟状骨の扁平化が認められる（○印）。
b：健側

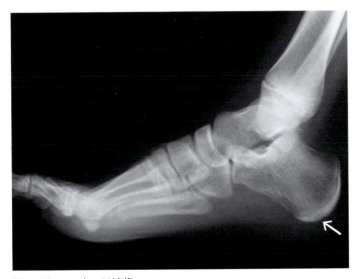

図2：Sever病　X線像
踵骨骨端部の分節化と骨硬化が認められる（矢印）。

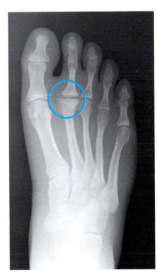

図3：Freiberg病　X線像
第2中足骨頭に変形性関節症の所見を認める（○印）。

# IV. 関節リウマチ

## 関節リウマチ
# 関節リウマチと類似疾患
（上肢・下肢）

**概念**

関節リウマチ（RA）は多発性関節炎を主体とする全身性の進行性炎症性疾患である。有病率は0.5～1％，男女比は1：3～5程度とされている。好発年齢は女性の場合40～50歳であり，男性は高齢発症が多いとされる。発症要因はいまだに不明である。

**臨床所見**

**関節症状**：多発性，対称性の関節炎を呈する。特に手指，手関節，足趾などの小関節に好発する。炎症性に滑膜が増生し（図1），腫脹，疼痛，機能障害を生じる。炎症が持続し，関節破壊が生じると，手では尺側偏位やスワンネック変形，ボタン穴変形など特徴的な変形を呈する。

**関節外症状**：全身倦怠感，体重減少，発熱，貧血，骨粗鬆症など多彩な全身症状を呈する。心膜炎や心筋障害，間質性肺炎や肺線維症，強膜炎や虹彩炎などの臓器障害をきたすこともあり注意を要する。

分類基準として従来は，1987年のアメリカリウマチ学会（ACR）の基準が使用されていた。近年はACRとヨーロッパリウマチ学会（EULAR）が合同で発表した分類基準（表1）が普及している。

**治療**

**手術療法**：滑膜切除術，関節形成術，人工関節置換術，関節固定術などが行われる（図2～6）。

**画像所見**

**X線像**：RAの早期には，関節周囲の骨粗鬆化，関節近傍の骨びらん，関節裂隙の狭小化をきたす（図7a）。骨破壊が進行した例では，亜脱臼や脱臼，骨壊死，関節強直をきたす（図7b）。罹病期間の長い症例では，骨びらん，関節裂隙の消失，関節脱臼，骨の癒合（骨性強直）などさまざまな病変が組み合わされる（図3～6，7c）。

**MRI**：MRIでは，X線で判別できる骨破壊像が出現する以前の髄内変化や滑膜増殖を検出できる。骨髄浮腫は，X線像で検出される骨破壊像の前病変とされており[15]，T1強調像で低信号，T2強調像で等～高信号を呈する（図8）。滑膜増殖は，T1強調像で低信号，T2強調像で低～高信号を呈する。早期例では関節水腫と滑膜炎の鑑別が困難であるが，造影剤のガドリニウムによる強調像を追加することで，より明瞭に描出されるようになる（図9）。

関節リウマチと類似疾患（上肢・下肢）

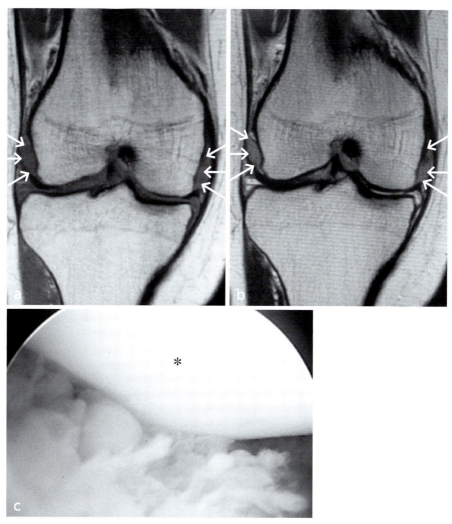

**図1：膝滑膜炎　MRI，関節鏡**
a：右膝MRI T1強調冠状断像
b：右膝MRI T2強調冠状断像
大腿骨の内外側にT1強調像とT2強調像でともに低信号の領域を認め，滑膜炎と判断される（矢印）。
c：関節鏡所見。絨毛状で充血した滑膜増生を認める（＊大腿骨顆部軟骨）。

リハ介入のポイント

　滑膜炎期は適宜，物理療法を行い，リウマチ体操等の自動運動を進める。関節破壊期は運動療法が最も適応となり，可動域維持，等張性・等尺性の筋力維持増強，姿勢・歩容改善，関節の負荷を減ずる動作獲得に努める。変形期は自助具等を用いたADL指導，住環境の整備が中心となる。

表1　2010年 ACR/EULARの新RA分類基準

| 腫脹または圧痛関節数（0-5点）*** | |
|---|---|
| 1個の中～大関節** | 0 |
| 2-10個の中～大関節** | 1 |
| 1-3個の小関節* | 2 |
| 4-10個の小関節* | 3 |
| 11関節以上（少なくとも1つは小関節*） | 5 |

| 血清学的検査（0-3点） | |
|---|---|
| RFも抗CCP抗体も陰性 | 0 |
| RFか抗CCP抗体のいずれかが低値の陽性 | 2 |
| RFか抗CCP抗体のいずれかが高値の陽性 | 3 |

| 滑膜炎の期間（0-1点） | |
|---|---|
| 6週間未満 | 0 |
| 6週間以上 | 1 |

| 急性期反応（0-1点） | |
|---|---|
| CRPもESRも正常値 | 0 |
| CRPかESRのいずれかが異常値 | 1 |

スコア6点以上ならばRAと分類される。
　*：MCP, PIP, MTP2-5, 1st IP, 手首を含む
 **：肩, 肘, 膝, 股関節, 足首を含む
***：DIP, 1st CMC, 1st MTPは除外
低値の陽性：基準値上限より大きく上限の3倍以内の値
高値の陽性：基準値の3倍より大きい値

（日本リウマチ学会ホームページより抜粋）
https://www.ryumachi-jp.com

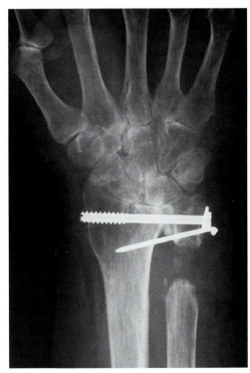

**図2：RAによる手関節障害に対する手術後X線像**

Sauvé-Kapandji法の術後である。これは手関節形成術の一つで，尺骨頭を一旦切離した後に橈骨へ固定する方法である。通常，滑膜切除術とともに行う。

関節リウマチと類似疾患（上肢・下肢）

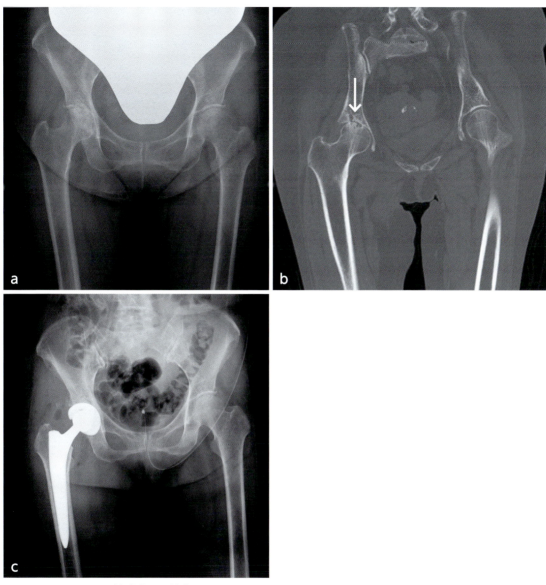

図3：RAによる股関節障害　X線像，CT
a：術前X線正面像。右股関節の関節裂隙は消失し，関節面は不整である。
b：術前CT冠状断像。上記の所見に加え，骨頭の変形と骨嚢胞の形成もわかりやすい（矢印）。
c：人工股関節置換術後のX線正面像
本症例では左股関節はほぼ正常なので，比較するとRAによる関節変化がわかりやすい。RAでは股関節の破壊が進行すると，骨頭は臼蓋方向（中心性）に偏位していく。一方，変形性股関節症においては，本邦では寛骨臼形成不全を基盤とすることが多いため，骨頭は外側上方に偏位していく（「変形性股関節症」p.204参照）。

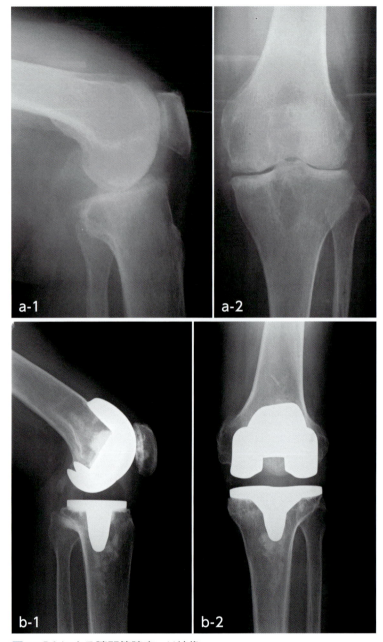

**図4：RAによる膝関節障害　X線像**
a：術前 X線像。正面像で関節裂隙は，内側・外側ともに狭小化している。
b：人工膝関節置換術後 X線像
変形性膝関節症の関節裂隙は内側から狭小化していくことが多く，大きな骨棘も形成されやすい。一方RAでは，関節の破壊が主体のため，進行しても骨棘は大きくならないことが一つの特徴である（「変形性膝関節症」p.225参照）。

関節リウマチと類似疾患（上肢・下肢）

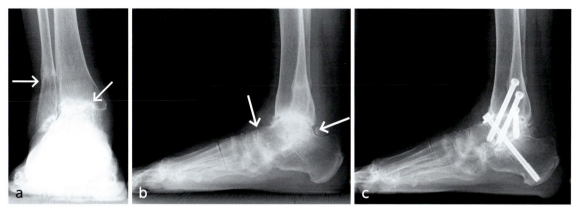

図5：RAによる足関節障害　X線像
a：術前 X線正面像。関節裂隙（右矢印）は消失している。腓骨に疲労骨折の跡がみられる（左矢印）。
b：術前 X線側面像。関節裂隙の消失は，距骨下関節や距舟関節にもみられる（矢印）。
c：術後 X線側面像。足関節と距骨下関節は，スクリューによる関節固定術が行われた。

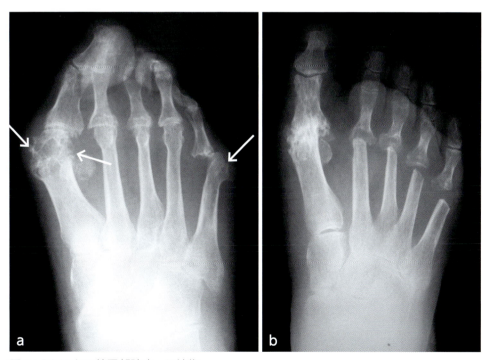

図6：RAによる前足部障害　X線像
a：術前 X線足部背底像。外反母趾変形と第2〜5中足趾節関節（MTP関節）の脱臼を認める。また，中足骨頭に骨びらんを認める（矢印）。
b：術後 X線足部背底像。第1MTP関節は固定術，第2〜5MTP関節は関節形成術（中足骨頭の切除）が行われた。

265

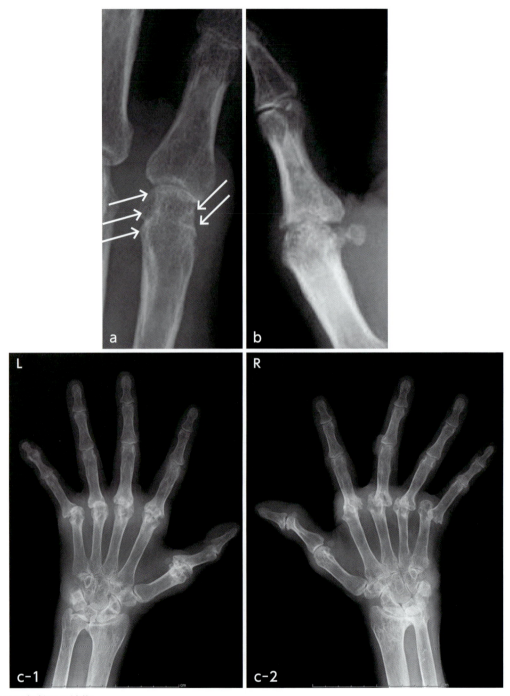

**図7：RA患者のX線像**
a：発症4カ月。未治療RA患者の右小指MP関節。関節裂隙の狭小化および側副靱帯付着部の骨びらんを認める（矢印）。
b：発症1年。患者の右母指MP関節掌側に亜脱臼している状態で関節強直をきたしている。
c：発症10年。患者の全手。多数の骨びらんを認め，右3,4,5MP関節は脱臼し，尺側偏位をきたしている。

関節リウマチと類似疾患(上肢・下肢)

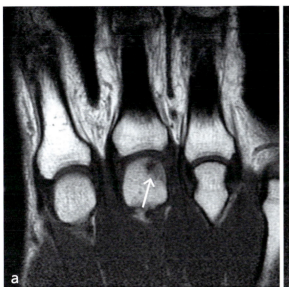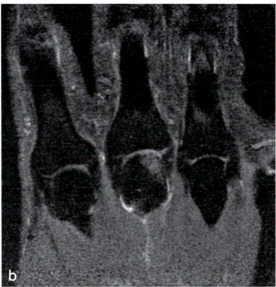

図8：発症2カ月の未治療RA患者(骨髄浮腫)のMRI
a：MRI T1強調像
b：脂肪抑制MRI T2強調像

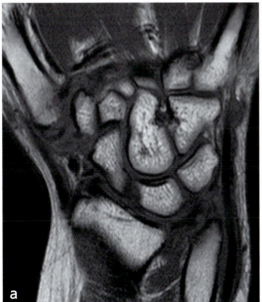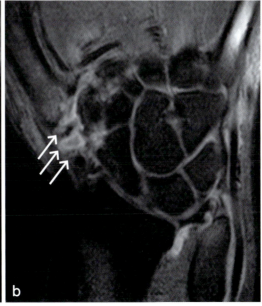

図9：発症2カ月の未治療RA患者(滑膜増殖)のMRI
a：MRI T1強調像
b：脂肪抑制＋造影MRI
早期の微細な滑膜増殖であっても描出可能である(矢印)。

# V. 骨腫瘍

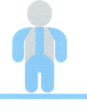

## 骨腫瘍総論

### 概念

良性骨腫瘍は小児に発生することが多い。疼痛や腫脹などを呈することがあるが，無症状のことも多く，他疾患で撮影した単純X線像で偶然見つかることもある。一方，軽微な外力で病的骨折を生じることもある。頻度の高い良性骨腫瘍としては，骨軟骨腫，内軟骨腫，非骨化性線維腫，孤立性骨囊腫などがある。

悪性腫瘍は小児から高齢者まで各年齢層で発生することが知られている。癌転移性骨腫瘍が全骨腫瘍で最も高頻度に発生することが，高齢者に悪性骨腫瘍の発生頻度が高くなる要因になっている。骨肉腫やEwing肉腫は10～20歳代の若年者に好発する。外傷を契機としない疼痛や腫脹が初発症状であることが多い。

### 治療

良性骨腫瘍では症状がなければ治療を行う必要はないが，疼痛などの症状が強い場合や審美上の理由で切除の希望があれば治療を行う。手術方法としては，単純切除や腫瘍搔爬術を行う。腫瘍の周囲に正常な組織を付けて切除する広汎切除術，抗がん剤を用いた化学療法，そして放射線照射を組み合わせた集学的治療が悪性骨腫瘍の治療の原則である。

### 画像所見

年齢，腫瘍の局在部位，骨破壊のパターン，骨膜反応などを参考に良性腫瘍と悪性腫瘍の鑑別を行ったり組織診断を推測する。

#### 骨腫瘍の好発年齢

**新生児から幼児期**：発生は比較的稀である。
**小児期**：非骨化性線維腫，孤立性骨囊腫，軟骨芽細胞腫，骨軟骨腫などの良性腫瘍やEwing肉腫や骨肉腫などの悪性腫瘍が発生する。
**思春期～若年成人**：骨巨細胞腫，内軟骨腫などの良性腫瘍や骨肉腫，軟骨肉腫などの悪性腫瘍が発生する。
**中高年**：癌転移性骨腫瘍の発生頻度が高い。

#### 骨破壊のパターン

**良性骨腫瘍**：辺縁明瞭な地図状骨破壊像を示すことが多く（図1a），皮質骨は菲薄化を示すことがあるが，途絶することは稀である。
**悪性骨腫瘍**：虫食い状骨破壊やびまん型骨破壊を呈する（図1b, c）。皮質骨は途絶や消失することが多い。

#### 骨膜反応

コドマン三角，スピキュラやタマネギの皮状陰影などの骨膜反応は悪性腫瘍を疑う所見

である（図2）。

### 局在部位

**骨端部**：骨巨細胞腫（図3a），軟骨芽細胞腫などが発生する。

**骨幹端部**：骨肉腫（図3b），骨軟骨腫（図3c），線維性骨異形成症（図3d），軟骨肉腫（図3e）などが発生する。

**骨幹部**：孤立性骨囊腫（図3f），癌転移性骨腫瘍（図3g），Ewing肉腫（図3h）などが発生する。

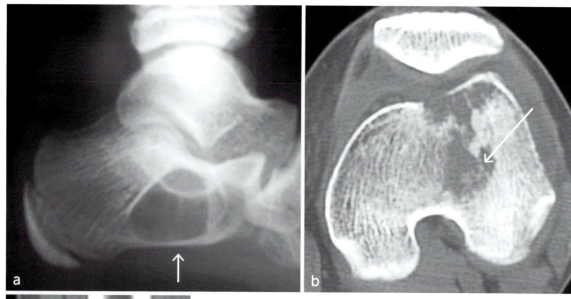

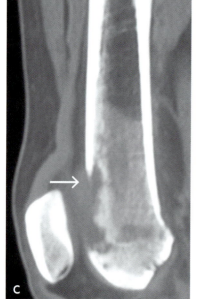

図1：骨腫瘍の骨破壊パターン
　　　X線像，CT

a：X線像。地図状骨破壊
b：CT。虫食い状骨破壊
c：CT。びまん型骨破壊
良性骨腫瘍では辺縁明瞭な地図状骨破壊像を示し，悪性骨腫瘍では虫食い状あるいはびまん型骨破壊像といった，辺縁不明瞭な骨破壊形態を示す(矢印)。

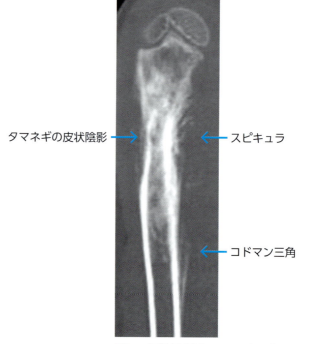

図2：悪性骨腫瘍における骨膜反応
　　　X線像

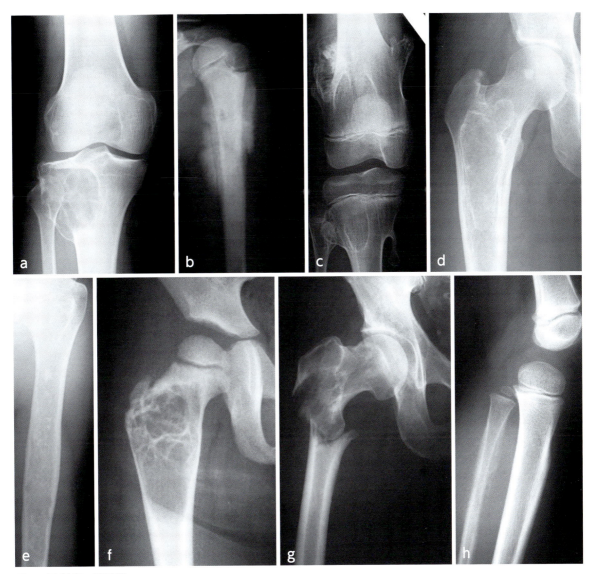

図3：骨腫瘍　X線像
a：骨巨細胞腫
b：骨肉腫
c：骨軟骨腫
d：線維性骨異形成症
e：軟骨肉腫
f：孤立性骨嚢腫
g：癌転移性骨腫瘍
h：Ewing肉腫

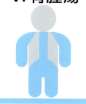

# V. 骨腫瘍

## 骨腫瘍

# 骨肉腫

**概念**

原発性悪性骨腫瘍で一番頻度が高い。10歳代に発生頻度が高く，膝近傍と上腕骨近位骨幹端部に好発する。組織学的には類骨を産生する紡錘型細胞肉腫である。抗がん剤を用いた術前，術後化学療法と腫瘍の広汎切除が治療の原則で，80％程度の5年生存率が見込まれる。腫瘍用人工関節や血管柄付き骨移植あるいは骨延長術などの再建術により，患肢温存術が主流となっている。肺や骨に転移することもある。

**画像所見**

**X線像**：骨幹端部に片側性に腫瘍が存在することが多く，骨破壊のパターンは，虫食い状骨破壊であることが多い。腫瘍の内部に石灰化を伴うことが特徴的で，コドマン三角などの骨膜反応を伴うことが一般的である（図1）。

**MRI**：腫瘍内の石灰化を反映してT2強調像で低信号を呈することが一般的である。骨外腫瘤を伴うことも多い（図2）。

**CT**：腫瘍内に腫瘍性類骨の存在を反映する石灰化像を認めることが診断の決め手となる（図3）。

**リハ介入のポイント**

人工関節や再建術後では，切除した軟部組織の機能欠損を念頭に置き，残存機能による代償運動や補装具による関節安定化も含めて，目的とする動作再獲得を目指す。薬物療法中は，全身状態の評価に基づき，疼痛や持久性にあわせた運動負荷，運動量でリハビリテーションを実施する。

骨肉腫

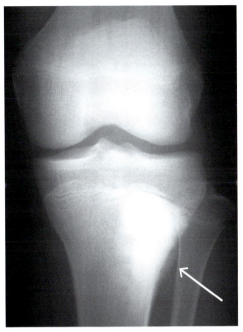

**図1：X線像**
著明な石灰化を伴うびまん型骨破壊像で骨膜反応を伴っている（矢印）。

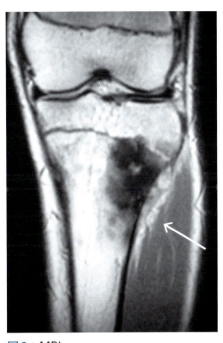

**図2：MRI**
MRI T2強調像。腫瘍内の石灰化を反映してT2強調像で低信号を呈することも多い（矢印）。

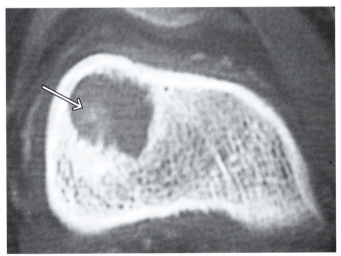

**図3：CT**
腫瘍内に腫瘍性類骨の存在を反映する石灰化像を認める（矢印）。

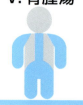

# V. 骨腫瘍

骨腫瘍

# 転移性骨腫瘍

**概念**
50歳以上の比較的高齢者に発生することが多く，脊椎，骨盤，大腿骨，肋骨などに好発する。原発腫瘍として肺癌，乳癌，前立腺癌，甲状腺癌などが多い。がん患者の生活の質(QOL)の維持を目的に，薬物療法や放射線照射による疼痛の管理や，病的骨折の予防を目的とした手術療法が行われることも多い。

**画像所見**
骨シンチグラフィ：転移性骨腫瘍のスクリーニングに有用で，多発病変の同定に効果的である(図1)。
X線像(図2)・CT：骨幹部に好発し，びまん型骨破壊像を呈することが多い。脊椎発生例では椎弓根消失像(pedicle sign, winking owl sign)を呈することがある(図3)。

**リハ介入のポイント**
薬物療法や放射線療法中は，全身状態の評価に基づき，疼痛や持久性にあわせた運動負荷，運動量でリハビリテーションを実施する。他の部位への骨転移の有無や骨脆弱性にも注意し，物理的なストレスに起因する二次的な障害を予防する。

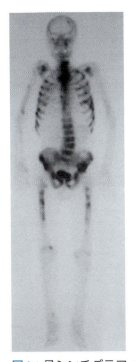

図1：骨シンチグラフィ
腎癌の多発骨転移。

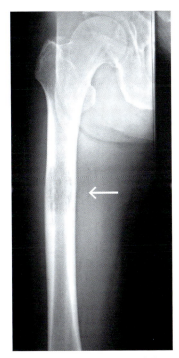

図2：大腿骨骨転移　X線像
骨幹部にびまん型骨破壊像を認める（矢印）。

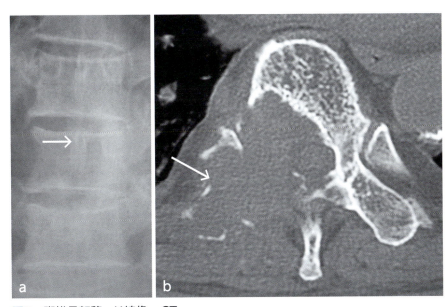

図3：脊椎骨転移　X線像，CT
a：X線像
b：CT
椎弓根の骨破壊を認める（pedicle sign，矢印）。

SECTION • 4

第 **4** 章

# 神経筋疾患

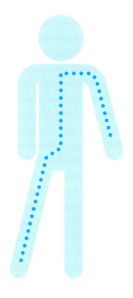

# 下肢筋・下肢の正常像

MRI

**大腿**：大腿の筋は前側，内側，後側の3群に大別される。

大腿前側には，主として膝関節伸展に作用する縫工筋，大腿四頭筋が含まれる。

内側には，主として大腿を内転する薄筋，恥骨筋，長・短・大内転筋が含まれ，これらは内転筋群とも総称される。

後側には，いわゆるハムストリングと呼ばれる大腿二頭筋，半腱様筋，半膜様筋が含まれる。

前側と内側の境は内側大腿筋間中隔により，前側と後側の境は外側大腿筋間中隔により隔てられている。

**下腿**：下腿は前側，外側，浅後側，深後側の4つの区画に分けられる。

前方筋群と外側の筋群は前下腿筋間中隔，外側と後側は後下腿筋間中隔，後側はさらに横下腿筋間中隔によって浅・深の2群に分けられている。

前側には前脛骨筋，長趾伸筋，第三腓骨筋，長母趾伸筋，短趾伸筋が含まれる。外側には主として足を外反する長・短腓骨筋が所属し，後側は主として足の底屈と足趾の屈曲を行う屈筋群が含まれ，浅後側には下腿三頭筋(腓腹筋，ヒラメ筋)や膝窩筋が，深後側には長母趾屈筋，長趾屈筋，後脛骨筋が属する。

### MRI T1強調像：大腿

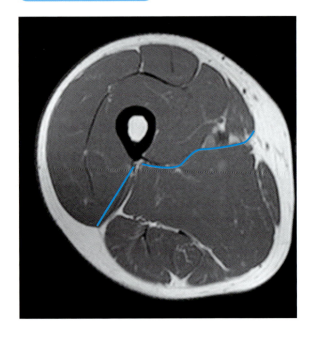

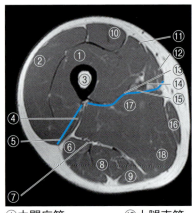

① 中間広筋
② 外側広筋
③ 大腿骨
④ 大腿二頭筋短頭
⑤ 外側大腿筋間中隔
⑥ 大腿二頭筋長頭
⑦ 坐骨神経
⑧ 半腱様筋
⑨ 半膜様筋
⑩ 大腿直筋
⑪ 内側広筋
⑫ 縫工筋
⑬ 内側大腿筋間中隔
⑭ 大腿動脈
⑮ 大腿静脈
⑯ 薄筋
⑰ 長内転筋
⑱ 大内転筋

## MRI T1強調像：下腿近位

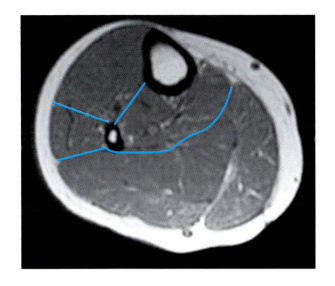
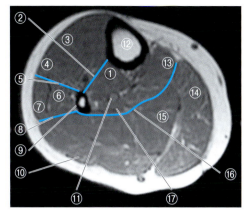

①後脛骨筋
②下腿骨間膜
③前脛骨筋
④長母趾伸筋・長趾伸筋
⑤前下腿筋間中隔
⑥短腓骨筋
⑦長腓骨筋
⑧後下腿筋間中隔
⑨腓骨
⑩腓腹筋外側頭
⑪後脛骨動静脈
⑫脛骨
⑬長趾屈筋
⑭腓腹筋内側頭
⑮ヒラメ筋
⑯横下腿筋間中隔
⑰長母趾屈筋

## MRI T1強調像：下腿遠位

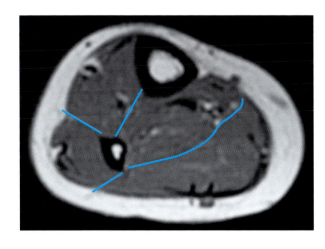

①下腿骨間膜
②前脛骨筋
③長母趾伸筋・長趾伸筋
④前下腿筋間中隔
⑤長腓骨筋
⑥短腓骨筋
⑦腓骨
⑧後下腿筋間中隔
⑨脛骨
⑩長趾屈筋
⑪後脛骨筋
⑫横下腿筋間中隔
⑬アキレス腱
⑭ヒラメ筋
⑮長母趾屈筋

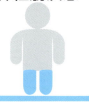

# 筋ジストロフィー

## 概念

　筋ジストロフィーとは，骨格筋の壊死，再生を主病変とし，進行性に筋力低下と筋萎縮をきたす遺伝性筋疾患の総称である。これまでに50以上の原因遺伝子が同定されており，遺伝形式，発症年齢，機能および生命予後はさまざまである。病型によっては眼症状，精神遅滞，代謝異常などを合併することもあり，特に心筋障害の合併は，生命予後に重要である。本項では，筋ジストロフィーの中で最も頻度の高い，デュシェンヌ/ベッカー型筋ジストロフィー（Duchenne muscular dystrophy；DMD/ Becker muscular dystrophy；BMD）について解説する。

**デュシェンヌ/ベッカー型筋ジストロフィー**：ジストロフィン遺伝子の変異により生じる。ジストロフィンは骨格筋のほか，心筋，平滑筋，脳，末梢神経などに多く分布する。X染色体潜性（劣性）遺伝形式をとるため，一般的には男児のみの疾患であるが，稀に女性保因者でも筋力低下を呈することがあり，発症保因者（manifesting carrier）と呼ぶ。

## 臨床所見・治療

　DMDは典型的には2〜3歳頃に転びやすい，走れない，階段を上れないなどの下肢の運動機能障害で気づかれるが，本邦では乳幼児期に偶然高クレアチニンキナーゼ血症で発見されることも多い。
　筋力低下は初期より腰帯部に強く，ガワーズ徴候が認められる。近位筋優位の筋力低下は進行性であり，10〜12歳で自力歩行不可能となる。
　一方BMDでは7歳前後に発症し，通常15歳以降まで歩行可能である。下腿には仮性肥大を認める。関節拘縮や変形も筋力低下とともに進行するため，リハビリテーションを含めた適切な介入が重要である。
　確定診断には遺伝子検査を行う。現時点ではステロイドが唯一の治療法ではあるが，長期効果のエビデンスは不十分で，呼吸障害や心機能障害，栄養障害等の問題に対し，多職種で関わる必要がある。

## 画像所見

**CT**：近位筋罹患に加えて脂肪置換を生じる筋の選択性が診断の一助となるため，CTが有用である。大腿では薄筋や縫工筋は比較的保たれる。筋が脂肪置換すると低吸収となるが，X線の吸収度は障害度の進行とともに低下し，筋力とも相関する。下腿三頭筋は，体表からはかえって肥大しているようにみえ，これを仮性肥大と呼ぶ（図1）。

## 筋ジストロフィー

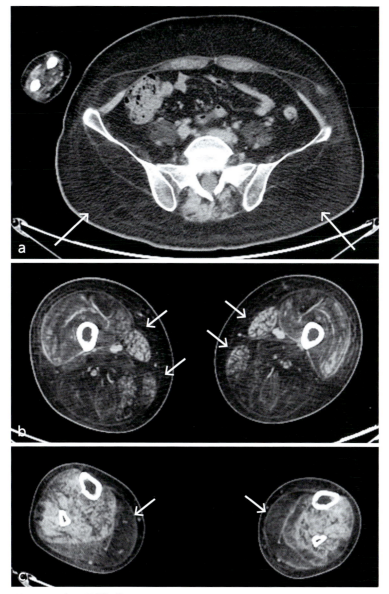

**図1：Becker型筋ジストロフィー　CT**
30歳代男性
a：殿部CT横断像。殿部の筋は低吸収で脂肪変性が著しいが，ボリュームは保たれている（矢印）。
b：大腿CT横断像。全体的に低吸収で脂肪変性を認めるが，筋のボリュームは保たれている。縫工筋や薄筋は他の筋に比較して保たれている（矢印）。
c：下腿CT横断像。腓腹筋の脂肪変性により仮性肥大を認める（矢印）が，それ以外の筋は比較的保たれている。

**リハ介入のポイント**

将来きたしうる機能障害を予測することが必要である。運動療法や呼吸理学療法，装具療法などを用いて機能維持を図りながら就学支援や就労支援などを行う。生涯にわたって，住環境整備や情報技術支援などを行い，患者やその家族，介護者のQOLの充実を図ることが重要である。

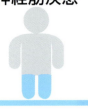

神経筋疾患

# 筋萎縮性側索硬化症

**概念**

上位運動ニューロンと下位運動ニューロンの変性が進行性に生じる，原因不明の疾患である。本邦の有病率は約7人/10万人で，ほとんどが孤発性であるが，約5％には家族内発症を認め，いくつかの原因遺伝子が同定されている。60歳代から70歳代で最も発症率が高く，男性が女性より1.3～1.4倍多い。生命予後を規定する最大の要因は呼吸筋麻痺であり，侵襲的人工呼吸器を装着しなければ平均3年で死亡する。

**臨床所見**

どの部位の運動ニューロン障害が強く生じるかによって，四肢筋力が比較的保たれているにもかかわらず構音障害や嚥下障害などの脳神経障害が強い型，両上肢近位筋から発症する型，一見腓骨神経麻痺のように下垂足で発症する型など，筋力低下の分布や程度は個体差が大きい。また進行速度も多様である。

したがって，身体所見としては，上位運動ニューロン徴候（偽性球麻痺，下顎反射亢進，腱反射亢進，Babinski反射陽性など）と，下位運動ニューロン徴候（筋萎縮，線維束性収縮，筋力低下など）の両方が広範囲に認められ，経過とともに進行することが重要となる。

検査所見としては，針筋電図で下位運動ニューロン徴候に相当する，急性期および慢性期の神経原性変化を認める。感覚障害や眼球運動障害，膀胱直腸障害，褥瘡は一般的に認められず，4大陰性徴候と呼ばれるが，進行度や患者によっては伴うこともある。

**治療**

根本的な治療法は確立されていないが，薬物療法としてはリルゾールとエダラボンが本邦で用いられ，生存期間延長や機能障害の進行抑制効果がある。呼吸筋麻痺に対しては，非侵襲的人工呼吸器や侵襲的人工呼吸器を用いる。

**画像所見**

特異的な画像所見はなく，筋力低下に対応した筋萎縮や変性がみられる。
CT：全身の筋萎縮の程度や分布を確認するには有用である。特にMMTでの筋力測定が困難な体幹筋の萎縮を評価することができる（図1）。
MRI：T2強調像で高信号変化を認め，脱神経に伴う浮腫を反映しているといわれる。

**リハ介入のポイント**

進行性の機能障害に対して，適切な時期に適切な介入方法を選択しなければならない。ADLが自立期にある場合は，上肢型や下肢型などの臨床病型にあわせた運動療法を行う。介助期には，すべての臨床病型に共通して，残存機能の維持，コミュニケーション手段の確保などを行う。

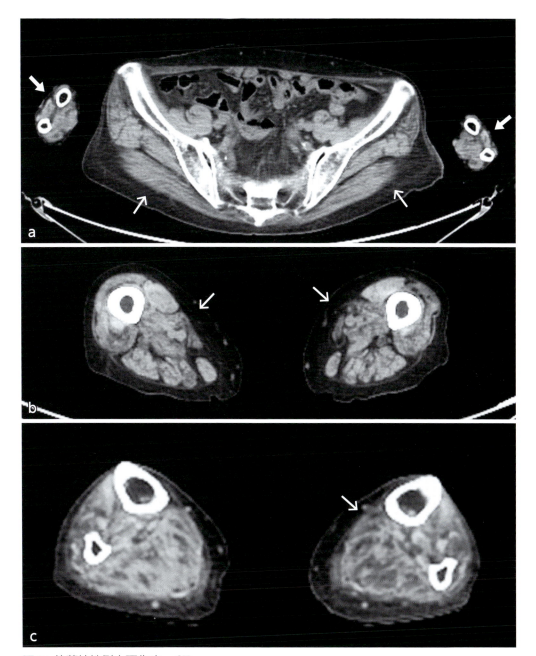

**図1：筋萎縮性側索硬化症　CT**

80歳代女性

a：殿部CT横断像。殿筋は比較的保たれている（矢印）。左右に写っている前腕筋は断面積が減少し、筋萎縮を示す（太矢印）。

b：大腿CT横断像。左右とも全体に筋萎縮を認めるが、伸筋群に比較して屈筋群の萎縮が強い（矢印）。

c：下腿CT横断像。両下腿とも萎縮を認めるが、左でより強い（矢印）。筋は低吸収であり、脂肪置換が起きている。

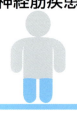

神経筋疾患

# 多発性筋炎*・皮膚筋炎

## 概念

自己免疫性炎症性筋疾患であり，皮膚症状を伴うものを皮膚筋炎(dermatomyositis；DM)，伴わないものを多発性筋炎(polymyositis；PM)と呼ぶが，病理学的，免疫組織学的には全く異なる疾患である。しかし，実際には皮膚症状を除く臨床症状や血液検査，筋電図検査上は類似しており，本邦での難病診断基準でも同項で扱われている。発症年齢は小児から高齢者まで幅広く，女性に多い。PMとDMはほぼ同数といわれていたが，従来PMと診断されていたものの中には，壊死性ミオパチーや封入体筋炎など他の疾患も多数含まれており，これまで考えられていたよりもPMの頻度は低いと想定される。

## 臨床所見

PMもDMも四肢近位筋筋力低下や筋痛で発症し，階段が上りにくい，洗濯物が干しにくいといった主訴で来院することが多い。

血液検査ではクレアチニンキナーゼやアルドラーゼなどの筋原性酵素の上昇，CRPの上昇や赤沈の亢進といった全身性炎症所見を認める。

針筋電図では活動性の筋原性変化を認める。疾患特異的な自己抗体が検出されることもあるが，代表的な抗Jo-1抗体陽性例は1〜2割程度と感度は低い。

DMの皮疹としては，爪周囲紅斑，上眼瞼の紫紅色浮腫性紅斑(ヘリオトロープ疹)，ゴットロン徴候(手指関節背面の角質増殖や，皮膚萎縮を伴う紫紅色紅斑)が有名である。

筋生検では筋線維の壊死や再生像，血管周囲の炎症細胞浸潤などがみられる。

筋外症状として間質性肺炎や悪性腫瘍の合併が重要となり，生命予後に影響する。

## 治療

筋症状に対する治療はステロイドや免疫グロブリン静注療法などを行うが，悪性腫瘍を合併している場合にはその治療を優先し，筋症状の改善が得られることもある。

## 画像所見

**CT・MRI**(図1)：CTやMRIでは脂肪変性や筋萎縮の分布を確認できるが，さらにMRIでは筋内の炎症を評価することができる。すなわち，活動性炎症部位では浮腫様像を呈し，T1強調像等信号，T2強調像高信号となり，同部位には造影剤による増強効果も認める。T1強調像やT2強調像では脂肪組織が高信号となるが，脂肪抑制T2強調像やSTIR像では脂肪が低信号，炎症部位が高信号となるため，両者を区別することができる。MRIでは，同一筋内の不均一な炎症を描出することができるため，筋生検部位の選定にも役立つ。

---

*日本神経学会では多発筋炎，リウマチ学会では多発性筋炎と呼ぶ。本項では『治療ガイドライン』や指定難病の疾患名称に従い，多発性筋炎を用いる。

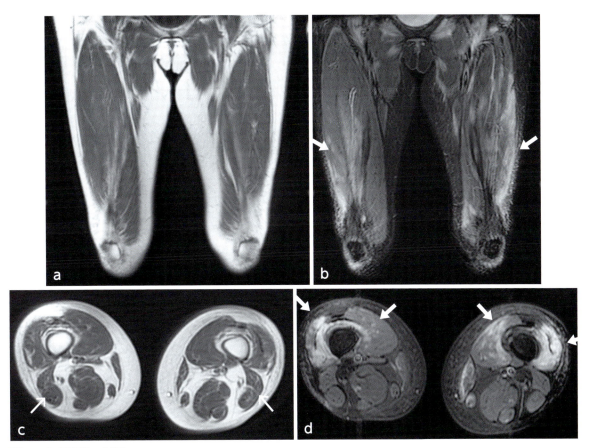

図1：皮膚筋炎　MRI
60歳代女性
a：大腿MRI T1強調冠状断像
b：大腿MRI STIR冠状断像
c：大腿MRI T1強調横断像
d：大腿MRI STIR横断像
T1強調像では筋内の信号変化は目立たないが，一部高信号（矢印）であり脂肪変性を疑う（a, c）。STIR像では，不均一に高信号領域を認め（太矢印），炎症部を示唆する（b, d）。

筋痛や筋逸脱酵素値，骨格筋の炎症部位などを確認しながら，有酸素運動と筋力トレーニングを組み合わせて運動負荷量を徐々に上げていく。間質性肺炎や不整脈などの合併症にも留意し，呼吸循環機能に配慮した運動負荷量の設定を行うことが望ましい。

SECTION • 5

第5章

# 呼吸器・循環器疾患

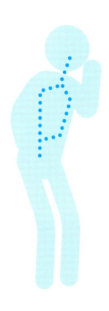

## 呼吸器・循環器の正常像

X線像, CT

**X線立位像**：X線像で黒く写る部分は，X線を通しやすい（透過性が大きい）ことを意味し，空気がその代表である。肺野は空気が大部分を占めるため，全体に黒く写る。他方，X線を通しにくい（透過性が小さい）骨や石灰化は白く写る。血液，水，筋肉，心臓などは比較的透過性が小さく，やや白めに写る。肺炎や腫瘍があると空気が消失するため，白い陰影として描出される。従って，本来は黒く写るべき肺野に浸潤性病変（水浸しの病変）があると，透過性が低下し，白く写る。

　胸部X線像の真ん中には大血管や気管支が写っており，ここを肺門部と呼ぶ。肺血管陰影は肺野では肺門から胸膜面に向かう樹枝状陰影となり，肺紋理と呼ばれる。縦隔の陰影は中央の水・軟部陰影を指すが，肺に囲まれているため，大動脈弓，下行大動脈，心陰影，横隔膜は輪郭がわかる。

　CTは焦点の当て方によって，縦隔条件と肺野条件に分けられる。

**縦隔条件CT**：中央には心臓がみえる。右心房，右心室，左心室を認め，胸椎椎体の左には下行大動脈，胸椎椎体の腹側には食道を認める。

**肺野条件CT**：右肺では右上葉と右中葉の境に右上中葉間胸膜，右中下葉間胸膜を認める。葉間であり，無血管野となっていることで指摘可能である。左上下葉間胸膜も同様に葉間を表し，無血管野となっている。

### X線 立位像：胸部

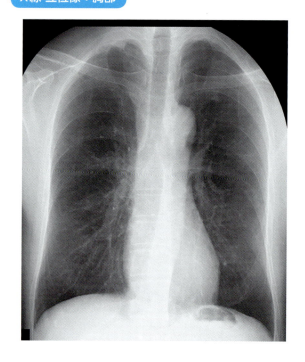
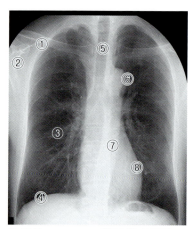

①鎖骨
②肩甲骨
③肺紋理
④横隔膜
⑤気管
⑥大動脈弓
⑦下行大動脈
⑧心陰影

## 呼吸器・循環器の正常像

### 縦隔条件CT

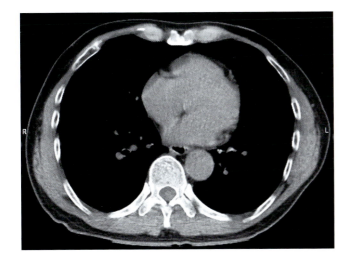

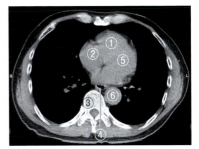

①右心室　⑤左心室
②右心房　⑥下行大動脈
③胸椎椎体
④食道

### 肺野条件CT

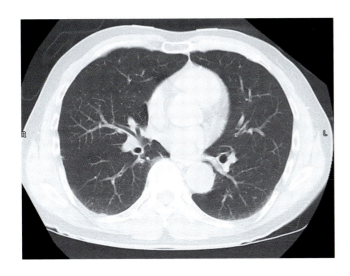

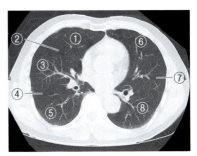

①右上葉　　　　　⑤右下葉
②右上中葉間胸膜　⑥左上葉
③右中葉　　　　　⑦左上下葉間胸膜
④右中下葉間胸膜　⑧左下葉

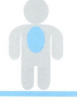

# 肺炎

**概念**

肺炎とは，肺の炎症性疾患の総称である．一般的には，微生物の感染によって生じる肺実質(肺胞腔・肺胞上皮)の急性感染症を指す(広義には肺間質の炎症による間質性肺炎などを含む)．

肺炎の分類として，どこに炎症が生じるかで分けた形態学的分類がある．肺胞性(肺実質・肺胞上皮)肺炎，間質性肺炎，両者が混在した混合性肺炎である．肺胞性肺炎には炎症が肺の一葉を占める大葉性肺炎や，気管支の走行に沿って原因微生物が増殖し，区域単位で生じる気管支肺炎がある．

肺炎は感染した場所によっても分類される．起炎菌が明らかになる前の初期の抗生剤選択に関わる重要な考え方で，市中肺炎，院内肺炎，医療・介護関連肺炎に分類される．市中肺炎は病院外で日常生活をしていた人に生じる肺炎である．院内肺炎は病院入院後48時間以降に新たに発症した肺炎である．耐性菌の保有や，複数の微生物に重複して感染していることもあり治療に難渋する．医療・介護関連肺炎は在宅介護を受けている患者，長期療養型施設に入所している高齢者などが発症する肺炎で，市中肺炎と院内肺炎の中間的な性質を有する肺炎である．

肺炎は65歳以上の高齢者では発症率・死亡率が急激に高くなり，わが国の死因順位では卒中を抜き3位となった．

**臨床所見**

**全身症状**：発熱・悪寒・頭痛・関節痛・全身倦怠感など．
**呼吸器症状**：咳嗽，呼吸困難，喀痰，胸痛(胸膜への炎症の波及)．

**画像所見**

**X線像**：胸部X線像では肺葉全体に広がるconsolidation(浸潤影)や，すりガラス状陰影を示し，air-bronchogram*がみられることもある．陰影の位置により縦隔陰影を消失させるシルエットサインがみられる(図1a，図2a)．
**CT**：CTでは濃度上昇や内部にair-bronchogramを認める(図1b，図2b)．

**リハ介入のポイント**

急性期では，ポジショニングや排痰などを行う．誤嚥性肺炎においては，嚥下能力の評価や，気道クリアランス能力の指標である咳嗽能力の評価が重要になる．回復後は，再発防止のための予防的なアプローチが必要であり，口腔ケア，嚥下訓練，栄養管理などを行う．

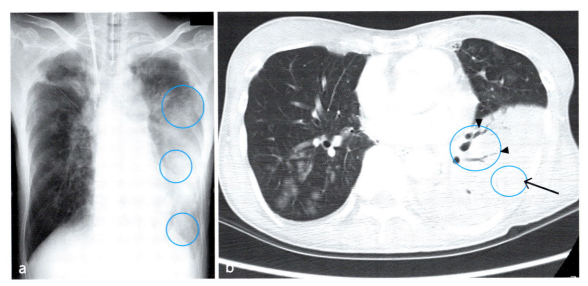

**図1：大葉性肺炎　X線像，CT**
50歳代女性
a：胸部X線像。左下肺野全体にわたって透過性の低下を認める（○印）。
b：胸部CT肺野条件。左下葉の濃度上昇を認める（矢印）。内部にはair-bronchogram（矢頭）を認める。

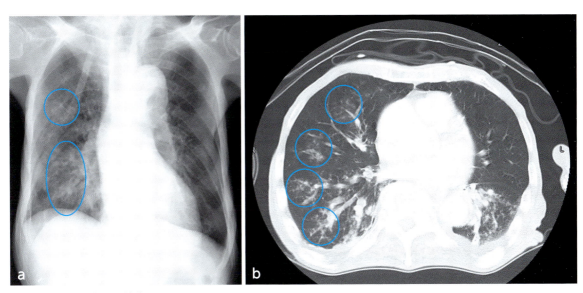

**図2：気管支肺炎　X線像，CT**
80歳代男性
a：胸部X線像。右中下肺野に透過性の低下を認め，まだら状影と小粒状影を認める（○印）。
b：胸部CT肺野条件。区域性に癒合傾向の粒状影，濃度上昇を認める（○印）。

＊Air-bronchogram：気管支にはX線透過性の高い空気が含まれているので，黒い透亮像として写る。一方，区域気管支より末梢の気管支でははっきりと識別できなくなるが，これは区域気管支の壁が薄く，周囲の肺胞内ガスとのコントラストがないためである。しかし，なんらかの理由で末梢の気管支内のガスと肺胞内ガスとのコントラストが生じれば，正常ではみることのできない末梢の気管支が透亮像として浮き上がる。これをair-bronchogramと呼び，肺胞性陰影であることが示唆される。肺炎はair-bronchogramをきたす代表的な疾患である。

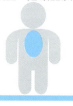

呼吸器・循環器疾患

# 慢性閉塞性肺疾患

## 概念

閉塞性肺疾患とは，炎症や腫瘍，気道内分泌物などにより気道が閉塞し，気流が制限された状態である。慢性閉塞性肺疾患 (chronic obstructive pulmonary disease；COPD) は，主に喫煙による有毒な粒子やガスを長期に吸入曝露することで生じる肺の炎症性疾患である。肺病変と気道病変により気流制限（閉塞性換気障害）が生じる閉塞性肺疾患で，病理学的には肺病変として肺胞壁の破壊による肺気腫が形成され，気道病変としては末梢気道の炎症性変化・狭窄と中枢気道の炎症性変化が認められる。形態的には肺胞系の破壊が進行した気腫優位型，中枢気道病変が進行した気道病変優位型に分けられる。

COPD に罹患する患者のほとんどは喫煙者であり，40歳以降に発症し加齢とともに増加し，男性に多いという特徴がある。

## 臨床所見

慢性の咳嗽，喀痰，喘鳴，息切れ，進行性の労作時呼吸困難を認める。聴診すると，呼吸音の減弱，呼気の延長，呼気終末の喘鳴を聴取する。

COPD が重篤化するといくつかの特徴的な所見を認めるようになる。樽状胸郭は肺の過膨張により，胸郭の前後径が増大する。吸気時に下部肋間が内側に陥凹する Hoover sign を認めることがある。肺の過膨張のため横隔膜が通常よりも低い位置に押し下げられるために生じる。呼吸法として口すぼめ呼吸を認めることもある。口すぼめ呼吸は気道内圧を高めることで呼気時の気道閉塞を少なくするためのもので，COPD 患者では無意識に行っていることが多い。

## 画像所見

**X線像**（図1a）：肺が過膨張するために横隔膜は低位をとる（横隔膜の平低化）。肺は過膨張するため透過性は亢進する。心臓は過膨張した肺と低位となった横隔膜の影響で滴状心を呈する。

**CT**（図1b）：肺胞壁の破壊・消失による終末細気管支より末梢の気腔の拡張がみられ，濃度の低い気腔がみられるようになる。初期には 10 mm 以下の低吸収領域が散在するが，融合し，肺野の大部分を占め，正常肺は消失するようになる。

慢性閉塞性肺疾患

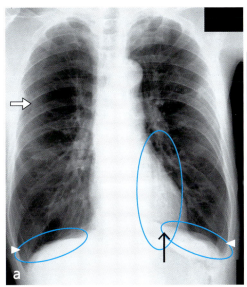
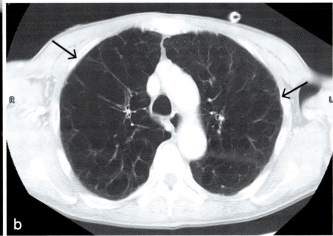

**図1：慢性閉塞性肺疾患　X線像，CT**
60歳代男性
a：胸部X線像。両上肺野の透過性亢進を認め（白矢印），滴状心（矢印），横隔膜の平坦化（矢頭）を認める。
b：胸部CT肺野条件。両側上葉に大きな気腔が形成されている（矢印）。

呼吸リハビリテーションでは，呼吸理学療法，患者教育，栄養管理を主に行う。呼吸理学療法では，全身持久力・筋力トレーニングなどの運動療法とコンディショニングを組み合わせて行う。コンディショニングでは，口すぼめ呼吸や横隔膜呼吸などの呼吸法の習得が重要である。

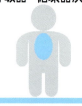

# 肺癌

**概念**

原発性肺癌は，気管，気管支から肺胞までのすべての上皮細胞に由来する悪性腫瘍の総称である．罹患率，死亡率は男女ともに増加傾向で，本邦の癌死亡原因の第1位を占める．肺癌の主要な組織型には扁平上皮癌，腺癌，大細胞癌，小細胞癌があり，扁平上皮癌と小細胞癌は喫煙との因果関係が明らかである．組織型別では腺癌が最も多く（肺癌の約45%），ついで扁平上皮癌が多い．また発生部位より肺門部型肺癌と肺野型（末梢型）肺癌に分けられる．肺門部型では扁平上皮癌が大部分を占め，次いで小細胞癌が多い．肺野型では腺癌がほとんどを占め，次いで大細胞癌，扁平上皮癌が多い．

**臨床所見**

**原発巣による症状**：微熱，全身倦怠感，体重減少など悪性腫瘍に共通する症状がみられる．次に呼吸器系の悪性腫瘍のため，咳嗽，血痰，呼吸困難などが出現する．しかし，これらは肺門部型の肺癌では認められるが，肺野型ではそれほど多くはみられない．他方，胸膜に近い肺野型では胸膜を侵し，胸痛を認めることもある．

**近接組織・臓器への進展による症状**：反回神経の圧迫・浸潤により嗄声を生じうる．横隔神経が侵されると横隔膜挙上が生じ，しばしば呼吸困難を訴える．胸水貯留や心嚢液が貯留することもある．上大静脈の閉塞により顔面・頸部・上肢の浮腫を生じ，上大静脈症候群と呼ばれる．また肺尖部に生じた癌による腕神経叢，頸部交感神経節，肋骨・椎体への浸潤により生じる諸症状をPancoast症候群と呼び，上肢の運動・知覚障害，筋萎縮や，眼瞼下垂，縮瞳，発汗低下（Horner症候群）などが生じることもある．

**遠隔転移による症状**：脳転移による脳浮腫（転移性脳腫瘍は肺癌からのものが最多），骨転移による病的骨折などが生じうる．肝転移や副腎転移もしばしば認めるが，臨床症状は明らかではないことも多い．

**腫瘍随伴症状**：腫瘍随伴症状とは，転移とは無関係に，新たに出現する臨床症状の総称である．ばち指や内分泌症状，神経・筋症状，皮膚症状を認めることがある．

**画像所見**

**肺門部型肺癌**（図1）
**X線像**：肺門部やその周囲の腫瘤影，腫瘍による中枢気道の閉塞による無気肺など．
**CT**：肺門部に腫瘤影を認め，中枢気道の閉塞を伴うことが多い．

**肺野型（末梢型）肺癌**（図2）
**X線像**：結節影，腫瘤影
**CT**：スピキュラ，血管収束像，胸膜陥入像

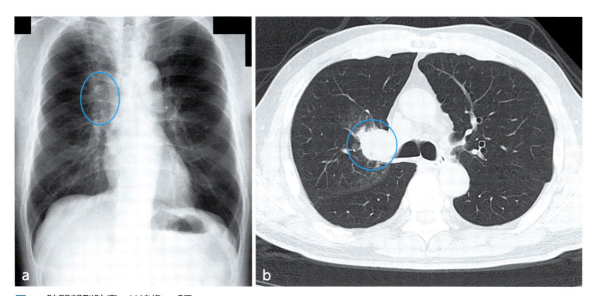

**図1：肺門部型肺癌　X線像，CT**
60歳代男性
a：胸部X線像。右肺門の拡大と右上肺野の縦隔側の陰影が認められる（○印）。
b：胸部CT肺野条件。右肺門部に類円形の腫瘤影を認める（○印）。

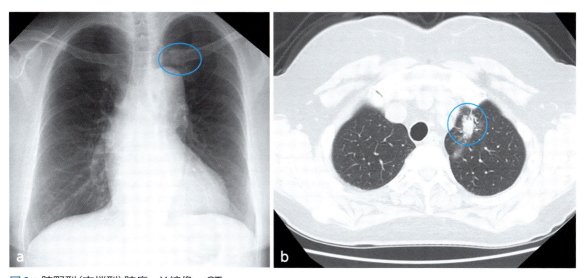

**図2：肺野型（末梢型）肺癌　X線像，CT**
70歳代女性
a：胸部X線像。左上肺野に不整な陰影を認める（○印）。
b：胸部CT肺野条件。左上葉にスピキュラ，血管収束像を認める腫瘤影を認める（○印）。

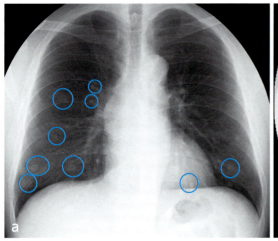 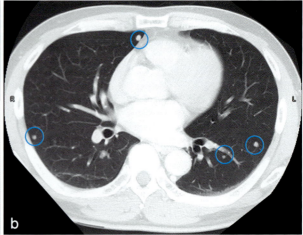

**図3:直腸癌からの転移性肺腫瘍　X線像，CT**
40歳代男性
a:胸部X線像。両肺野に散在する小結節影を認める(○印)。
b:胸部CT肺野条件。両肺野に散在する小さな小粒状影を認める(○印)。

リハ介入のポイント　外科手術後は，肺組織の切除や疼痛，麻酔の影響により換気量が低下し，喀痰困難になる可能性が高い。肺炎等の術後合併症を予防するために，術前より呼吸機能評価や呼吸法の練習を行う。術後には体位管理，リラクセーション，呼吸法，運動療法などを行い，早期離床につなげる。

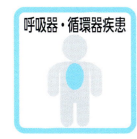

# 心不全・肺水腫

## 概念

　心不全とは，何らかの原因で心拍出量が低下し，末梢組織が必要とする血液量を供給できなくなった状態を指す．すべての心疾患の終末像である．心拍出量の低下により，血液供給量が低下し，末梢組織が必要とする酸素を供給できなくなった低拍出性心不全（供給↓，需要→）と，末梢組織の酸素要求が異常に亢進したことで相対的に供給量が足りなくなる高拍出性心不全（供給→，需要↑）がある．高拍出性の原因としては，甲状腺機能亢進症，重症貧血，動静脈瘻などが挙げられる．しかし，大部分の心不全は低拍出性である．

　心不全は左心不全と右心不全に分けられる．実際には両者は並存することが多く，明確に区別することができないことも多い．左心不全になると，左心系から血液が送り出されないため，肺うっ血が生じ，肺毛細血管の静水圧が上昇し肺水腫をきたす．

## 臨床所見

**左心不全症状**：左心機能が低下すると，左心室に戻ることのできない血液が肺にうっ滞し（肺うっ血），肺水腫をきたす．水浸しになった肺胞では酸素と二酸化炭素の交換が障害され呼吸困難をきたすとともに，大量のピンク色の痰を認める．中等度では，仰臥位で呼吸困難が増強することが多く，患者は起坐呼吸で搬送されることが多い．聴診上水泡音を聴取する．その他，酸素不足によるチアノーゼや，酸素供給低下による失見当識・意識障害，乏尿を認める．

**右心不全症状**：右心不全では，体循環に戻れない血液がうっ滞することによる症状が出現する．その結果，全身の浮腫，頸静脈の怒張，肝腫大などが出現する．その他，肝臓や消化管の血流のうっ滞により食欲不振，悪心，便秘，腹部膨満などが出現する．

## 画像所見

　ここでは肺水腫の画像所見を中心に述べる．

**X線像**：肺胞に溢れたX線透過性の低い水分により，肺野の透過性は低下する．典型例では，肺門部を中心に左右対称に広がるびまん性陰影となり，butterfly shadowと呼ばれる陰影を呈する．また徐々に進行した心不全では，代償的反応による心拡大を認めることが多い．胸水の貯留を伴うことも多い（図1a）．

**CT**：肺門部を中心に濃度上昇を示す．Air-bronchogramを示すことも多い（図1b）．

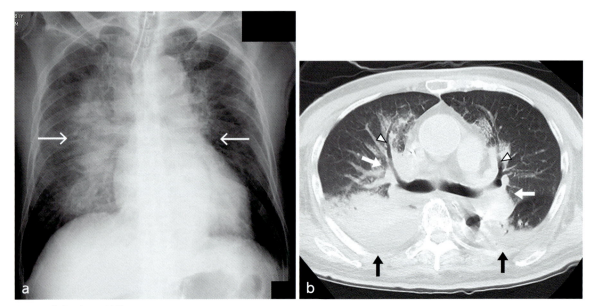

図1：肺水腫　X線像，CT
80歳代男性
a：胸部X線像。両肺門部にbutterfly shadowを認める（矢印）。
b：胸部CT肺野条件。両側肺門部を中心に濃度上昇を認め（白矢印），air-bronchogram（矢頭），両背側に胸水貯留を認める（黒矢印）。

リハ介入のポイント

　心不全症状の急性増悪期では，強心薬や利尿薬など循環動態をサポートする治療が行われる。そのため，肺うっ血や肺水腫などの所見に留意しつつ，心負荷が過剰にならないよう慎重に離床を進める必要がある。代償期では，心不全症状の再増悪を予防するための包括的介入が重要である。

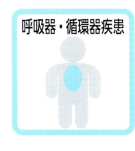

# 気胸

## 概念

　肺は連続した胸膜で包まれている。肺に密着している肺胸膜と，胸郭壁の内面をなす壁側胸膜によって囲まれたスペースを胸腔と呼び，正常ではその中に少量の液体が含まれている。気胸とは何らかの理由により肺胸膜と壁側胸膜の間に空気が入り，肺が虚脱した状態を指す。

　気胸は自然気胸，外傷性気胸，医原性気胸の3つに分類される。さらに自然気胸は，基礎疾患のない原発性自然気胸と何らかの疾患に起因する続発性自然気胸の2つに分けられる。

　原発性自然気胸は基礎疾患のない患者に生じるが，ほとんどはブレブと呼ばれる気腔の破裂に起因する。この原発性自然気胸は痩せた体型の若年男性に好発し，喫煙者は非喫煙者に比べて，数十倍も本症に罹患しやすいことがわかっている。続発性自然気胸の原因となる基礎疾患は，肺気腫などの慢性閉塞性肺疾患，肺癌，肺結核などである。いずれも胸膜に生じた炎症の修復過程で圧力に弱い部分が生じ，そこが破れて気胸を生じる。

　外傷性気胸は，外的要因により胸壁の破綻により空気が流出するものや，気道の損傷により胸腔に空気が漏出するものである。

　医原性気胸は鎖骨下静脈穿刺の際の合併症や，経皮的肺生検，人工呼吸器による陽圧換気に関連して生じるものである。

　また，急速に空気が胸腔に貯留すると，静脈還流の阻害，心房・心室を圧迫し心拍出量の減少を生じショック状態となる。これを緊張性気胸と呼び，即時のドレナージを行わなくては命に関わる病態である。

## 臨床所見

　突然の胸痛，呼吸困難を認める。乾性咳嗽を認めることも多い。聴診所見としては，患側の呼吸音減弱を認める。緊張性気胸では頸静脈の怒張を認めることもある。

## 画像所見

**X線像**：肺末梢部の透過性亢進と肺血管構造の欠如，肺虚脱部の透過性減少，胸膜腔内の空気と肺実質内の空気とにより，その境界部の肺胸膜が肺門部を中心とする円弧状線状陰影がみられる（図1a）。

**CT**：自然気胸の場合，その原因となる嚢胞性病変を明らかにすることが重要である（図1b, c）。

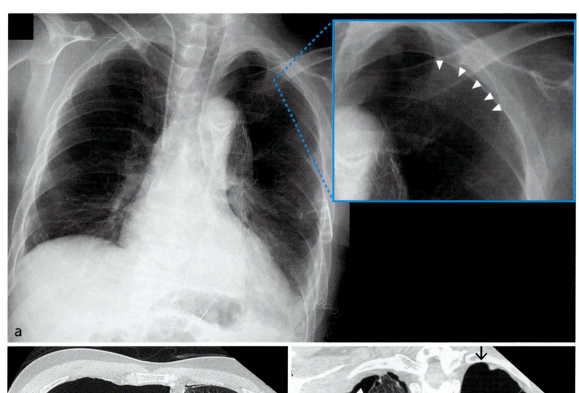
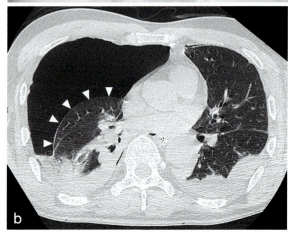
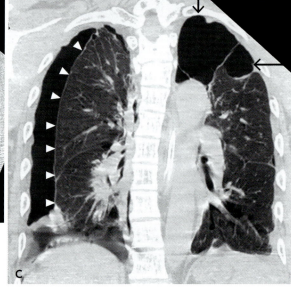

**図1：気胸　X線像，CT**

a：胸部X線像。60歳代男性。肺実質と肺実質のない無血管野の境界が明瞭である（矢頭）。
b：胸部CT肺野条件。50歳代男性。右肺の虚脱が明らかであり，境界が明瞭である（矢頭）。
c：胸部CT肺野条件（冠状断）。同一患者の冠状断でも同様の所見を認める。境界明瞭であり（矢頭），肺気腫があり左肺尖部には気腫性変化を認める（矢印）。

**リハ介入のポイント**

　肺疾患患者，特に胸部外科手術直後，COPD，人工呼吸管理中などにおいては，リハビリテーション介入前後にX線像や聴診により気胸の有無を確認する。また，リハビリテーション介入中においても$SpO_2$，チアノーゼの出現，呼吸困難感，胸痛，皮下気腫などのモニタリングが必要である。

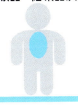

呼吸器・循環器疾患

# 胸 水

## 概念

　壁側胸膜と肺胸膜は袋状の構造をしており，この内部を胸腔と呼ぶ。胸腔には生理的に約5mL程度の液体が入っており，壁側胸膜と肺胸膜が同一方向にスムーズに運動できるようになっている。何らかの原因によりこの液体が生理的範囲を超えると，胸水として胸腔に貯留することになる。

　胸水はその性状により滲出液と漏出液に分けられる。滲出液は血漿と同じくらい濃いものであり，漏出液は水のように薄いものである。滲出性胸水の多くは毛細血管の透過性亢進に起因し，悪性腫瘍，関節リウマチ，細菌性肺炎などが原因となる。漏出性胸水は静水圧と膠質浸透圧のバランスの崩れに起因し，うっ血性心不全，肝硬変，ネフローゼ症候群，低栄養などが原因となる。

## 臨床所見

　聴診にて呼吸音の減弱を認める。

## 画像所見

**X線像**（図1a）：立位正面像では重力の影響により，肋骨横隔膜角の鈍化がみられる。臥位では胸水貯留側肺野全体の透過性低下を認める。また葉間裂にも胸水は貯留し，少量の場合は，X線束と接線方向の葉間裂は白い線状または帯状影として描出され，Kerley's lineと呼ばれる。葉間に胸水が貯留し，腫瘤のようにみえることがありvanishing tumorと呼ばれる（治療により消失するため）。

**CT**（図1b）：重力に従って背側に濃度上昇を認める。

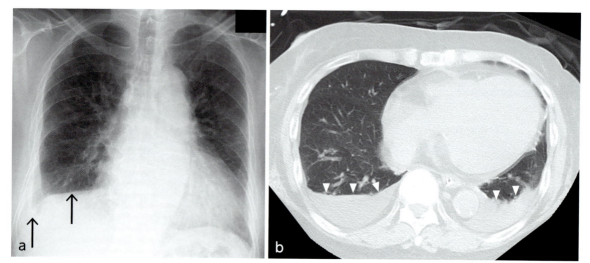

**図1：胸水　X線像，CT**
50歳代男性
a：胸部X線像。重力に従って胸水の貯留があり，横隔膜の辺縁が鈍化している(矢印)。
b：胸部CT肺野条件。重力に従って両背側に胸水の貯留を認める(矢頭)。

リハ介入のポイント

　胸水貯留の原因となる病態にあわせて，運動負荷量を調節しなければならない。運動療法介入の前後のみならず，仰臥位での呼吸困難感を解除するための体位ドレナージなどにおいても，呼吸音や呼吸回数，呼吸様式，$SpO_2$値の変化に注意が必要である。

SECTION • 6

# 第6章

## 消化器・泌尿器造影画像のみかた

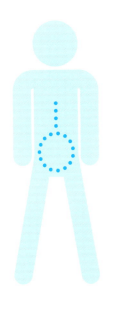

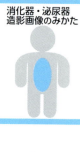

# 消化管造影

## 目的・意義

　消化管造影は，消化管内の病変を同定し，その形態や大きさ，腫瘍の深達度などを診断することが目的である。消化管の疾患の多くは粘膜から発生することが多いため，近年は粘膜面を直接観察でき，組織生検が可能である内視鏡検査が主要となり，造影検査の意義は以前ほど高くはない。しかし，粘膜下の病変や，進行癌の場合に周囲臓器との関係などを精査する場合には，CTやMRI検査とともに造影検査が有用となることがある。

## 造影剤

### 硫酸バリウム

　造影剤として，一般的には硫酸バリウム（$BaSO_4$）を用いる。上部消化管造影では濃度の濃いもの（100〜120 w/v%）を，下部消化管造影では薄いもの（60〜70 w/v%）を用いる。バリウムは水に溶けない，毒性がない，安価であるなどの理由で簡便に用いられる。しかし，副作用として，バリウムが消化管内で固まることで便秘になることがあるため，特に便秘気味の患者や高齢者では，検査後に下剤を使用する。バリウム検査後に便秘が遷延し，結腸穿孔を生じた事例もあるため，注意が必要である。逆に，消化管内に液体が大量に貯留している場合（イレウスなど）はバリウムが固まりにくいため，良い適応症例となる。

　バリウムは安定しているため吸収が遅く，腹腔内に漏れた場合には吸収されにくい。したがって，腸管穿孔や術後の縫合不全が疑われる症例では原則使用しない。

### 水様性ヨード造影剤

　バリウムが使用できない症例において，代替として用いられることが多いのは水様性ヨード造影剤（ガストログラフイン®）である。バリウムに比べて造影効果は弱いが，水様性であるため，万が一，腹腔内に漏出した場合にも吸収される。ガストログラフイン®は高張であるため，消化管内に水分を急速に引き込む効果がある。ガストログラフイン®使用後に水様性の下痢を生じたり，脱水症状を生じたりする可能性があるため注意が必要である。また，少量でも気管内に誤嚥すると気道内分泌物が著明に増加し，呼吸状態が悪化することがあるため，上部消化管造影としてガストログラフイン®を服用する場合は，誤嚥に十分注意する。ガストログラフイン®は苦味が強いため，特に術後など，しばらく絶食した後に検査を行う際は，患者が驚いて誤嚥しないように，苦い味がすることをあらかじめ十分伝えておくことが必要である。

## ■ 食道造影

画像所見

　食道の全体像を把握するためには有用であるが，施行する機会は減少している。むしろ，食道癌や胃癌の術後の検査などで行われる。造影剤を経口摂取させて評価する。食道には，① 咽頭食道接合部，② 大動脈弓部および左気管支による圧迫部，③ 食道胃移行部（横隔膜裂孔部），の3つの生理的狭窄部がある（正常像）。弓部大動脈瘤が増大し，食道への圧迫が強くなって大動脈-食道瘻を形成して大量吐血することがあるが，その場合は②の部分に発生することが多いと考えられる。

　チェックポイント：① 陰影欠損，壁の凹凸不整，② 壁の硬化，③ 粘膜面の異常，④ 潰瘍，憩室，食道瘻，⑤ 狭窄，⑥ 拡張，⑦ バリウムの流下遅延。

### 正常像：食道造影

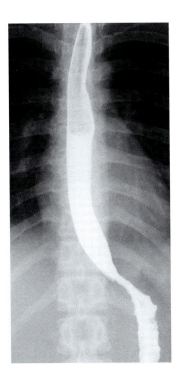
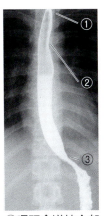

① 咽頭食道接合部
② 大動脈弓部
③ 食道胃移行部

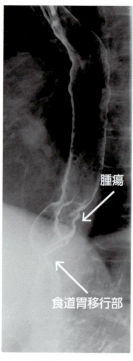
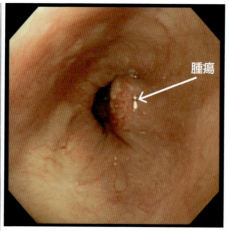

**内視鏡像**：内腔に突出する腫瘍を認める。

### 図1：食道癌
70歳代女性。胸部下部食道に壁の不整を伴う隆起性病変を認める。

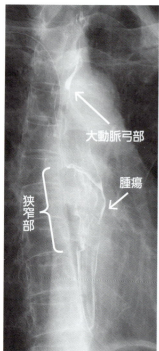
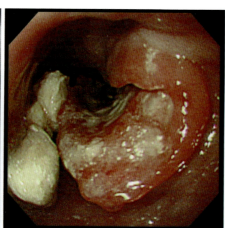
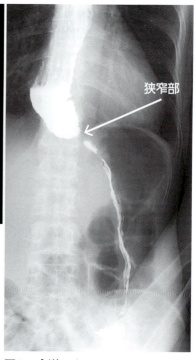

**内視鏡像**：潰瘍を伴う1/2周性の腫瘍を認める。

### 図2：食道癌
70歳代男性。胸部中部食道に隆起性病変を認め、内腔の狭窄が疑われる。

### 図3：食道アカラシア
50歳代女性。アカラシアは下部食道の平滑筋の弛緩障害によって狭窄をきたす疾患である。食道胃接合部に高度の狭窄（"くちばし様"と表現される）を認め、その口側が著明に拡張している。

## ■ 胃造影

**画像所見**

通常は，発泡剤を内服後，バリウムを服用する二重造影法を行う．その後，バリウムをさらに服用して充満法でも撮影する．バリウムが胃粘膜を薄く覆い，発泡剤によって発生したガスで胃が膨らんで，胃の粘膜を観察することができる．

臥位では胃体部や幽門部の評価ができるが，噴門部は背側にあるため，臥位ではバリウムが溜まって観察できなくなる(正常像①)．噴門部を観察する際は立位，あるいは側臥位や腹臥位で行う．立位では，噴門部の観察のほかに，胃角部を観察する(正常像②)．正常像では胃角は鋭角であるが，潰瘍や癌などの病変によって鈍角となる．十二指腸球部は正常像では釣り鐘型であり，潰瘍や腫瘍で変形する．

**チェックポイント**：① 胃・十二指腸の位置異常(内臓逆位・軸捻転・食道裂孔ヘルニアなど)，② 隣接臓器になどによる圧迫(肝・脾，脾腫大など)，③ 胃・十二指腸の変形(小弯短縮・胃角変形・幽門狭窄・十二指腸球部変形など)，④ 辺縁の変形と粘膜異常(ニッシェ・憩室・瘻孔・陰影欠損・伸展不良・粘膜集中など)．

### 正常像①：胃造影(二重造影臥位正面像)

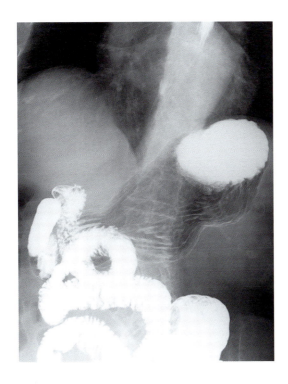
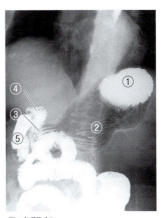

① 噴門部
② 胃体部
③ 幽門部
④ 十二指腸球部
⑤ 十二指腸下行脚

## 正常像②：胃造影（立位充満像）

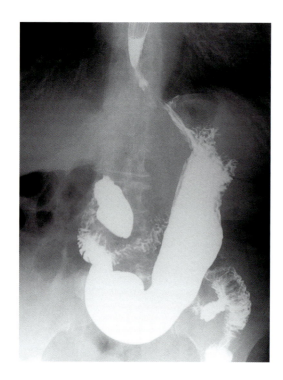
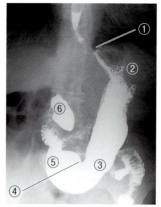

①食道胃移行部
②噴門部
③胃体部
④胃角
⑤幽門部
⑥十二指腸球部

消化管造影

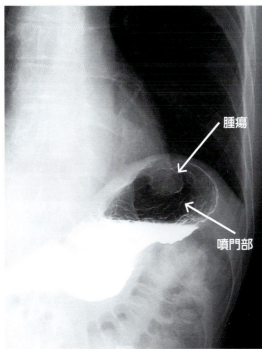

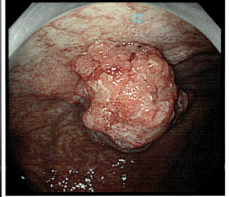

内視鏡像：表面が粗造な隆起性の腫瘍を認める。

**図4：胃癌**
60歳代男性。噴門部に壁の不整を伴う隆起性病変を認める。

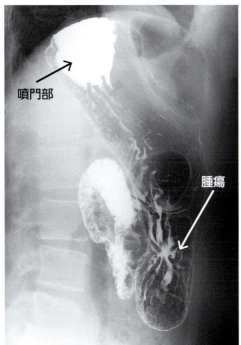

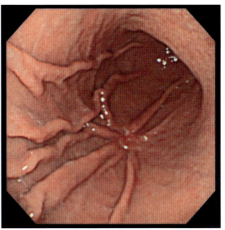

内視鏡像：造影画像と同様に粘膜集中像を認める。

**図5：胃癌**
70歳代女性。胃体下部に粘膜集中像を伴う陥凹性病変を認め，胃癌が疑われる。

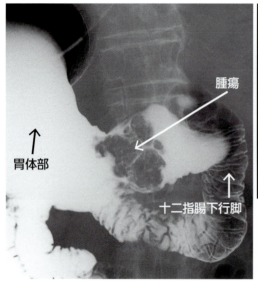
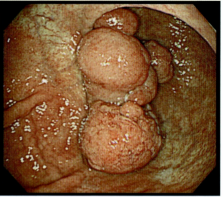

内視鏡像：造影画像と同様に，大小いくつかの腫瘤が癒合したような多房状の腫瘤を認める。

**図6：胃癌**
80歳代男性。腹臥位像。幽門部に多房状の隆起性病変を認める。

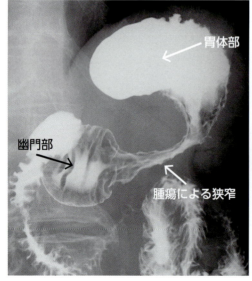
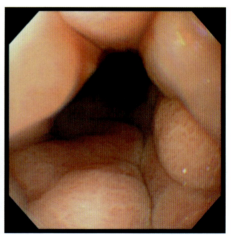

内視鏡像：粘膜下に広がる全周性の腫瘍により，胃内腔の高度狭窄を認める。

**図7：胃癌**
60歳代男性。胃体部から幽門部にかけて高度の狭窄像を認める。スキルス胃癌に特徴的な所見である。

## ■ 十二指腸・小腸造影

画像所見

通常は胃造影と同時に行う。十二指腸のみを選択的に造影する場合には十二指腸まで経鼻チューブを挿入し，ガストログラフイン®を注入する方法も可能である（**正常像**）。十二指腸は口側から，球部，下行脚，水平脚，上行脚と続き，トライツ靱帯を越えると空腸となる。小腸は十二指腸・空腸・回腸の総称であり，十二指腸は後腹膜臓器であるため後腹膜腔に固定されているが，後腹膜から腹腔内に通じる部位がトライツ靱帯であり，空腸・回腸は腹腔内に存在するため固定されていない。

### 正常像：十二指腸造影

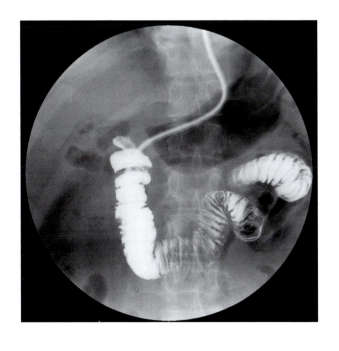

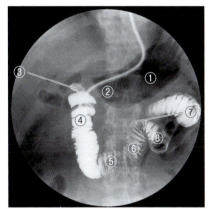

①胃体部　　　　⑥十二指腸上行脚
②幽門部　　　　⑦トライツ靱帯
③十二指腸球部　⑧空腸
④十二指腸下行脚
⑤十二指腸水平脚

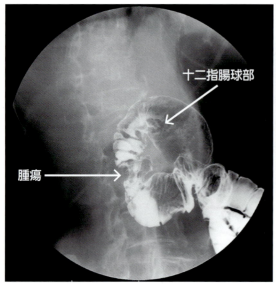
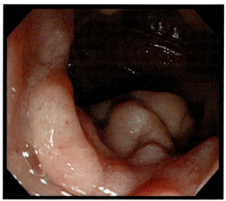

内視鏡像：内腔に突出する隆起性病変を認める。

図8：十二指腸癌
70歳代女性。十二指腸下行脚に壁不整を伴う狭窄像を認める。

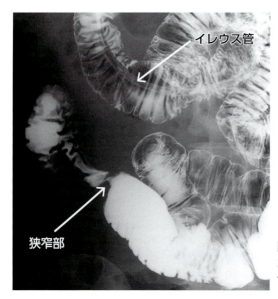

図9：クローン病による小腸狭窄
30歳代男性。回腸に高度の全周性狭窄と，その口側の著明な拡張を認める。

## ■ 結腸造影

画像所見

胃造影と同様に充満法と二重造影法があるが，一般的には二重造影法を行う。肛門よりバルーンカテーテルを挿入し，バリウムを注入し，その後ガスを入れて上行結腸まで拡張させる。二重造影ではバリウムが腸管の粘膜面に薄く覆い，注入したガスで腸管が拡張する。粘膜の隆起性病変や陥凹性病変が描出される。直腸は骨盤部側面像でも観察できる。

結腸のうち，上行結腸と下行結腸は後腹膜臓器であるため後腹膜に固定されているが，横行結腸とS状結腸は腹腔内臓器であるため固定されていない（正常像）。したがって，肝弯曲部や脾弯曲部も固定されているため，弯曲が形成される。

**チェックポイント**：①位置・形・走行の異常（内臓逆位・腸回転異常・横隔膜ヘルニア・巨大結腸症・腸管外腫瘍など），②粘膜異常（憩室・瘻孔・陰影欠損・透亮像・apple core sign*など）

*Apple core sign：造影検査でリンゴをかじった後に残る芯のような形の所見をいう。進行癌などで消化管の内腔が全周性に狭窄している場合にみられる。

### 正常像：結腸造影

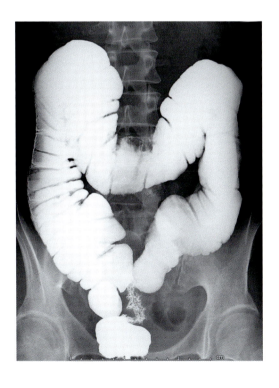
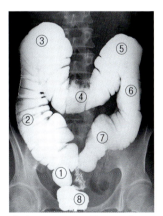

①盲腸　　⑥下行結腸
②上行結腸　⑦S状結腸
③肝弯曲部　⑧直腸
④横行結腸
⑤脾弯曲部

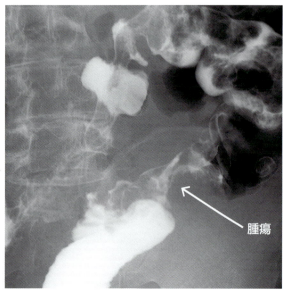
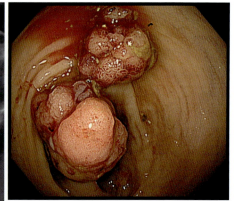

内視鏡像：S状結腸内腔に突出する腫瘍により，内視鏡が通過できないほど内腔が狭窄している。

図10：S状結腸癌
60歳代男性。S状結腸に壁不整を伴う高度の狭窄像（apple core sign）を認める。

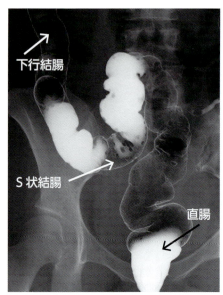

図11：大腸ポリポーシス
30歳代女性。腹臥位像。結腸に多発する隆起性病変（ポリープ）を認める。

リハ介入のポイント　消化管外科手術後は，摂食不良や消化不良によって栄養状態が低下するため，栄養状態をモニタリングしながら運動療法や食事療法を行う。食道切除は，術後呼吸機能障害を合併しやすいため，呼吸リハビリテーションもあわせて行う。胃切除は，食後低血糖や体重減少に注意する。

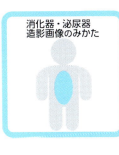

消化器・泌尿器造影画像のみかた

# 泌尿器造影

**目的・意義**

尿路造影は，造影剤を投与しX線撮影を行うことで，尿路系を描出させる方法である。経静脈性尿路造影(intravenous pyelography；IVP)，点滴静注尿路造影(drip infusion pyelography；DIP)，逆行性腎盂造影(retrograde pyelography；RP)，排尿時膀胱尿道造影(voiding cystourethrography；VCG)，膀胱造影(cystography；CG)，尿道造影(urethrography；UG)がある。

**造影剤**

非イオン性ヨード系造影剤を用いる。腎などへの毒性やアレルギー反応による副作用に関する注意点については，他のヨード系造影剤を用いる検査と同様である。

## ■ 経静脈性尿路造影(IVP)，点滴静注尿路造影(DIP)

**画像所見**

静脈性に投与された造影剤が尿路に排泄される所見をみる。IVPは40～60 mLの造影剤を30秒程度で急速静注して撮像する。IVPでは造影剤投与直後のネフログラムと，5分後，15分後に背臥位で撮影し，両側斜位を追加する。必要時には20～30分後にも撮影する。DIPは1.5～2.0 mL/kgの造影剤を点滴静注して撮像する。DIPはネフログラムが撮像できない。

ネフログラムでは腎に限局し造影剤によって腎の形状を評価できる。それ以降では腎盂・腎杯に造影剤が貯留し，尿管や膀胱の評価も可能となる。DIPでも，腎が空豆状に淡く染まって描出されることが多い(正常像)。囊胞や腫瘍があると腎の造影欠損としてみられることがある。

腎の陰影の中に数個の腎杯と，それをつなぐ腎盂が造影剤によって描出される。腎杯は正常像では鋭角な三角形であるが，水腎症などでは鈍角になる。腎盂は正常像でも拡大していることがあり，陰影欠損があれば異常と判断できる。尿管は蠕動しているため，全体が描出されることはなく，全体が造影される場合は造影剤が停滞する原因があると考える。膀胱は正常像では辺縁が平滑な楕円形をしているが，腫瘍，肉柱形成，憩室などがある場合には変形が強くなる。

**チェックポイント**：① 腎の形状，② 腎盂の拡張(水腎症など)，③ 陰影欠損(囊胞，結石，腫瘍)，④ 膀胱の形状，⑤ 先天奇形

### 正常像：経静脈性尿路造影

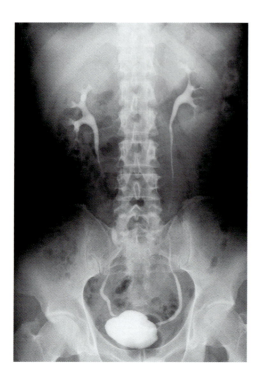
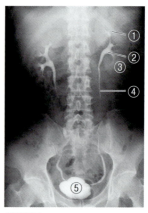

① 腎杯
② 腎盂
③ 腎
④ 尿管
⑤ 膀胱

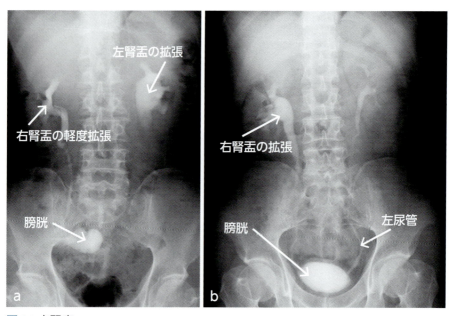

**図1：水腎症**
a：左水腎症。80歳代男性。左腎盂の著明な拡張を認め，左尿管が描出されていない。右腎盂もやや拡張がみられるが，右尿管は描出され，膀胱内に造影剤が貯留している。
b：右水腎症。40歳代男性。右腎盂の著明な拡張を認めるが，右尿管は描出されている。左は正常。

## ■ 逆行性腎盂造影

画像所見　IVPで上部尿路が造影されない場合に行う。膀胱鏡から尿管内にカテーテルを挿入して造影剤を注入し，尿管と腎盂・腎杯を評価する。高濃度の造影剤により明瞭な造影効果が得られ，腎盂・腎杯や尿管内のわずかな隆起を示す腎盂癌や尿管癌の評価に有用である。

## ■ 排尿時膀胱尿道造影

画像所見　膀胱カテーテルで膀胱内に造影剤を充満させ，排尿させながら尿道の異常（先天奇形など）や膀胱尿管逆流を評価する。

リハ介入のポイント　尿失禁を主体とする排尿機能の障害に対しては，尿失禁の原因となる病態に応じて，リハビリテーションを進める。骨盤底筋体操やバイオフィードバック療法を含めた理学療法と排尿習慣の再学習，膀胱トレーニングを組み合わせて排尿行動の自立を図る。

# 文　献

## 第2章　中枢神経疾患

### ■引用文献

1) 石橋良太, 石井　暁：くも膜下出血. SCUグリーンノート（豊田一則, 古賀政利 編）. p173-185, 中外医学社, 2016.
2) 小川俊英：くも膜下出血. 脳脊髄のMRI 第2版（細矢貴亮, 宮坂和男, 佐々木真理, 他編）. p235-238, メディカル・サイエンス・インターナショナル, 2009.
3) UCAS Japan Investigators, Morita A, Kirino T, Hashi K, et al：The natural course of unruptured cerebral aneurysms in a Japanese cohort. N Engl J Med 366：2474-2482, 2012.
4) de Seze J, Debouverie M, Zephir H, et al：Acute fulminant demyelinating disease：a descriptive study of 60 patients. Arch Neurol 64：1426-1432, 2007.
5) 脊髄小脳変性症・多系統委縮症診療ガイドライン作成委員会 編：脊髄小脳変性症・多系統委縮症診療ガイドライン2018. 南江堂, 2018.
6) パーキンソン病診療ガイドライン作成委員会 編：パーキンソン病診療ガイドライン2018. 医学書院, 2018.

### ■参考文献

#### 脳内出血
- 瀧澤俊也：脳出血の原因別・部位別・年代別・性別頻度. 脳卒中データバンク 2015（小林祥泰 編）. p132-133, 中山書店, 2015.
- 板橋　亮：高血圧性脳内出血. 脳卒中レジデントマニュアル 第2版（峰松一夫 監修）. p84-87, 中外医学社, 2013.
- 小川俊英：脳内出血. 脳脊髄のMRI 第2版（細矢貴亮, 宮坂和男, 佐々木真理, 他編）. p215-220, メディカル・サイエンス・インターナショナル, 2009.
- 明石敏昭：脳出血〜血腫の経時的変化について. 臨床研修プラクティス 5：74-79, 2008.

#### 視神経脊髄炎
- 横山和正：脱髄性疾患. 神経内科ハンドブック 第5版（水野美邦 編）. p868-898, 医学書院, 2016.

#### 脊髄小脳変性症, パーキンソン病, レビー小体型認知症, パーキンソンプラス症候群
- 鈴木秀一郎, 蒲生直希, 下濱　俊：パーキンソン病. 日本臨牀 76（増刊 7）：512-517, 2018.
- 認知症疾患診療ガイドライン作成委員会 編：認知症疾患診療ガイドライン 2017. 医学書院, 2017.

#### 聴神経鞘腫
- 高橋昭喜 編：脳MRI 3. 血管障害・腫瘍・感染症・他. 学研メディカル秀潤社, 2010.
- 青木茂樹, 相田典子, 井田正博, 他編：よくわかる脳MRI 第3版. 学研メディカル秀潤社, 2012.
- 木村和也, 棚橋邦明, 夏目敦至, 他：聴神経腫瘍の臨床像と鑑別診断. 耳鼻咽喉科・頭頸部外科 88：1000-1007, 2016.

#### 下垂体腺腫
- 高橋昭喜 編：脳MRI 3. 血管障害・腫瘍・感染症・他. 学研メディカル秀潤社, 2010.

#### 膠芽腫
- 高橋昭喜 編：脳MRI 3. 血管障害・腫瘍・感染症・他. 学研メディカル秀潤社, 2010.
- 青木茂樹, 相田典子, 井田正博, 他編：よくわかる脳MRI 第3版. 学研メディカル秀潤社, 2012.

転移性脳腫瘍
- 高橋昭喜 編：脳MRI 3. 血管障害・腫瘍・感染症・他．学研メディカル秀潤社，2010．

# 第3章　運動器疾患

## ■引用文献

1) Tsuyama N：Ossification of the posterior longitudinal ligament of the spine. Clin Orthop Relat Res 184：71-84, 1984.
2) Sairyo K, Katoh S, Takata Y, et al：MRI signal changes of the pedicle as an indicator for early diagnosis of spondylolysis in children and adolescents: a clinical and biomechanical study. Spine 31：206-211, 2006.
3) 信原克也：肩関節周囲炎．肩 その機能と臨床 第4版．p147-156, 医学書院, 2012.
4) Endres NK, ElHassan B, Higgins LD, et al：The stiff shoulder. The Shoulder 4th ed, Matsen F, Lippitt S ed, p1412, Elsevier, 2009.
5) 皆川洋至：凍結肩の診断と治療（肩関節拘縮に対するサイレント・マニピュレーション）．MB Orthop 25(11)：93-98, 2012.
6) 廣瀬聰明：凍結肩の治療（拘縮に対する鏡視下関節包切離術）．MB Orthop 25(11)：99-105, 2012.
7) Burkhart SS, Nottage WM, Ogilvie-Harris DJ, et al：Partial repair of irreparable rotator cuff tears. Arthroscopy 10：363-370, 1994.
8) Gerber C：Latissimus dorsi transfer for the treatment of irreparable tears of the rotator cuff. Clin Orthop Relat Res 275：152-160, 1992.
9) 田畑四郎：Patch法（大腿筋膜）．関節外科 14：707-711, 1995.
10) 三幡輝久，渡辺千聡，木下光雄，他：腱板断裂一次修復不能例に対する上方関節包再建術．肩関節 34：451-453, 2010.
11) Klein A, Joplin R, Reidy JA, et al：Slipped capital femoral epiphysis；early diagnosis and treatment facilitated by normal roentogenograms. J Bone Joint Surg Am 34：233-239, 1952.
12) 日本整形外科学会診療ガイドライン委員会，外反母趾診療ガイドライン策定委員会 編：外反母趾診療ガイドライン 2014 改訂第2版．南江堂, 2014.
13) 日本整形外科学会診療ガイドライン委員会，アキレス腱断裂ガイドライン策定委員会 編：アキレス腱断裂診療ガイドライン．p12-13, 南江堂, 2007.
14) 戸山芳昭，大谷俊郎 監修：整形外科専門医になるための診療スタンダード 3. 下肢．p 274-277, 羊土社, 2008.
15) Tamai M, Kawakami A, Uetani M, et al：Bone edema determined by magnetic resonance imaging reflects severe disease status in patients with early-stage rheumatoid arthritis. J Rheumatol 34：2154-2157, 2007.

## ■参考文献

変形性股関節症
- 日本整形外科学会診療ガイドライン委員会，変形性股関節症ガイドライン策定委員会 編：変形性股関節症診療ガイドライン．南江堂, 2008.

変形性膝関節症
- Muraki S, Oka H, Akune T, et al：Prevalence of radiographic knee osteoarthritis and its association with knee pain in the elderly of Japanese population-based cohorts: the ROAD study. Osteoarthritis Cartilage 17：1137-1143, 2009.
- Kellgren JH, Lawrence JS：Radiological assessment of osteo-arthrosis. Ann Rheum Dis 16：494-502, 1957.

半月損傷
- 鈴木智之，大坪英則，工藤未来，他：アスリートの外側半月板損傷に対する治療．臨床スポーツ医学 29：1027-1032，2012．

脛骨近位部骨折
- Schatzker J, McBroom R, Bruce D : The tibial plateau fracture. The Toronto experience 1968-1975. Clin Orthop Relat Res 138 : 94-104, 1979.
- Hohl M : Tibial condylar fractures. J Bone Joint Surg Am 49 : 1455-1467, 1967.

足関節靱帯損傷
- Waterman BR, Owens BD, Davey S, et al : The epidemiology of ankle sprains in the United States. J Bone Joint Surg Am 92 : 2279-2284, 2010.
- 岩噌弘志，内山英司，平沼憲治，他：スポーツ整形外科外来における外傷・障害の変遷　20年間の動向．日臨スポーツ医会誌 13：402-408，2005．

# 第4章　神経筋疾患

■参考文献

筋ジストロフィー
- 日本神経学会，日本小児神経学会，国立精神・神経医療研究センター　監修：デュシェンヌ型筋ジストロフィー診療ガイドライン 2014．南江堂，2014．
- 水野美邦 編：神経内科ハンドブック 鑑別診断と治療 第5版．医学書院，2016．
- 石川悠加，石川幸辰：Duchenne型・Becker型筋ジストロフィー．小児内科 48：1546-1548，2016．

筋萎縮性側索硬化症
- 日本神経学会 監修：筋萎縮性側索硬化症診療ガイドライン 2013．南江堂，2013．
- 水野美邦 編：神経内科ハンドブック 鑑別診断と治療 第5版．医学書院，2016．

多発性筋炎，皮膚筋炎
- 厚生労働科学研究費補助金 難治性疾患等政策研究事業（難治性疾患政策研究事業）自己免疫疾患に関する調査研究班 多発性筋炎・皮膚筋炎分科会 編集：多発性筋炎・皮膚筋炎治療ガイドライン．診断と治療社，2015．
- 水野美邦 編：神経内科ハンドブック 鑑別診断と治療 第5版．医学書院，2016．

# 索引

## 和文

### あ
アーチファクト 13
アキレス腱断裂部 256
足関節の正常像 241
アテローム血栓性脳梗塞 41
アルツハイマー病 95
安定期 233

### い
遺残骨片 235
意識清明期 73
一過性脳虚血発作 41

### う
烏口肩峰靱帯 152
烏口鎖骨靱帯 161
烏口突起 151, 152
右心不全 297

### え
壊死期 208
延髄 114, 115
延髄最後野 82
円板状半月 230

### お
横骨折 237
横静脈洞 29
横突起 116

### か
下位運動ニューロン徴候 282
外果 166, 242, 243
外側型腰椎椎間板ヘルニア 128
外側溝 28
外側側副靱帯 167, 223
外側半月板 223
介達外力 237
海馬 30
外反母趾 248

解離性知覚障害 103
下顎骨 112, 113
顆間窩 233
下関節突起 116, 117
下肢筋・下肢の正常像 278
下垂体 28
ガストログラフイン® 304
画像統計解析 99
肩関節の正常像 151
滑膜炎期 208
ガドリニウム造影剤 11
化膿性脊椎炎 135
感音性難聴 105
寛骨臼骨折 217
環軸椎関節 126
関節窩 151, 152
関節唇 152
関節リウマチ 126, 260
関節裂隙 225
環椎 113, 114, 115
嵌頓 233
ガンマ線 15

### き
キアリ奇形 103
気管 115
気管支肺炎 290
気胸 299
基節骨 181, 242
逆行性腎盂造影 317
臼蓋 202, 203
球海綿体反射 143
胸水 301
棘上筋 152
棘上筋腱 152
棘突起 112, 113, 114, 115, 116, 117, 118
距骨 241, 242, 243
巨視的な磁気 6
金属アーチファクト 13
緊張性気胸 299

### く
口すぼめ呼吸 292

くも膜下出血　53
クロイツフェルト・ヤコブ病　96

脛骨　223, 224, 241, 242, 243
脛骨外顆　222, 223
脛骨高原骨折　239
脛骨内顆　222, 223
茎状突起　181
経静脈性尿路造影　316
頚椎　112
脛腓間開大　253
血管性認知症　95
月状骨　181, 182
月状骨無腐性骨壊死　186
肩甲棘　151
肩甲骨下角　152
肩甲骨上角　152
肩鎖関節　151, 152
肩鎖靱帯　161
腱板修復術　155
顕微鏡下椎間板切除術　128
肩峰　151, 152

抗AQP4抗体　82
後下小脳動脈　22
後弓　114, 115
後脛骨筋腱機能不全　244
後交通動脈　22
後十字靱帯　223, 224
後縦靱帯　124
鉤状突起　166, 167
硬性墜下跛行　204
後仙骨孔　118
鋼線締結法　237
後大脳動脈　22
喉頭　114
硬膜外膿瘍　135
硬膜管　122
股関節の正常像　202
呼吸器・循環器の正常像　288
五十肩（凍結肩）　153
骨性マレット指　195
骨粗鬆症　138
骨粗鬆症性椎体骨折　138
骨端線閉鎖　233

ゴットロン徴候　284
骨盤輪骨折　217

歳差運動　6
再生期　208
鎖骨　112, 151, 152
鎖骨下動脈　22
左心不全　297
三角筋　152
三角巾帯　243
三角線維軟骨複合体（TFCC）　183
残余期　208

視索　27
視床　31
視神経　27
膝蓋骨　222, 223, 224
膝蓋骨骨折　237
膝蓋靱帯　224
歯突起　113, 114, 115
尺骨　166, 181, 182
尺骨神経　167
尺骨突き上げ症候群　183
舟状骨　181, 182
舟状骨偽関節　194
種子骨　241, 242
腫瘍内出血　105, 108
上位運動ニューロン徴候　282
上関節突起　116, 117
小結節　151
踵骨　242, 243
上小脳動脈　22
掌側ロッキングプレート　189
小転子　202
小脳　114, 115
小脳脚　25
小脳テント　29
踵腓靱帯　251
静脈性梗塞　58
消滅放射線　15
上矢状静脈洞　29
上腕骨　166, 167
上腕骨顆上骨折　174
上腕骨滑車　166, 167
上腕骨小頭　166, 167

## 索引

上腕骨頭　151, 152
神経根　122
神経根症　119
神経根障害　122
神経鞘腫　149
心原性脳塞栓症　41
心不全　297

### す

髄鞘　79
水素原子核　6
髄膜腫　149
スコッチテリアの首輪　132

### せ

静磁場内　6
脆弱性骨盤輪骨折　217
生理的狭窄部　305
脊髄　114, 115, 117
脊髄空洞症　103
脊髄症　119
脊髄障害　122
脊髄ショック　143
脊柱管　117, 118
脊柱管狭窄　124
脊椎　203
脊椎損傷　143
脊椎の正常像　112
舌骨　113
前下小脳動脈　22
前弓　114, 115
前距腓靱帯　243, 251
前交通動脈　22
仙骨　112, 116, 117
仙骨管　118
前十字靱帯　223, 224, 227
前脊髄動脈　22
前脊髄動脈症候群　65
前仙骨孔　116, 118
前大脳動脈　22
仙腸関節　116, 118
前頭側頭型認知症　95
前方引出しテスト　227
前脈絡叢動脈　22

### そ

造影CT　14

造影MRI　11
総頚動脈　114
総合障害度スケール　80
足底筋膜　243
側弯症　141

### た

大結節　151, 152
第三脳室　28
大腿骨　202, 203, 223, 224
大腿骨外顆　222, 223
大腿骨頚部　202, 203
大腿骨頭　202, 203
大腿骨内顆　222, 223
大転子　202, 203
大動脈　22
大脳鎌　29
大腰筋　118
大葉性肺炎　290
脱髄　79

### ち

恥骨結合　202
遅発性脊髄麻痺　138
中手骨　181, 182
中心溝　31
中足骨　241, 242
中大脳動脈　22
肘頭　166, 167
肘頭窩　166, 167
中脳　30
腸骨　116, 117, 118, 202, 203
長母指屈筋腱　189
腸腰筋膿瘍　135
直静脈洞　29
直接損傷　70
直達外力　237
治療可能な認知症　77

### つ

椎間関節　113, 116, 117, 118
椎間腔　116
椎間孔　113, 116, 118
椎間孔狭窄　130
椎間板　114, 117, 118
椎弓　114
椎弓根　112, 113, 116, 117

椎骨動脈　114
対側損傷　70
椎体　112, 113, 114, 115, 116, 117
椎体形成術　138

手関節の正常像　181
滴状心　292
デュシェンヌ/ベッカー型筋ジストロフィー
　　280
転移性脊椎腫瘍　146
点滴静注尿路造影　316
伝導路障害　119

島　31
橈骨　166, 167, 181, 182
橈骨遠位端骨折　189
橈骨短縮骨切り術　188
橈骨頭　166, 167
頭部外傷　69
頭部の正常像　23
特発性正常圧水頭症　100
凸レンズ型高吸収域　73
トライツ靭帯　311

内果　166, 242, 243
内頚動脈　22
内視鏡下椎間板切除術　128
内側側副靭帯　167, 223
内側半月板　223
内転筋群　203
内反肘変形　173
内包(後脚)　31
鉛エプロン　2
軟骨下骨　233
軟性墜下跛行　204

二次性股関節症　205
二重造影法　307

脳血流SPECT　33
脳梗塞　41
脳卒中　38

脳底動脈　22
脳動脈瘤　53
脳ヘルニア　75

パーキンソニズム　88
肺炎　290
肺癌　294
肺水腫　297
排泄性膀胱尿路造影　317
バケツ柄状断裂　231
発症保因者　280
馬尾神経　117, 118
バリウム　304

腓骨　223, 241, 242, 243
腓骨頭　222, 223
膝関節の正常像　222
肘関節周辺骨折　173
肘関節の正常像　166
被曝低減　2
腓腹筋　224
ヒラメ静脈　22

不安定期　233
負荷撮影　4
プロトン強調像　7
分節期　208

閉鎖孔　202
ヘモジデリン　63
ヘリオトロープ疹　284
変形性肘関節症　168
扁平足　244

ポータブル撮影　4

慢性閉塞性肺疾患　292

三日月形　77
三日月状　75

## 索引

野球肘　170

遊離期　233

腰椎　112
腰椎椎間板ヘルニア　128
腰椎分離症　132
陽電子　15
腰部脊柱管狭窄症　130

ラクナ梗塞　41

離断性骨軟骨炎　170, 233
リバース型人工肩関節置換術　155
リヒトマン分類　186
リング状増強効果　108

類もやもや病　56

レンズ核　31

肋骨　112, 116, 117

## 欧　文

3D-CT　13

Adamkiewicz動脈　65
AD（Alzheimer's disease）　95
air-bronchogram　290
apple core sign　313

B
Bankart損傷　158
Bennett骨折　195
boxer骨折　195
butterfly shadow　297

CJD（Creutzfeldt-Jakob disease）　96
Cobb角　141
COPD　292
cortical ring sign　187
cross finger変形　195
CT　42
CTA（CT angiography）　24
CTの基礎知識　12
CT値　12

DAT SPECT　34
Dawson's finger　79
DMD（Duchenne muscular dystrophy）/BMD（Becker muscular dystrophy）　280
Drehmann徴候　211

E
EDSS（expanded disability status scale）　80
Evans index　100

flow related enhancement　9
flow void　9, 60, 67
Freiberg病　258
FTD（frontotemporal dementia）　95

gravity stress view　253

HCBS(hot cross bun sign)　86, 87, 92, 94
Hill-Sachs損傷　158

iNPH(idiopathic normal pressure hydrocephalus)　100

Jo-1抗体　284

Kellgren & Lawrence病期分類　225
Klein徴候　212
Köhler病　258

Lachman test　227
Lichtman分類　186
locking　230
Love(変)法　128

manifesting carrier　280
MED法　128
MIBG心筋シンチグラフィ　34
micro Love法　128
MRA(MR angiography)　11
MRI　42
MRIの基礎知識　6

Neer分類　163
nidus　60

one-year rule　90
open ring enhancement　79
ovoid lesion　79

P

PET　15

RICE処置　251
Rockwood分類　161
Roland骨折　195

Sever病　258
SPECT　15
SPECT・PETの基礎知識　15
stroke　38

T1 black hole　79
T1緩和現象　8
T1強調像　8
T2*　24
T2緩和現象　8
T2強調像　8
TFCC　182
Thompson test　256
treatable dementia　77
Trethowan徴候　212

VD(vascular dementia)　95
VSRAD®(voxel-based specific regional analysis system for Alzheimer's disease)　33, 96, 98

Willis動脈輪閉塞症　56

X線管球　12
X線検査室　3
X線像の基礎知識　2

## PT・OTのための画像のみかた

| 2016年1月15日 | 第1版発行 |
| 2019年12月20日 | 第2版第1刷発行 |
| 2025年1月20日 | 第3刷発行 |

監　修　山下　敏彦
　　　　下濱　　俊

発行者　福村　直樹

発行所　金原出版株式会社
〒113-0034 東京都文京区湯島2-31-14
電話　編集(03)3811-7162
　　　営業(03)3811-7184
FAX　　(03)3813-0288
振替口座　00120-4-151494
http://www.kanehara-shuppan.co.jp/

ISBN 978-4-307-75057-8

Ⓒ 2016, 2019
検印省略
Printed in Japan
印刷・製本／横山印刷

JCOPY ＜出版者著作権管理機構 委託出版物＞
本書の無断複製は著作権法上での例外を除き禁じられています。複製される場合は，そのつど事前に，出版者著作権管理機構(電話 03-5244-5088, FAX 03-5244-5089, e-mail : info@jcopy.or.jp)の許諾を得てください。

小社は捺印または貼付紙をもって定価を変更致しません。
乱丁，落丁のものは小社またはお買い上げ書店にてお取り替え致します。

**WEBアンケートにご協力ください**
読者アンケート(所要時間約3分)にご協力いただいた方の中から
抽選で毎月10名の方に図書カード1,000円分を贈呈いたします。
アンケート回答はこちらから ➡
https://forms.gle/U6Pa7JzJGfrvaDof8